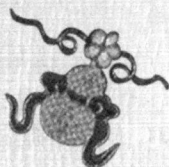

名老中医临床用药心得丛书

周绍华

脑病治验十讲

主编 ◇ 宁 侠

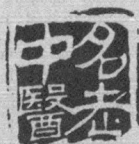

中国医药科技出版社

内 容 提 要

　　周绍华教授从事神经内科临床50余年，积累了丰富的诊疗经验，尤其擅长中风病、郁证、不寐、头痛、眩晕、痿证等的诊治。本书包含了周教授常用的单味药97个，方剂23首，分十讲加以论述。系统概括了周教授的临床思想和治疗中对药味和方剂的理解运用。可供中医师、临床医师及中医爱好者参考学习使用。

图书在版编目（CIP）数据

周绍华脑病治验十讲/宁侠主编 . —北京：中国医药科技出版社，2014.11
（名老中医临床用药心得丛书）
ISBN 978 - 7 - 5067 - 7028 - 6

Ⅰ.①周…　Ⅱ.①宁…　Ⅲ.①脑病－中医治疗法　Ⅳ.①R277.72

中国版本图书馆 CIP 数据核字（2014）第 226521 号

美术编辑　陈君杞
版式设计　郭小平

出版　中国医药科技出版社
地址　北京市海淀区文慧园北路甲 22 号
邮编　100082
电话　发行：010-62227427　邮购：010-62236938
网址　www. cmstp. com
规格　710×1020mm ¹⁄₁₆
印张　18¼
字数　273 千字
版次　2014 年 11 月第 1 版
印次　2024 年 1 月第 4 次印刷
印刷　大厂回族自治县彩虹印刷有限公司
经销　全国各地新华书店
书号　ISBN 978 - 7 - 5067 - 7028 - 6
定价　**36.00 元**

本社图书如存在印装质量问题请与本社联系调换

周绍华简介

周绍华，男，1937 年 3 月出生，北京人，汉族，研究员。1963 年 7 月毕业于北京中医学院（现北京中医药大学）中医专业，同年 8 月份分配到中国中医科学院西苑医院工作至今。

在西苑医院工作期间先后任住院医师、主治医师、副主任医师，1990 年晋升为研究员。博士生导师。1997 年及 2003 年先后被确定为第二届、第三届"全国名老中医药专家学术经验继承指导老师"，2007 年 1 月获国家中医药管理局"全国老中医药专家学术经验继承工作优秀指导老师"；2011 年被确定为第四届"北京市名老中医药专家学术经验继承指导老师"。先后带教了大批进修生并培养了 4 名博士研究生，并带教了 6 名学术继承人。

1992 年荣获国家政府特殊津贴。中国中医科学院西苑医院专家委员会委员，中国中医科学院学术委员会委员，2000 年被聘为中国中医科学院学术带头人（学科：中医学 – 中医内科学 – 中医脑病）。2006 年被聘为中国中医科学院首届学术委员会委员。2000 年至今被聘为"中央保健局会诊专家"。

周绍华教授从事中医神经内科临床 50 余年，积累了丰富的诊疗经验，尤其擅长中风病、郁证、不寐、头痛、眩晕、痿证、颤证等的诊治。在长期的临证实践中，周绍华教授经过无数次的实践、学习，并结合多年的教学与科研心得体会，逐渐形成自己独特的临证思辨特点与诊疗规律。

周教授还十分重视科研工作，先后研制五种中成药投放市场，其中治疗脑出血的"脑血康口服液"及治疗脑梗塞的"秦归活络口服液"获得国家中医药管理局科技成果进步三等奖。治疗失眠的"安神胶囊"及治疗郁证的"解郁安神颗粒"均有较好的效果。

著有《神经系统常见疾病中医诊疗》、《神经系统疾病中医证治精要》等著作。

前　言

周绍华教授早年毕业于北京中医药大学，毕业后一直在中国中医研究院西苑医院从事内科临床、科研及教学工作，领导创建了我国首家中西医结合神经内科，并任神经内科主任、研究员、博士生导师，中国中医研究院专家委员会委员。因卓越贡献被国家中医药管理局指定为全国500名老中医药专家之一，并被批准以师承方式带徒授业。对神经系统常见病、疑难病的治疗有着丰富的临床经验。

笔者作为师承教育的继承者，多年追随周教授进行临床实践，日积月累，记录下大量的临床资料。为了更好地继承周老师的宝贵经验，也为了让更多的临床医生能够得到借鉴和启发，笔者将周教授的临床资料进行了系统的归纳整理。

本书着力从单味草药和方剂的角度，来阐述周教授的临床思想。全书二十余万字，涉及了周教授常用的单味药97个，方剂23首。分十讲加以论述。

第一讲总结性地概括了周教授的临床思想和治疗中对药味和方剂的理解运用。第二讲至第九讲论述了单味草药的临床运用。第二讲的第一节着重讲述了单味药物在临床治疗中的多重应用，体现了周教授中药治疗的全面与灵活性；第二节着重讲述了药物的配对应用。第三讲论述的是清热药在神经精神系统的应用。第四讲论述补益药在神经精神系统的应用。第五讲论述安神药在神经精神系统的应用。第六讲介绍了引经药的特点，并将周教授常用的引经药做了详细的介绍。第七讲介绍了花类药物的特点和历史沿革，以及周教授常用的花类药物，并且将花类药治疗精神系统疾病，如抑郁障碍、广泛性焦虑障碍等的验案进行了详细的分析。第八讲讲述了虫类药物的特点和临床运用。第九讲介绍了益气温阳法的运用，益气温阳法在神经、精神系统疾病中的应用是周教授临床思想的精髓，其中制附子的具体应用又独具特色。第十讲开始论述方剂的应用心得。第一节重点讲述了温胆汤在治疗神经精神科疾病的临床应用，具体介绍了温胆汤治疗中风、眩晕、癫痫、郁证；第二节介绍神经系统疾病的治疗方剂，囊括了中风失语、面

前
言

1

瘫、头晕、帕金森病、痿证、偏头痛的常用方剂；第三节介绍了治疗精神系统疾病的常用方剂，如归脾汤、安神定志丸等的临床运用。

本书在介绍方药的同时，随附了大量的一手病例资料，以供读者更好地理解。在整理病例资料时，注意保留资料的原貌，力求呈献给读者老专家的"原汁原味"，让读者能够更正确、更深入地进行学习发掘。由于笔者水平有限，撰写过程中会存在的错误和缺陷，诚请大家指正。

同时十分感谢中国医药科技出版社能够本着弘扬传统中医学的宗旨，提供给这次机会，使得周教授的宝贵经验得以惠泽更多的人们。

编　者
2014 年 6 月

目 录

第三讲　清热药在神经精神系统的应用　/105

第四讲 补益药在神经精神系统的应用 / 144

第五讲 安神药在神经精神系统的应用 / 159

第六讲 引经药的应用 / 174

第十讲　方剂应用心得　/232

第一讲
临证思想

一、重视四诊，辨证精详

周教授认为，中医诊治疾病，必须对疾病的有关情况做系统、周密地调查了解，才能辨明其病因病机，在此基础上进行辨证论治。中医的望、闻、问、切四诊，就是调查了解疾病的主要方法。《内经》说："善诊者，察色按脉，先别阴阳，审清浊而知部分，视喘息，听声音，而知所苦。观权衡规矩而知病之所主。按尺寸，观浮沉滑涩而知病所以生。""四诊"在数千年的临床实践中不断丰富发展起来，是中医诊治疾病的第一关键。

周教授根据多年的临床观察，发现舌质舌苔在辨证论治的过程中有着重要的作用，在病程的演变过程中也有着规律性的变化，认为准确辨识舌质舌苔，能指导正确的治疗方向，从而收到好的疗效。

如郁证常见惊悸、恐惧、胆小、紧张之症，周教授辨证时首先认为其病变部位在胆，结合舌质舌苔的表现，如舌质红舌苔黄腻，并有心烦急躁等症时，多系胆郁痰扰，痰热内郁，治疗当以清热化痰，舒肝利胆为主，处方时应用柴胡黄连黄芩温胆汤加减；如舌体胖舌质淡，苔薄白，并有气短乏力等症时，多系心胆气虚，治疗当以补益心胆之气，安神定志为主，处方时应用安神定志丸加减。在此病的辨证当中，舌质舌苔起到了重要的作用。

又如对于眩晕的病人，同样都有眩晕，恶心呕吐及急躁等症，周教授在辨证时结合病人的舌象，如舌红苔黄则多系为肝阳上亢，治疗当以平肝潜阳为主，方选天麻钩藤饮加减；如舌质淡胖苔白腻，辨证则为脾虚痰湿中阻，治疗当以健脾祛湿为主，方选半夏白术天麻汤加减。由此可见舌质舌苔在辨证中之举足轻重，临证中按照周教授的方法，依据舌质舌苔的变化规律指导用药，屡获良效。

周教授临诊之际总是全神贯注，仔细地望色、听声、问症、切脉，认真地问诊，力求不遗漏关键之点，不疏忽疑似之处，透过各种表面现象，四诊合参，加以分析、综合、比较、判断，以准确地把握病机，确定病所、病性、病情进退、邪气盛衰等。他深知：只有精心诊察，辨证准确，才能理法方药丝丝入扣，切中病情。

周教授在几十年的临床和理论研究中，吸收历代医家的精华，结合自己的经验，形成了自己一套独特的辨证思想，其中包括八纲辨证，脏腑辨证，病因辨证等。

二、辨证求本，谨守病机

周教授认为，中医诊治疾病的特点主要是辨证论治，它是中医学对疾病的一种特殊的研究和处理方法。因此，周教授十分强调掌握辨证论治方法。

从具体运用上看，各种病都有不同的辨证特点，但一般来说，无论任何疾病都有阴阳表里寒热虚实八纲之辨，由于这是一切疾病辨证的总纲，所以都要落实到"证"上。"证"与"病"不同，"证"是由一组相对应的症状、体征组成的，具有阶段性，"病"则有它一定的发展规律，属于全过程。

周教授在临证中，谨守《内经知要》，指导辨证及临床用药。如根据《内经》所说："正气存内，邪不可干，邪之所凑，其气必虚"的道理，周教授提示我们在疾病的发展过程中，总有虚多实少、实多虚少、虚实兼见之症。治疗用药时则要根据其虚实多少来指导用药。

尤其在病机分析中，周教授善于用"病机十九条"来指导辨证与治疗。如对于眩晕症，周教授常常引用"诸风掉眩，皆属于肝"，指导我们对于眩晕症要从肝脏来进行辨证，为肝家之症。

对于筋脉拘急之痉症，则引用"诸寒收引，皆属于肾"，"诸痉项强，皆属于湿"，"诸暴强直，皆属于风"，告知我们痉症一方面是由于风、寒、湿邪侵袭经络，津液受伤，筋脉失养，而引发此证；另一方面主要由于阴虚血少，不能营养筋脉；热盛津伤，肝风内动引发此病。周教授指出此处所说肝风非外风，而内风多燥，若用疏风剂，则益燥，故治风先治血，血行风自灭，因此对于痉证，如痉挛性斜颈，面肌痉挛，以及表现为肌肉痉挛、多动、震颤等锥体外系疾病，周教授都善于以滋阴养血、熄风止痉为大法，通过临床验证确有奇效。

三、辨病与辨证相结合

在重视辨证论治的同时，周教授善于辨病与辨证相结合，凭借丰富的临床经验，在治疗一些疑难杂病时，常以辨病为主。

如在治疗癫痫时，就采用清热化痰、熄风止抽为法，方用温胆汤合白金散合止痉散加减，并使用皂角刺、礞石等攻消顽痰之品，继发于外伤者，加用活血化瘀药。周教授治疗癫痫的方子被许多患者自制成成药，数年长期服用，既可有效地控制或减少癫痫的发作，又能减少西药的毒副作用，并逐渐减少西药的用量。

在治疗因动脉硬化导致的耳鸣、耳聋时，采用养血活血为法，方用桃红四物汤加味，以改善血液循环。在治疗脑积水引起的高颅压时，亦以辨病治疗为主，方用苓桂术甘汤合真武汤加减。

四、同病异治，异病同治

在周教授的临床实践中充分体现着同病异治、异病同治的思想。同样是不寐，根据辨证，有的采用清热化痰、和中安神的方法，方用温胆汤加减；有的采用益气健脾、养心安神的方法，方用归脾汤加减；有的采用补心胆之气、安神定志的方法，方用安神定志丸加减。无论用什么样的方法，只要辨证准确，都能收到很好的效果。此为同病异治。黄连阿胶汤功在滋阴降火，一般被用于主治阴虚火旺、心神不安之顽固性不寐，但周教授将其用于治疗顽固性腹泻，亦收奇效。此为异病同治。

五、分清标本，寻根溯源

在辨证论治中周教授十分注意分清标本虚实。病证经过标本分析后，辨证思路会更加清晰，治疗原则更加明确。

另外，周教授时常告诫我们："治病但求其本"。如在治疗特发性直立性低血压导致的晕厥时，此病在舌苔脉象上常表现为典型的阴虚火旺证，但通过滋阴清热治疗并未收到明显效果。周教授总结以往的临床经验大胆改用益气温阳法，使用大辛大热纯阳之品温肾壮阳。结果是，不但没有出现燥热伤阴的情况，反而因阳气的温煦推动而阴液渐生。

我在总结相关病案后发现，大多数病人是在出现晕厥时方来就医，而此时已属于病程的后期，而在病程的初期病人实际上多表现为脾气或脾阳的不振，随着病情发展，从脾阳虚损及肾阳，最终由肾阳损及肾阴。也就是说，此病的病机演变过程中存在阳损及阴的关系，如《理虚元鉴》所说："阳虚之久者阴亦虚，终是阳虚为本"。故即便是一派阴虚有热的表现，治疗似乎应采用滋阴清热的方法，但实际上，在分清其因果关系后，当于"阳中求阴"，以温肾壮阳为法反而效果显著。诚如《景岳全书·卷之五十·新方八略引·补略》所言："善补阳者，必于阴中求阳，则阳得阴助而生化无穷；善补阴者，必于阳中求阴，则阴得阳升而泉源不竭。"

从这一实例可以总结出，临床诊病要透过现象看本质，要想到发病的病因病机是什么？临床表现的根源是什么？只有抓住关键所在，才会有疗效。

六、分清主症次症，抓主要矛盾

门诊的患者，尤其是广泛性焦虑障碍的病人，其临床症状常常零乱繁多，有时感到难以找到头绪，无从下手。周教授常教导我们，看病要学会抓主要矛盾，分清主次，理清因果。比如有的病人，上来就说自己头晕，深究其因，方知其头晕是因失眠引起，而失眠又是焦虑不安所致，此种情况下，治疗就应从解郁除烦、安神定志着手，方见成效。若一味治疗头晕，则无疑是舍本逐末，不会有效。

七、灵活用药，擅用合方

周教授擅常将不同功效特点的方剂联合应用，取长补短。由于疾病的病因病机常复杂多变，将方剂联合应用，可弥补单方的不足，使治疗更加全面到位。周教授常用的合方有酸枣仁汤合甘麦大枣汤、酸枣仁汤合交泰丸、甘麦大枣汤合逍遥散、天王补心丹合甘麦大枣汤等，这些合方的特点在后面有专门论述。

八、谙熟药性，知药善用

周教授集数十年的研究积累，熟识药性，临床用药得心应手。其知药善用表现在以下几个方面。

（一）全面考虑，巧用多效药

周教授在用药时为减少药味药量，并使方剂的功效尽可能的全面，常选用具有多重功效的药物。如牛膝苦、酸、平，归肝、肾经，即可活血化瘀，补肝肾，强筋骨，又可引药下行。因此，在治疗下肢症状为主的瘀血证时，就应用川牛膝活血化瘀通络，并引诸药下行，直达病所。又如远志辛、苦、微温，归肺、心经，功在宁心安神，祛痰开窍。因此，在治疗痰热扰心所致的不寐时，最宜选用远志宁心安神。药物具有多重功效的特性是一把双刃剑，用好了一举两得，应用不当也会带来负面影响。比如当归甘、辛、温，归肝、心、脾经，即可补血活血，又可润肠通便。在用于活血化瘀时，如果病人有便溏的情况，则用后会加重腹泻，不如改用丹参更为合适。

（二）胆大心细，善用有毒药

在周教授的常用药物中，有一些有毒的药味，如附子、乌头、细辛等，这些药如烈马一般，用好了功效卓著，使用不当祸害百端，甚者危及生命。附子辛、热、有毒，归心、肾、脾经，功在回阳救逆，补火助阳，散寒止痛。

周教授常将其用于治疗肾阳虚衰所致的畏寒肢冷、腰膝酸软、阳痿尿频等，亦用于寒湿痹痛所见的关节疼痛。使用时周教授总是嘱咐病人一定要将制附子先煎半小时以上，以去毒性。川乌、草乌亦是如此。周教授指出这些有毒的药物，往往有着其他药物不可取代的疗效，临床中要敢于使用，善于使用，这就需要胆大心细，该炮制的炮制，该煎煮的煎煮，只要按照规范合理使用，就不会有问题。

（三）擅用对药

周教授在方剂中经常用一些对药。对药是中药配伍的最小单位，其组成虽简单，但却具备了中药配伍的基本原则和规律。《神农本草经》曰："药有阴阳配合，子母兄弟，根茎花实，草石骨肉。有单行者，有相须者，有相使者，有相畏者，有相恶者，有相反者，有相杀者，凡此七情，合和视之，当用相须相使者良，勿用相恶相反者，若有毒宜制，可用相畏相杀者。不尔，勿合用也。"此即后世所云的"配伍七情"。到南北朝时期，《雷公药对》等配伍专著的问世，使对药配伍在实践和理论上初步形成了独立体系。药对的组成除按照七情合和外，亦可在中医药基本理论的指导下，根据中药的功效、性味、归经、升降浮沉、毒性进行配伍。周教授常用的对药有：

白术、茯苓：炒白术补脾燥湿，利水止汗；云茯苓利水渗湿，健脾和中，宁心安神。二药相合，燥湿渗湿，健脾利水，相辅相成。

当归、肉苁蓉：当归补血活血，润肠通便，肉苁蓉补肾助阳，润肠通便，二药合用，专治血虚肠燥津枯所致的便秘。

熟地、砂仁：熟地养血滋阴，补精益髓，但性质黏腻，有碍消化，砂仁辛散温通，善于化湿行气，与熟地合用，可防止熟地滋腻碍胃。

半夏、厚朴：半夏化痰降逆，厚朴下气除满，二药配合，燥湿化痰，行气降逆，共解痰气郁结。

杜仲、牛膝：二者均可补肝肾，强筋骨，杜仲擅补肾气，牛膝兼通血脉，二者相须为用。

龙骨、牡蛎：龙骨镇静安神，牡蛎敛阴潜阳，二者合用，使阴经得敛可固，真阳得潜而不浮越。

天麻、钩藤：天麻甘平柔润，入肝经，滋阴平肝潜阳，熄风止痉，钩藤甘而微寒，入肝、心包经，擅于清肝与心包之火，熄风定惊，两药相须，加大平肝熄风之力。

菖蒲、郁金：菖蒲芳香化湿，豁痰开窍，郁金清心开窍，行气活血，二药合用，可增强芳香化湿，开窍醒神作用。

菖蒲、远志：菖蒲芳香化湿，宣肺除痰，开窍醒神，远志化痰开窍，宁心安神，二药相合，可共奏化痰开窍醒神之功。

益智仁、乌药：益智仁温肾暖脾，摄津缩尿，乌药行气止痛，温肾散寒，二药相合，共达温肾散寒，助膀胱气化，摄津缩尿之功。

郁金、枯矾：郁金凉血活血，行气解郁，清心开窍，枯矾清热化痰，二药合用专治痰热蒙蔽心窍所致的癫痫。

周教授常用的对药还有很多，本书后面将有专门的章节深入探讨。

（四）擅用引经药

周教授十分重视引经药的使用，强调引药归经，直达病所，其常用的引经药有：

羌活——走太阳经，擅治后颈部疼痛；

白芷——走阳明经，擅治眉棱骨痛；

藁本——归厥阳经，擅治巅顶剧痛；

桔梗——引药上行；

川牛膝——引药下行；

桑枝——走四肢；

威灵仙——走上肢；

柴胡——引药入肝经。

本书后面亦有专门的章节加以论述。

（五）重视地道药材

周教授重视药材不同产地带来的功效区别。我国地大物博，幅员辽阔，同一药材产地有所不同，最常见的就是有南北之分，这就造成了药材品质有高低之分，甚至由于地域土壤不同，导致同名药材成分作用的不尽相同。

为了区别药材的品质好坏，周教授开方时均要标明上品的产地，如辽细辛（辽宁产），川羌活（四川产），口防风（产于内蒙古、河北），苏薄荷（苏州产），建泽泻（福建产），缩砂仁（进口），云茯苓（云南产），广陈皮（两广产）等。

对于因产地不同导致功效差异的药材，周教授也注意区别对待，合理使用。

如川牛膝主产于四川、云贵地区，其功效偏重于活血通络；怀牛膝主产于河南，其功效偏重于补肝肾、强筋骨。

又如贝母始载于《神农本草经》，现常见的为川贝母与浙贝母，二者虽均源于百合科植物贝母属，但却不是同种。川贝母主产于我国的西南部，浙贝母产于浙江及江苏南部等地。二者均味苦性偏寒，归心、肺经，均可清热化痰、开郁散结，然川贝母微寒兼甘味，清润止咳，善治阴虚久嗽及燥咳痰黏等症；浙贝母则苦寒清泄力强，偏于清热散结，适用于新咳或肺热痰喘。

沙参有南沙参和北沙参两类。《本经逢原》曰："有南北两种，北者坚实性寒，南者体虚力微。"《本经》记载的是南沙参，《本草汇言》首先记载了北沙参。南沙参主产于安徽、四川、江苏等地，北沙参主产于山东、河北、辽宁等地，二者均有清肺养阴，益胃生津的作用。但南沙参偏重于清热祛痰，而北沙参滋阴作用好。

（六）重视药材品质

周教授重视药材的品质，尽量选用药中上品，在所开的中药方中均标明了上品之特点。如嫩桂枝（枝嫩者佳），肥知母（肉肥大者佳），霜桑叶（经霜干燥之老叶），上肉桂（上品），金毛狗脊（生有金黄色绒毛），绿升麻（根茎断面呈黄绿色），金钗石斛（顶端有一节扁平而膨大，形如金钗之股）等。

虽然由于现在条件所限，不能完全实现药材的要求，但通过这一点也可反映出周教授严谨的工作作风和一丝不苟的治学态度，十分值得我们后辈继承学习。

（七）重视炮制

中药材的炮制是指对原药材进行特殊处理的一种方法，其目的是：①消除或降低药物的毒性、烈性或副作用；②改变药物性能，使之更适合病情需要；③便于制剂和贮藏；④纯净药材。

周教授善于区别药材炮制后的不同特性。如土炒白术：白术用土炒后使其健脾作用更强；麸枳壳：枳壳用麸皮炒过后作用较温和，常用于脾胃虚弱得水湿内停证；盐黄柏：咸入肾，黄柏用盐炒后可善清下焦湿热；醋龟板、醋鳖甲：酸入肝，龟板、鳖甲用醋制后，善柔肝阴，养肝血；熟地滋腻，用砂仁拌可有效地防止其碍胃；半夏分姜半夏、法半夏、清半夏，三种炮制方法均有燥湿化痰的作用。但清半夏用矾制，偏于清热；姜半夏用姜制后，偏于和胃止呕；法半夏用石灰制，偏于化痰；葛根：退热生津宜生用，升阳止泻宜煨用；生苡仁偏化湿，炒苡仁偏健脾；制首乌：生首乌易致腹泻，故用制首乌；蜜炙黄芪：蜜炙后健脾益气作用更强；……上述药材炮制特点常被应用于周教授的方剂中，还有很多，难以一一列举，但仅此便可领略周教授用药之细致入微。

（八）采用药物有效部位

中药大多是植物药材，各种植物在其生长发育的各个时期，其根茎叶花实各个部分，由于所含有效成分的不同，药性往往有很大差异。

周教授用药时，往往根据不同的需要选用不同的药物有效部位。如瓜蒌，分为瓜蒌仁、瓜蒌皮、全瓜蒌（皮、仁合用），瓜蒌仁润肺化痰，滑肠通便；瓜蒌皮清肺化痰，利气宽胸；全瓜蒌兼具以上功效。又如当归，分为当归身、当归尾、全当归，补血用当归身，破血用当归尾，补血活血用全当归。

（九）重视同名药材功效的细小区别

周教授重视同名药材功效的区别，并在临床带教时反复强调，如菊花有黄菊花、白菊花、野菊花之别，外感风热多用黄菊花，清热明目平肝多用白菊花，清热解毒用野菊花。又如柴胡根据植物来源及性质不同分为北柴胡、南柴胡，又因江苏、安徽等地的柴胡带有地上部分的幼苗而称竹叶柴胡，产于银川的柴胡称银柴胡。北柴胡长于疏肝解郁，南柴胡清热之力强，银柴胡擅清虚热，竹叶柴胡疏肝解郁而不燥。这些中药虽在功效上有其共性，但因产地或植物科属的不同而在功效上有所区别，在辨证施治时应注意区别使用。

第二讲
部分单味药和药对的应用经验

第一节　部分单味药的多重功效

　　周教授在临床实践中，注重发挥每一位药物的多重作用。根据药物的性味、归经，发挥药物的不同功效，治疗不同疾病。用药独到，灵活变通。

一、麻黄宣肺解表，平喘利水，温经散寒

　　麻黄味辛，微苦，性温。具有发汗解表，宣肺平喘，利水消肿的作用。用于治疗风寒感冒，咳嗽气喘，水肿等症。因麻黄有散寒通滞的作用，故也用于治疗风寒痹症，阴疽，痰核。周教授常将麻黄应用于以下方面。

（一）麻黄宣肺平喘，治发热咳喘

　　麻黄味辛，可发散风寒，解表之力强。其辛散苦泄，温通宣畅，功专疏肺，开宣肺气，畅达表里，有宣肺平喘之功，乃肺经专药。周教授常用麻黄配杏仁，一宣一降，具有宣畅肺气，降逆平喘的作用。

【病案举例】

　　患者李某，男，86岁。2002年9月12日就诊。发热、咳喘2日。

　　患者2日前感受风寒，出现发热，T：37.5℃，咳嗽，喘促，痰多，黏稠，不易咳出，痰中带血，口唇紫绀，周身乏力。既往史：脑梗死。风湿性心脏病，心房纤颤。胸片：右下肺感染。舌暗，苔薄黄，脉结代。西医诊断：肺部感染。中医诊断：发热。证属：风寒袭肺，气阴两虚。治疗法拟：肃肺止咳平喘，益气养阴。方用：麻杏石甘汤合生脉饮。

<table>
<tr><td>炙麻黄6g</td><td>炒杏仁10g</td><td>生石膏^{先煎}30g</td><td>炙甘草10g</td></tr>
<tr><td>炒白果10g</td><td>款冬花10</td><td>黄芩12g</td><td>鱼腥草30g</td></tr>
</table>

| 桑白皮 10g | 党参 12g | 麦冬 12g | 五味子 10g |
| 法半夏 10g | 白茅根 30g | 沉香 5g | 银花 15g |

（二）麻黄温通宣散，治疗中风

历代医家对于中风病因、病机的认识，大体可划分为两个阶段。唐、宋以前主要从体虚外风入中立论，治疗多采用祛风除邪，扶助正气之法。唐、宋以后，特别是金、元时期，才突出以内风立论。

周教授根据多年的临床经验，认为虽然后世治疗中风多从内风论治，但对于素体亏虚、正气不足的病人，从外风论治常能收到很好的效果。麻黄味辛，可发散风寒，宣通九窍。是周教授治疗中风病外风论治的代表药。

【病案举例】

患者陈某，女，61 岁。2003 年 5 月 13 日就诊。右口角歪斜 3 月余。

患者 3 月前洗澡后感受风寒，出现右口角歪斜。伴有上唇不适，身冷，肩痛，后背发凉，头怕风，汗多。经外院中医治疗未见明显效果。既往有高血压病史，口服降压 0 号。舌淡红，苔薄白，有裂纹，脉左滑数，右细数。头颅 CT：腔隙性脑梗死。西医诊断：脑梗死。中医诊断：中风 – 中经络。证属：风寒阻络。治疗法拟：温经散寒，活血通络。方用：小续命汤加减。

制附子^{先煎15分钟}15g	桂枝 10g	炙麻黄 6g
乌蛇肉 10g	金毛狗脊 30g	寻骨风 10g	川羌活 12g
威灵仙 10g	海桐皮 10g	辽细辛 3g	赤芍 12g
全当归 12g

（三）麻黄温经通阳散寒，治疗痿证

麻黄性温，可温经通阳散寒。《别录》曰其："通腠理，解肌。"周教授常用其治疗痿证，肢体痿废不用，肢冷麻木等症。

【病案举例】

患者王某，女，60 岁。2008 年 10 月 29 日就诊。左侧偏身麻木，胸部束带感 2 年。

患者于 2006 年 9 月出现左侧肢体麻木、力弱，胸部束带感，经颈椎 MRI 诊断为"多发性硬化"，经甲强龙、丙球冲击治疗后好转。2007 年 1 月左侧肢体麻木加重，考虑复发，再次予甲强龙及丙球治疗，后继续口服泼尼松 2 个月，近 10 个月病情稳定。目前症见：左上肢麻木，胸部束带感，双下肢发冷，力弱。既往史：糖尿病9个月。有海鲜，青霉素过敏史。神经系统查体：四肢肌力Ⅴ级，双下肢腱反射对称活跃，双侧巴氏征（＋），左侧躯干部胸4以下痛觉减退，右侧胸4-6节段性痛觉减退，双髂前上棘至踝关节音叉振动觉减退。颈椎MRI：颈7-胸1脊髓脱髓鞘改变。生化检查：ALT 172.5U/L，AST 112.2U/L，GGT 101.3U/L，GLU 6.7mmol/L。舌暗红，苔薄白，脉左脉沉细，关脉尺脉弱，右脉沉细。

本病病机在于血虚，肌肤失养，而见麻木不仁，束带感。血行不利，久病入络，脉络瘀阻，阻遏阳气不能通达四肢故下肢发冷，力弱。西医诊断：多发性硬化。中医诊断：痿证。证属：血虚脉络瘀阻。治疗法拟：益气养血，温阳通络。方用：当归补血汤合小续命汤加减。

炙黄芪30g	酒熟地30g	京赤芍12g	抚川芎10g
全当归12g	鸡血藤30g	川羌活12g	片姜黄12g
嫩桂枝10g	乌蛇肉10g	炙麻黄6g	制附子^{先煎10分钟}10g
川牛膝15g	白芍12g	制香附10g	

另外，大活络丸1丸，日二次。

二诊：2008年11月5日。左上肢麻木稍减轻，束带感无明显变化，左腋下阵发性刺痛。舌红，苔薄白，脉沉细数尺脉弱。血虚血行不利，脉络瘀阻，瘀血阻滞不通则痛，故见阵发刺痛。治宜益气养血，理气活血，温阳通络。上方加凌霄花、玳玳花、乳香、没药理气活血止痛。

炙黄芪30g	酒熟地30g	京赤芍12g	抚川芎10g
全当归12g	鸡血藤30g	川羌活^各12g	片姜黄12g
嫩桂枝10g	乌蛇肉10g	炙麻黄6g	制附子^{先煎10分钟}10g
川牛膝15g	白芍12g	制香附10g	凌霄花10g
玳玳花10g	乳香6g	没药6g	

本案患者舌象基本正常，无特殊辨证意义，脉沉细提示病在内属虚。辨证要点在于症状表现。患者表现为麻木、束带感、刺痛均为血虚血瘀之象，下肢发冷提示阳气不足，病机关键在血虚与阳虚。治疗重点在养血温阳，血得温则行，故重用麻黄、附子温热之品。气为血之帅，气行则血行，加入气分药以助血运。二诊时患者刺痛明显，故加凌霄花、玳玳花、乳没加强理气活血止痛之力。

（四）麻黄宣肺利水，治疗遗溺

尿失禁中医属"遗溺"范畴。《素问·宣明五气》篇曰："膀胱不利为癃，不约为遗溺。""遗溺一证，有自遗者，以睡中而遗失也。有不禁者，以气门不固，而频数不能禁也。又有气脱于上，则下焦不约，而遗失不觉者，此虚极之候也。总之，三者皆属虚证，但有轻重之辨耳。……惟是水泉不止，膀胱不藏者，必以气虚而然。盖气为水母，水不能蓄，以气不能固也。……此惟非风证及年衰气弱之人，或大病之后多有之。仲景曰：下焦竭则遗溺失禁，此之谓也。"

麻黄上开肺气以发汗，下输膀胱以利水，为宣肺利尿之要药。周教授常用其治疗因神经系统疾病导致的尿失禁。《景岳全书》同样指出："凡治小便不禁者，古方多用固涩，此固宜然；然固涩之剂，不过固其门户，此亦治标之意，而非塞源之道也。盖小水虽利于肾，而肾上连肺。若肺气无权，则肾水终不能摄，故治水者必须治气，治肾者必须治肺。"

【病案举例】

患者朱某，女，41岁。2003年3月4日就诊。尿失禁1年余。

患者1年前患急性脊髓炎，在外院治疗。病情好转后仍遗留有尿失禁，尿频，尿急，双下肢时有抽搐疼痛，左下肢麻木发凉，行走尚可，腰痛，大便排便无力。舌尖红，苔薄白，脉细。西医诊断：脊髓炎后遗症期。中医诊断：遗溺。证属：肾气亏虚。治疗法拟：补肾纳气。方用：缩泉丸加减。

党参15g	益智仁12g	覆盆子12g	补骨脂10g
桑螵蛸15g	炒杜仲12g	川牛膝15g	炙麻黄10g
台乌药10g	全当归12g	天麻10g	桂枝10g
制附子^{先煎10分钟}10g			

14剂，水煎服。

二诊：2003年3月18日。双下肢时有抽搐疼痛，夜间抽搐多发，脚时热时冷，尿失禁，尿频，尿急。舌尖红，苔薄黄，脉细。治宜养血熄风。方用：四物汤加减。

熟地30g	白芍15g	全当归12g	川芎12g
炒杜仲12g	怀牛膝12g	天麻10g	鹿角霜30g
桂枝10g	党参15g	益智仁10g	桑螵蛸15g
炙麻黄10g	全蝎3g	僵蚕15g	

14剂，水煎服。

三诊：2003年4月1日。尿失禁，上肢热，下肢无汗，下肢略肿，大便干。

舌尖红，苔薄黄，脉细。治宜养血熄风，补肾强筋壮骨。方用：四物汤合右归丸加减。

熟地 30g	白芍 15g	全当归 12g	川芎 12g
天麻 10g	桂枝 10g	制附子^{先煎10分钟}10g	鹿角霜 30g
茯苓 30g	全蝎 3g	蜈蚣 3 条	益智仁 10g
桑螵蛸 15g	炙麻黄 10g	党参 15g	

14 剂，水煎服。

四诊：2003 年 4 月 15 日。尿失禁好转，夜尿次数减少，尿急好转，双下肢时有抽搐好转，大便不干。舌尖红，苔薄白，脉细。守法继服。

熟地 30g	白芍 15g	全当归 12g	川芎 12g
天麻 10g	桂枝 10g	制附子^{先煎10分钟}10g	鹿角霜 30g
茯苓 30g	全蝎 3g	蜈蚣 3 条	益智仁 10g
桑螵蛸 15g	炙麻黄 10g	党参 15g	怀山药 12g
炒杜仲 12g	川牛膝 15g	草薢 10g	

（五）麻黄宣散透表，治疗风疹

麻黄味辛发散，轻清上浮，直达肌表，开腠理，透毛窍。故周教授将其用于治疗风疹。

【病案举例】

患者苏某，男，67 岁。全身红色斑疹，瘙痒 8 日。

患者 8 日前于饭店吃火锅后，出现皮肤瘙痒，抓挠后皮肤出现大片红色斑疹，凸出于皮肤，一段时间后，皮疹可自行消除，皮肤无痕迹。但抓挠后斑疹复现。遇风吹可使症状加重。患者自服扑尔敏 1 片，日 3 次。瘙痒好转，但全身仍见皮疹时发。舌红苔薄黄，脉沉细。证属：风邪入中营血，治疗法拟：祛风止痒，清热解毒凉血。方用：麻黄连翘赤小豆汤加味。

炙麻黄 10g	连翘 10g	桑白皮 12g	赤小豆 10g
牡丹皮 10g	土茯苓 30g	苦参 10g	防风 10g
蝉蜕 5g	金银花 15g	黄芩 12g	地肤子 10g
白藓皮 10g	赤芍 12g	生甘草 10g	

服药 7 剂，症状悉减。继服 7 剂，症状痊愈。

二、细辛祛风，散寒止痛

细辛味辛。性温，小毒。归肺、心、肾经。细辛辛味浓烈，性善走散，而性温能祛寒，具有祛风、散寒止痛之功，适用于风寒湿邪所致的头痛、痹痛、腹痛等证。治风邪头痛，常与川芎、荆芥、防风、羌活等风药配伍，方如《太平惠民和剂局方·卷二》川芎茶调散。《本经》言其"主咳逆，头痛脑动，百节拘挛，风湿痹痛，死肌，明目，利九窍"。

（一）细辛温经通络，治疗痿证

辛散温通，散少阴肾经在里之寒邪以通阳散结，又搜筋骨间的风湿而止痛，故为通痹散结的要药。周教授常用其温经通络，治疗经络闭阻导致的肢体无力或疼痛。

【病案举例】

患者李某，男，70岁。2004年9月2日就诊。四肢无力19个月，进行性加重7个月。

患者2003年2月无明显诱因出现四肢无力，自述远端近端无明显区别，无肢体痉挛，无肢体麻木，病前无腹泻、发热等感染史，症状渐渐加重，在当地医院考虑"格林-巴利综合征"，给激素治疗，症状明显好转。出院后停用激素，症状出现反复，再次住院用激素治疗后又好转，停用后又复发。在协和医院行肌电图检查示：右下肢周围神经源性损害，右正中神经损害。未能明确诊断。就诊症见：全身不适感，怕冷，烦躁，四肢无力但行走尚可，上台阶困难。舌淡苔薄白，脉弦。西医诊断：周围神经病。中医诊断：痿证。证属：气虚血亏。治疗法拟：养血祛风，温经散寒。方用：桂枝芍药知母汤合四物汤加减。

熟地20g	赤芍12g	当归12g	川芎10g
桂枝12g	生石膏^先煎^20g	知母10g	葛根30g
羌活12g	狗脊30g	细辛3g	防风10g
秦艽10g	海桐皮10g		

二诊：2004年9月27日。患者遵医嘱服上方7剂，病情均有所缓解。仍四肢无力，心烦易怒，多虑。舌淡苔薄白，脉弦。证属气虚血亏，肝气郁滞。治宜养血祛风，温经散寒，舒肝理气。守上方，加柴胡、郁金疏肝理气。

熟地20g	赤芍12g	当归12g	川芎10g

桂枝 12g	生石膏^{先煎}20g	知母 10g	葛根 30g
羌活 12g	狗脊 30g	细辛 3g	防风 10g
秦艽 10g	海桐皮 10g	北柴胡 10g	郁金 10g

患者主要表现为全身不适感，怕冷，烦躁，四肢无力。舌质淡，苔薄白，脉弦。病机为老年男性，肾精亏虚，水亏火旺，筋脉失其营养而成痿证；脾主四肢，生化无源则怕冷；劳心思虑，心失所养则烦躁不安；舌淡苔薄白，脉弦属气虚血亏之象。肝血不足，不能克制肝木，故心烦易怒。治疗养血祛风，温经散寒。寒温并用，在养血基础上注重疏风通络。

（二）细辛祛风通络，治疗头痛

细辛辛温发散，芳香透达，散寒力胜，达表入里，既入肺经散在表之风寒而治一般的风寒感冒，又入肾经除在里之痼冷以治肾阳不足、寒邪入里的阳虚外感，无论外寒、内寒所致的病证均可使用；其香窜性烈，宣泄郁滞，上达巅顶，通利九窍，为通窍止痛的要药，善治少阴头痛、偏正头痛、风冷头痛等，以及牙痛、目疾、喉痹、口疮等头面诸疾；周教授用其治疗头部窜痛。

【病案举例】

患者沈某，女，24 岁。2007 年 10 月 9 日就诊。头痛 3 次。

患者"十一"期间发作性头痛 1 次。疼痛剧烈，疼痛以后枕部为主。此后又发作 2 次，疼痛不剧烈。头痛不怕风，发作与月经无关，月经 1 月行 2 次。平时饮食正常，睡眠尚可。舌质正常，边有齿痕，苔薄白，脉右细，左弦细。中医诊断：头痛。证属：气虚头痛。治疗法拟：调理心脾，温经散寒。方用：归脾汤加减。

炙黄芪 30g	炒白术 10g	党参 10g	全当归 12g
茯神 30g	龙眼肉 10g	酒熟地 20g	川芎 12g
细辛 3g	天麻 10g	蔓荆子 10g	葛根 30g
羌活 10g	白菊花 10g	女贞子 10g	旱莲草 10g
白茅根 30g	大枣 6 枚	炒枣仁 30g	

三、薄荷疏风止痛，疏肝解郁

薄荷味辛，性凉。归肺、肝经。功在疏散风热，清利头目，利咽，疏肝解郁。可用于治疗风热感冒，头痛目赤，咽喉肿痛，肝郁气滞，胸闷胁痛。也可用治疗夏令感受暑湿秽浊之气所致腹胀、腹痛、吐泻等症。

（一）薄荷清利头目，治疗头痛

周教授治疗头痛常用薄荷。薄荷轻扬宣透，清凉散热，其性上行，功善清利头目，通窍止痛，用治风热上行、闭壅清窍的头痛目赤咽痛等证。《滇南本草》："上清头目诸风，止头痛眩晕，发热。"

【病案举例】

患者冯某，女，60岁。2008年11月26日就诊。头痛，头晕，失眠一个月，加重1天。

患者一个月前与人吵架后出现头痛，头晕症状，疼痛以后枕部及左侧头部为主，有搏动感，伴有心慌，失眠等症。刻下症：心烦、急躁、委屈、喜叹息、想事多，腹胀、头痛、头晕、头昏沉，疲乏无力，倦怠，胸闷、憋气。既往史无。磺胺过敏。舌淡暗，舌体胖，有齿痕，苔薄黄，脉左弦，尺脉弱，右细。

肝主气，喜条达，怒伤肝。患者生气后出现肝失条达、肝气上逆、肝郁化火出现头痛头晕，脉弦主肝之象，肝木乘脾土，肝气横逆，脾主运化，运化失常出现腹胀，舌体胖属脾虚之象，肝血不足而致心血不足，血不养心出现失眠，健忘，胸阳不振而出现心慌，喜叹息。中医诊断：郁证。证属：肝郁脾虚。治疗法拟：疏肝理脾，佐以疏风清热，安神定志。方用：柴胡疏肝散加减。

北柴胡10g	炒白术10g	延胡索10g	炒枳实10g
蔓荆子10g	白菊花12g	川芎10g	葛根30g
辽细辛3g	炒枣仁30g	远志10g	姜半夏10g
炙甘草10g	苏薄荷后下3g	制香附10g	潞党参12g
云茯神30g	川楝子10g		

二诊：2008年12月3日。睡眠较前改善，头痛减轻，心烦，出汗。舌暗红，苔薄黄，有齿痕，脉弦细。患者思虑过度，伤及心血，心血亏虚而致心阴不足，心火亢盛而致心烦失眠，出汗等症。证属：心阴不足，肝气郁结。治宜养心安神，疏肝解郁。方用：天王补心丹加减。

柏子仁10g	天麦冬各12g	玄参10g	沙参12g
紫丹参30g	太子参12g	五味子6g	炒栀子12g
制香附10g	北柴胡10g	炒枣仁30g	炒远志6g
合欢皮30g	白菊花12g	凌霄花10g	玳玳花10g

患者生气后肝失条达，肝气上逆出现头痛头晕，肝血不足，血不养心而致失眠，运用柴胡疏肝散以疏肝解郁取得了较好的疗效。

（二）薄荷疏肝解郁，治疗郁证

周教授常用薄荷治疗郁证。薄荷辛能行散，兼入肝经，能助肝之疏泄条达，有疏肝解郁的作用，可用于肝气郁滞、疏泄失常引起的胸胁胀痛、月经不调等证。《本草新编》："薄荷，不特善解风邪，尤善解忧郁。用香附解郁，不若用薄荷解郁之更神。"

【病案举例】

患者刘某，女，71岁。2003年3月14日就诊。目胀，纳呆3天。

患者生气后出现目胀，纳呆，全身疼痛，情绪不好，发脾气，心烦，急躁，胸闷，两胁疼痛。舌质红，苔黄，脉细数。中医诊断：郁证。证属：肝气郁结。治疗法拟：疏肝理气和胃，祛风通络。方用：柴胡疏肝散加减。

北柴胡10g	香附10g	薄荷^{后下}3g	川楝子10g
青皮10g	陈皮10g	枳壳12g	党参12g
云茯苓30g	白芍12g	焦山楂10g	焦神曲10g
焦麦芽10g	桑枝30g	秦艽12g	海桐皮10g
炒栀子12g	炙甘草10g		

7剂，水煎服。

四、葛根发表解肌，升清阳

葛根味甘、辛，性凉。归脾、胃经。本品解肌发汗，善治外感发热，头痛项强等证。证属风寒表证者，常与桂枝、麻黄配伍，如《伤寒论·辨太阳病脉证并治》葛根汤。此外，单用本品还可治高血压、头痛、项强、耳鸣、冠心病、心绞痛，以及暴发性耳聋等症。《本经》："主消渴，身大热、呕吐、诸痹，起阴气，解诸毒。"

（一）葛根升清阳，止头晕

周教授指出：葛根味辛能散，具有升清阳的作用。可用于治疗清阳不升，浊阴不降导致的头晕，恶心，呃逆等症。

【病案举例】

患者骆某，男，28岁。2008年9月23日就诊。头晕，心烦1年。

患者因工作压力大，一年前出现头晕，头昏，头胀，头重如裹，无视物旋转，无耳鸣。心烦，急躁，紧张，手汗多，多虑，多寐，困倦，不愿交往，不愿思考，注意力不集中，两目干涩。食欲正常。舌暗红，苔薄白，脉细。中医诊断：郁证。证属：脾气亏虚，痰浊上扰。治疗法拟：健脾升清降浊。方用：半夏白术天麻汤加减。

法半夏 10g	炒白术 10g	天麻 10g	钩藤 30g
茯苓 30g	党参 10g	菖蒲 10g	郁金 10g
川芎 10g	葛根 30g	白菊花 10g	柴胡 10g
炙甘草 10g	白芷 10g		

（二）葛根解肌发表，缓解肌肉痉挛

葛根辛散，可解肌透表。现代医学进行的药理学研究证实：葛根中含有收缩和松弛平滑肌的两种成分，现已研究出松弛成分为黄豆苷和苷元。周教授在继承前人的基础上，也十分重视对现代研究成果的汲取。葛根的这一现代研究成果，被周教授应用于治疗颈椎病，可以缓解颈部肌肉的紧张，改善头晕症状。

【病案举例】

患者张某，女，58岁，2003年3月4日就诊。失眠2个月。

患者2月前因爱人患"脑梗死"住院，陪床40天后自己患心绞痛，情绪紧张着急。出现失眠，入睡困难，记忆力下降，疲倦。心烦，恐惧，焦虑，委屈，欲哭，阵发性情绪低落，身颤，纳呆，无恶心。颈部不适，肌肉发紧。二便可。既往有头晕史3~4年，耳鸣1年，颅CT示腔隙性脑梗死（无症状），行走正常。舌边尖红，苔薄白，脉沉弱无力。中医诊断：郁证。证属：心肾不交。治疗法拟：交通心肾，清心除烦，安神定志。方用：酸枣仁汤合甘麦大枣汤。

炒枣仁 30g	肥知母 10g	抚川芎 10g	云茯苓 30g
炒远志 10g	生龙齿^{先煎}30g	粉葛根 30g	浮小麦 30g
炙甘草 12g	大红枣 6枚	炒栀子 12g	北柴胡 10g
甜百合 30g			

30剂，水煎服。

二诊：2003年4月1日。心烦好转，仍疲乏，紧张。恐惧，害怕好转。纳可，无腹胀。睡眠时好时坏。舌质正常，苔薄黄，脉沉细。辨证属心脾两虚。治宜调理心脾，佐以除烦。方用归脾汤合甘麦大枣汤。

生黄芪 30g	潞党参 12g	全当归 12g	川芎 10g
黄精 30g	炒白术 10g	云茯苓 30g	木香 10g
炒枣仁 30g	炒远志 10g	炒栀子 12g	北柴胡 10g
浮小麦 30g	炙甘草 12g	大红枣 6 枚	

（三）葛根降血压

现代医学进行的药理学研究证实：葛根对血压和外周血管具有作用。葛根提取物的脂溶性部分和水溶性部分、总黄酮及葛根素均能使正常麻醉犬的血压短暂而明显的降低。周教授根据现代研究成果，采用辨证和辨病相结合的方法，在针对高血压病头晕进行辨证论治的基础上，应用葛根降血压，常可收到稳定血压的作用。

【病案举例】

患者李某，男，55 岁。2007 年 1 月 17 日就诊。头晕 10 日。

患者头晕，行走时较重，伴心烦，急躁，胸闷，喜太息。查体：Bp：180/100mg。神经系统查体未见局灶性体征。西医诊断：高血压病。中医诊断：眩晕。证属：肝肾阴虚，肝阳上亢。治疗法拟：镇肝熄风。方用：镇肝熄风汤加减。

怀牛膝 15g	天麦冬各 10g	青蒿 10g	生地 10g
煨葛根 30g	苦丁茶 10g	夏枯草 10g	杜仲炭 10g
炒栀子 10g	炒白术 12g	北柴胡 10g	炒枣仁 20g
合欢皮 20g			

五、秦艽祛风湿，舒筋络

秦艽味苦、辛。性微寒。归胃、肝、胆经。秦艽辛可宣散，能祛风止痛舒筋通络，可用于风湿痹痛，关节拘挛等症，不论病之新久，或偏热偏寒，均可配伍应用。因本品性微寒兼能清热，故对痹证有发热、关节红肿等热象者更为适宜，可再配伍防己、知母、忍冬藤等。且秦艽虽苦不燥而为风药之润剂，对于中风手足不遂者，亦可与天麻、当归、川芎等配合运用，如《医学发明·卷九》大秦艽汤，用于风中经络，手足不遂。《本经》："主寒热邪气，寒湿风痹，肢节痛，下水，利小便。"

（一）秦艽治疗中风之脉络空虚，风邪入中证

治疗中风，出自大秦艽汤，为大秦艽汤的君药。大秦艽汤出自《素问·病机

气宜保命集》，是治疗风邪初中经络证的方剂。风邪中人，每因气血亏虚，邪气得以乘虚而入。风邪入侵面部经络，则经络气血为之闭阻，筋肉失养，故不用而缓，无邪之处，气血运行通畅，筋肉相对而急，缓者为急者牵引，故口眼歪斜。风邪入中舌本及四肢经络，气血运行受阻，故舌强不能言，手足不能运动。秦艽苦辛而平，祛风除邪，通经活络，《名医别录》中云其："疗风，无问久新，通身挛急。"《本草纲目》谓其善治"手足不遂"。

周教授根据古人经验，常用其治疗因外风引动内风导致的中风轻症，症见轻度舌面歪斜，轻偏瘫，或仅见偏侧肢体麻木等症。

【病案举例】

患者王某，女，54岁。2008年11月25日就诊。右上肢活动不能6天。

患者于6天前无明显诱因出现右上肢活动不利，伴右侧面部及舌根麻木，无头晕，伴头痛，无视物旋转，无恶心、呕吐，未予重视。次日晨起症状未见好转。于我院急诊就诊治疗。为求进一步诊治收入院。入院症见：言语不利，右上肢活动不能，右侧面部麻木，伴头晕、头痛，偶有胸闷，二便调。既往史：高血压病史10余年，可疑冠心病病史。神经系统查体：Bp：142/90mmHg。不完全性运动性失语，右上肢肌力0级，右侧肢体痛觉减退，双侧巴氏征阴性。头颅CT：左侧额顶叶脑梗死。舌红，苔薄黄，左脉弦滑，右脉弦细。面色苍白。

患者素体亏虚，后天之本不足，气血生化乏源，气血不足，脉络空虚，外风引动内风，入中经络，闭阻脉络，故半身不遂，麻木不仁。挟风挟痰，闭阻清窍，故中风不语；闭阻脉络，故半身不遂。舌质红，苔薄黄，脉弦细亦见痰热阻络之象。西医诊断：脑梗死。中医诊断：中风-中经络。证属：气血亏虚，痰热阻络。治疗法拟：养血活血，清热化痰，通络解语。方用：大秦艽汤加减。

秦艽 10g	当归 12g	赤白芍各12g	川芎 10g
生地 30g	炒白术 12g	茯苓 30g	川牛膝 15g
川羌活 12g	桑枝 30g	菖蒲 12g	郁金 12g
人工牛黄分冲1g	黄芩 12g	砂仁后下6g	炒枳实 10g
生军后下5g	胆星 12g		

7剂，水煎服。合用牛黄清心丸一日两次，每次1丸。

二诊：2008年12月3日。患者可简单应答，右上肢活动不利较前好转，右侧肢体偏身麻木，有痰，痰色稀白，时有气短，食欲好转，小便量多。Bp：142/

70mmHg。面色较前红润。舌红苔薄黄润，左脉沉细无力，右脉沉弱无力。

患者气虚痰阻明显，中气不足，故时有气短；血虚生风，不荣经络，故肢体麻木；气化不利，故小便量多；脾气虚，水湿不行，聚而生痰，故咯痰，痰色稀白。左脉沉细无力，右脉沉弱无力是气血虚弱，痰湿阻络之象。证属：气血亏虚，痰湿阻络。治宜：益气养血，化痰熄风。上方去砂仁，加党参益气健脾；加白附子，白僵蚕化痰熄风通络。

秦艽10g	当归12g	赤白芍^各12g	川芎10g
生地30g	炒白术12g	茯苓30g	川牛膝15g
川羌活12g	桑枝30g	菖蒲12g	郁金12g
人工牛黄^{分冲}1g	黄芩12g	砂仁^{后下}6g	炒枳实10g
生军^{后下}5g	胆星12g	党参12g	白附子10g
白僵蚕10g			

该患者中风病因为本虚标实，其中气血虚弱为本，痰热阻络为标。言语不利，肢体活动不利，面色㿠白，倦怠懒言，舌苔薄黄，脉弦细滑为四诊主要的观察要点。其中，倦怠懒言，面色㿠白，舌苔薄黄，脉弦细滑为辨证要点，据此辨证为气血虚弱，痰热阻络。治以大秦艽汤，益气养血，化痰清热，标本兼治。

(二) 秦艽治疗风湿痹痛

秦艽辛散苦泄，质润而不燥，为"风药中之润剂，散药中之补剂"，善于祛风湿，止痹痛，舒筋络，利关节。周教授常用其治疗各种痹痛。

【病案举例】

患者杨某，女，53岁。2003年2月25日就诊。患者1995年因乳腺增生怀疑为乳腺癌，引起失眠，心烦等症。服用罗拉后症状好转，一直未犯。此次发病与生气有关。目前症见：失眠，心烦，着急，急躁，情绪低落，胆小恐惧，左上肢麻痛，肩背痛，遇风寒加重，无欲哭、无多疑。中医诊断：郁证。证属：痰气瘀滞。治疗法拟：解郁除烦，佐以安神定志。方用：四七汤合逍遥散加减。

北柴胡10g	制香附10g	紫苏子10g	清半夏10g
广郁金10g	川厚朴10g	全当归12g	云茯苓30g
炒远志10g	石菖蒲10g	杭白芍12g	西秦艽10g
海桐皮10g	炙甘草10g	生龙齿^{先煎}30g	

六、厚朴行气开郁，下气除满

厚朴味苦、辛，性温。归脾，胃、肺、大肠经。具有行气，燥湿，消积，平喘之功效。本品苦辛而温，性燥善散。苦温芳香，则燥湿化浊；味辛行散，则行气宽胀。治湿阻中焦及脘腹胀满之证，无论邪之有形无形，皆可用之，故为燥湿行气、除满消胀之良药。又因其味苦降泄，而有下气平喘之功，故痰湿喘咳之证，亦为常用。

（一）厚朴行气消胀，治腹胀

周教授用厚朴与陈皮等其他健脾和中药同用，治疗胃肠功能紊乱导致的腹胀，呃逆等症。《本草汇言》："厚朴，宽中化滞，平胃气之药也。凡气滞于中，郁而不散，食结于胃，羁而不行，或湿郁积而不去，湿痰聚而不清，用厚朴之温可以燥湿，辛可以清痰，苦可以下气也。"《医学衷中参西录》："治胃气上逆，恶心呕哕，胃气郁结，胀满疼痛，为温中下气之要药。唯其性味又兼辛，其力不但下行，又能上升外达。"与陈皮理气和胃，芳香醒脾，共奏醒脾调中之功。对于因湿滞脾胃，阻遏气机，气滞不行导致的脘腹胀满，有良好的治疗效果。

【病案举例】

患者安某，男，53岁。2003年9月3日就诊。双下肢麻木无力，二便障碍1周。

患者于上呼吸道感染后，出现双下肢麻木无力，双下肢无汗，腹部束带感，二便障碍。神经系统查体：颅N：（－）。双上肢肌力Ⅴ级，双上肢腱反射对称活跃，双尺侧麻木，双下肢肌力Ⅳ级，双膝腱反射亢进，双踝阵挛（＋），双髌阵挛（＋），双Hoffomann征（－），左巴氏征（＋），右巴氏征（－）。深浅感觉无异常。颈胸MRI：C2－T1髓内异常信号。目前症见：腹胀，二便障碍，双下肢麻木无力，怕冷。舌暗红，苔薄黄，脉细弦。西医诊断：脊髓脱髓鞘病变。中医诊断：痿证。患者腹胀难忍，急则治其标，治疗法拟：理气和胃。方用：保和丸加减。

枳壳 12g	厚朴 10g	半夏 10g	青陈皮各10g
制香附 12g	炒莱菔子 10g	焦槟榔 10g	黑白丑各5g
焦三仙 30g	沉香 5g	焦大黄 5g	炙甘草 10g

（二）厚朴化痰降逆，治疗呃逆

厚朴味苦降泄，具有下气降逆的功效。周教授常用其治疗因湿邪困脾，脾失健运，胃失和降，胃气上逆导致的呃逆。

【病案举例】

患者许某，男，66岁。2007年8月1日就诊。呕吐1周。患者既往有脑梗死史，长期卧床。近日食入即吐，痰多，不思饮食。舌红，少苔，脉细。中医诊断：呕吐。证属：胃阴不足。治疗法拟：益气养阴，降逆和胃止呕。方用：生脉饮合橘皮竹茹汤加减。

西洋参^{另煎兑服}6g　　麦冬10g　　五味子6g　　橘皮10g

厚朴10g　　土炒白术10g　　炙枇叶10g　　生姜10g

竹茹10g　　枳壳10g　　旋覆花^{包煎}10g　　炙甘草10g

伏龙肝60g^{煎汤取上清液，煎上药}

（三）厚朴配伍半夏，治疗神经症

周教授治疗神经症中痰郁气滞型常用厚朴与半夏相配伍。

此病多由七情郁结而致。肝主疏泄而喜条达，脾胃主运化转输水津，肺主宣降，司通条水道之职。若情志不遂，肝气郁结，肺胃宣降失司，津液不得正常输布，聚而成痰，痰气相搏，则为气滞痰凝之症。肝气郁结，则见心烦、急躁、易怒、情绪低落、多虑、多疑；肝气横逆犯脾，脾失运化，津液不得正常输布，聚而成痰，痰湿上蒙，则见头昏；痰浊阻于中焦则易疲劳、恶心、肌肉紧张、胸闷、纳差；脾胃失和，胃不和则卧不安，症见入睡困难、易醒、多梦。此证属痰气互结，痰阻可加重气滞，气滞会促使痰凝，气不行则郁难开，痰不化则结难散，故治当行气与化痰兼顾。

周教授临床凡因喜、怒、忧、思、悲、恐、惊七情所为，痰凝气滞者皆用此药。焦虑心境、胃肠道症状、抑郁心境这三大类症状是周教授确定应用的主要症状。具体症状体现在心烦、急躁易怒、情绪低落、易疲劳、入睡困难、恶心、肌肉紧张、头昏、胸闷、多虑、多疑、易醒、多梦、纳差等症状。其舌红、苔薄白或苔黄，脉弦细数为郁久化热的表现。

半夏及厚朴均为苦辛温燥之品，前者属祛痰药，功善化痰散结，降逆和胃；厚朴属理气药，长于行气开郁，下气除满。《名医别录》言其："去留热心烦满。"半夏之散结降逆，有助于厚朴理气；厚朴之理气燥湿，有助于半夏化痰，两者相配，痰气并治。

【病案举例】

患者熊某，女，60 岁。2004 年 1 月 20 日就诊。失眠，焦虑 2 年。

患者于 2002 年开始出现失眠，焦虑，心神不宁，心烦，情绪低落，口服佳静安定、舒乐安定、氯硝安定等方可入睡，头昏沉不适。舌红，苔黄腻，脉弦数。西医诊断：焦虑症。中医诊断：郁证。证属：痰热内扰，神不守舍。治疗法拟：清心化痰，清心除烦，安神定志。方用：柴胡黄连黄芩温胆汤加减。

柴胡 10g	莲子心 5g	黄芩 12g	法半夏 10g
厚朴 10g	陈皮 10g	茯苓 30g	炒枳实 10g
胆南星 10g	青礞石^先煎20g	远志 10g	石菖蒲 10g
丹参 15g	合欢皮 30g	生龙齿^先煎30g	生甘草 10g
紫石英^先煎30g	五味子 10g	菊花 10g	

7 剂，水煎服。

二诊：2006 年 6 月 23 日。服药后病情好转，心烦、胆怯好转。目前患者睡眠不好，头晕，大便溏垢，心慌。舌紫暗，苔黄燥，脉弦数。治宜：养心安神，佐以疏风清热。方用：天王补心丹加减。

柏子仁 10g	麦门冬 12g	元参 10g	沙参 10g
远志 10g	灯心草 3g	葛根 30g	菊花 10g
丹参 30g	太子参 10g	五味子 10g	炒枣仁 30g
黄芩 10g	百合 30g		

七、砂仁醒脾和胃

砂仁味辛、性温，归脾、胃经。本品辛散温通，气味芳香，有化湿而醒脾和胃、行气而宽中消胀之效，且辛温而不燥烈，行气而不伤气，作用平和是其重要特点，故可用于治疗湿阻中焦及脾胃气滞之证。能调中止呕、温脾止泻，治寒湿困脾或脾胃虚寒导致的呕吐、腹泻。

（一）砂仁醒脾和胃

砂仁辛散温通，气味芳香，有化湿而醒脾和胃，行气而宽中消胀之作用。且辛温而不燥烈，行气而不伤气，作用平和。周教授常用其治疗湿困脾土之症。

《本草经疏》："缩砂密，其味辛温而芬芳，香气入脾，辛能润肾，故为开脾胃之要药，和中气之正品，若兼肾虚，气不归原，非此向导不济。"

【病案举例】

患者李某，女，74岁，2003年3月4日就诊。身热，心烦3天。

患者3天前生气后出现身热，胸口热，不出汗，心烦，坐卧不安，失眠，入睡难，睡着易惊醒，恶梦多，恐惧，情绪低落，便秘，纳食不香，喜凉食，口黏腻，口不苦。目前口服罗拉0.5mg bid，美抒玉100mg qn。舌尖边红，苔黄厚，脉左沉细数无力，右微弦数。

《素问·灵兰秘典论》曰："肝者，将军之官，谋虑出焉。胆者，中正之官，决断出焉。"肝胆郁热则胆怯、恐惧、多恶梦。中医诊断：郁证。证属：肝郁化火生痰，兼胆经有热。治疗法拟：疏肝解郁，清热化痰。方用：柴胡竹叶温胆汤加减。

北柴胡10g	淡竹叶10g	炒栀子12g	法半夏10g
淡竹茹10g	云茯苓30g	炒枳实10g	胆南星10g
化橘红10g	青礞石^{先煎}20g	大黄^{另包}5g	合欢皮30g
石菖蒲10g	炒远志10g	砂仁^{后下}5g	生龙齿^{先煎}30g
生甘草10g			

7剂，水煎服。

二诊：2003年3月11日。失眠，心烦好转，食欲好转，无痰，口干黏。苔薄黄少津。辨证属虚火上炎。方药：竹叶石膏汤加减。

淡竹叶10g	生石膏^{先煎}30g	北沙参12g	银柴胡10g
白薇10g	地骨皮10g	干生地30g	粳米10g
合欢皮30g	青蒿15g	醋龟板^{先煎}30g	生甘草10g
灯心草3g	郁李仁10g		

（二）砂仁佐熟地，以防滋腻碍胃

《本草新编》："砂仁，只可作佐使以行滞气，所用不可过多，用之补虚丸中绝佳，能辅诸补药行气血于不滞也。补药味重，非佐之消食之药，未免过于滋益，反恐难于开胃，入砂仁以苏其脾胃之气，则补药尤能消化，而生精生气更易也。"周教授用熟地时，大体均佐以砂仁，其用药之精微在于此处。

【病案举例】

患者王某，女，44岁。2004年3月23日就诊。失眠6年，倦怠，怕冷1月。

患者自1988年起出现失眠，入睡困难，眠浅，早醒，服佳静安定1片 qn，能睡 5~6 小时。情绪低落，厌世，周身乏力，注意力不集中，纳呆，心慌，易紧张，时感头痛。1 月前生气后症状加重，并出现自汗，怕冷，倦卧，双下肢浮肿，食后不适，无腹胀及便溏。舌淡，边有齿痕，苔薄白，脉沉细。中医诊断：郁证。证属：心脾两虚兼有肝郁。治疗法拟：益气健脾，养心安神，佐以疏肝解郁。方用：归脾汤加减。

生黄芪 30g	炒白术 10g	党参 12g	茯苓 30g
龙眼肉 10g	全当归 12g	黄精 30g	木香 10g
酒熟地 30g	砂仁^{后下}5g	炒枣仁 30g	炒远志 10g
北柴胡 10g	郁金 10g	生龙齿^{先煎}30g	

八、车前子利湿通淋

车前子味甘，性寒。归肾、肝、肺经。本品性寒体滑，寒能清热，性专降泄，善清膀胱湿热，导湿热下行，体滑善利窍，入肾以通利水道，为治水肿及湿热淋证之常用药。其功善利水道而分清浊，小便利则湿浊去。本品性寒入肺，能清肺滑痰，用于肺热咳嗽痰黄稠等。本品兼入肝，能泄肝热而明目，用于肝热目赤肿痛或肝肾虚之视物昏花及内障不明等。《本草汇言》："车前子，行肝疏肾，畅郁和阳，同补肾药用，令强阴有子；同和肝药用，治目赤目昏；同清热药用，治痢疾火郁；同舒筋药用，能利湿行气，健运足膝，有速应之验也。"

（一）车前子与清热药合用，清肝胆湿热

车前子性寒体滑，寒能清热，性专降泄，可导湿热下行。且兼入肝经，可泻肝经湿热。周教授常用车前子与龙胆草，黄芩，栀子等苦寒清热药合用，治疗肝胆实火，湿热为患导致的急躁，心烦，易怒，失眠，坐卧不安，目痛目赤，口苦等症。此证湿热壅滞下焦，故用渗湿泻热的车前子导湿热下行，使邪有出路。

【病案举例】

患者王某，男，21 岁。2003 年 4 月 8 日就诊。头晕 1 个月。

患者因学习劳累引起头晕，耳鸣，头昏沉，注意力不集中，倦怠，纳可，大便不干，无口苦。舌尖红，苔黄厚腻，脉滑。中医诊断：眩晕。证属：肝胆湿热。治疗法拟：清肝胆湿热。方用：龙胆泻肝汤加减。

龙胆草 10g	条黄芩 12g	北柴胡 10g	干生地 12g
夏枯草 10g	炒栀子 10g	草决明 20g	车前子^包10g

淡竹叶 10g   白菊花 10g   白蔻仁 5g   粉葛根 30g

生甘草 10g

（二）车前子利尿通淋

车前子体滑善利窍，入肾以通利水道，功善利水道而分清浊。周教授常将车前子与金钱草、海金沙等合用，治疗泌尿系结石和泌尿系感染等，有利尿通淋的作用。

【病案举例】

患者刘某，女，43 岁。2003 年 10 月 31 日就诊。头晕 1 年，尿急，尿频 3 日。

患者于 1 年前开始出现头晕，睡眠不实，入睡困难，多梦，易醒，急躁，并且近 3 日出现尿频、尿急。尿检 WBC（＋）。舌淡红，苔薄白，苔质水滑，脉迟缓。既往史：高血压病史，冠心病史。Bp：180/110mmHg。神经系统检查未见异常。西医诊断：泌尿道感染，高血压病。中医诊断：淋证。证属：肝胆湿热，上扰清窍。治疗法拟：清利湿热，利尿通淋。方用：八正散加减。

萹蓄 10g   滑石 10g   通草 10g   夏枯草 10g

栀子 10g   柴胡 10g   当归 12g   草决明 20g

苦丁茶 10g   车前子^包 10g   泽泻 12g   菊花 10g

黄芩 10g   生甘草 10g

7 剂，水煎服。

九、橘皮燥湿化痰，健脾理气

橘皮为辛、苦，性温。归脾、肺经。应用：①橘皮味苦性温，燥湿理脾，温通中阳，阳气畅行则湿气去，故用于湿浊中阻所致之胸闷腹胀、纳呆倦怠、大便溏薄，舌苔厚腻等证，配苍术、厚朴，以燥湿健脾，如《太平惠民和剂局方·卷三》平胃散。②橘皮辛温发散，开发腠理，振奋脾阳而有燥湿化痰之功。脾阳不运，痰湿内停，肺失宣降，咳嗽痰多，气逆等证，配伍半夏、茯苓，以燥湿化痰，如《太平惠民和剂局方·卷四》二陈汤。

（一）橘皮理气醒脾

橘皮辛行苦泄，性温通行，入脾经而又芳香醒脾，善于消除脾胃滞气，理气健脾，使气机通畅，既可消胀，又利于消食化积。《本草纲目》云："橘皮，苦能泻能燥，辛能散，温能和。其治百病，总是取其理气燥湿之功，同补药则补，同泻药则泻，同升药则升，同降药则降。脾乃元气之母，肺乃摄气之龠，故橘皮为二经气分之药，但随所配而补泻升降也。"周教授常用橘皮以醒脾化湿。

【病案举例】

患者仇某，男，44 岁。2003 年 3 月 4 日就诊。失眠，头昏 21 年，加重 3 年。

患者于精神刺激后发病，症见失眠，常服氯硝安定，恶梦多，情绪低落，记忆力下降，疲乏，头昏沉，心烦，心慌，急躁，有痰，大便干，反复患皮炎。纳可，无恐惧，耳鸣。舌暗，苔黄厚。中医诊断：郁证。证属：肝胆湿热，热扰心神。治疗法拟：解郁清心化痰，方用：柴胡竹叶黄连温胆汤。

北柴胡 10g	淡竹叶 10g	条黄芩 12g	法半夏 10g
橘皮 10g	云茯苓 30g	胆南星 10g	淡竹茹 10g
礞石^{先煎}20g	沉香 5g	石菖蒲 12g	炒远志 10g
生龙齿^{先煎}30g	合欢皮 30g	生甘草 10g	

7 剂，水煎服。

二诊：2003 年 3 月 11 日。失眠好转，停用氯硝安定。舌尖边红，苔黄厚。守原法继服。原方加苍术 12g 以增加燥湿力量。

北柴胡 10g	淡竹叶 10g	条黄芩 12g	法半夏 10g
橘皮 10g	云茯苓 30g	胆南星 10g	淡竹茹 10g
礞石^{先煎}20g	沉香 5g	石菖蒲 12g	炒远志 10g
生龙齿^{先煎}30g	合欢皮 30g	生甘草 10g	苍术 12g

7 剂。水煎服。

三诊：2003 年 3 月 18 日。睡眠好转，能睡 5~6 小时/日，偶服安定。大便干。舌尖红苔黄厚，效不更方。去苍术，加生大黄^{另包}5g 通便。

北柴胡 10g	淡竹叶 10g	条黄芩 12g	法半夏 10g
橘皮 10g	云茯苓 30g	胆南星 10g	淡竹茹 10g
礞石^{先煎}20g	沉香 5g	石菖蒲 12g	炒远志 10g
生龙齿^{先煎}30g	合欢皮 30g	生甘草 10g	生大黄^{另包}5g

（二）橘皮理气化痰

痰之生，因水湿之不运；液之聚，因气机之不顺。橘皮味辛苦性温，苦能燥湿，尤善除中焦寒湿气滞；香燥入脾能醒脾燥湿而治生痰之源；辛行苦泄入肺，能宣通气机，理气化痰，善行肺经气滞，使气顺则痰消，可用于湿痰咳嗽；性温通阳扶寒，故又用于寒痰咳嗽。《本草通元》云其："下气消痰。"周教授用橘皮化痰止嗽，可治一切痰证。

【病案举例】

患者刘某，女，86岁。2008年11月12日就诊。右侧肢体活动不利3天。

患者11月9日上午出现右侧肢体活动不利，未予重视。11月10日晨起症状加重，来我院急诊。颅CT：双基底节区多发腔梗，予疏血通、低分子肝素治疗。并收入院。入院症见：右侧肢体活动不利，神清，纳食正常，大便调，小便失禁。既往史：高血压病10年，Bp_{max}：180/105mmHg，平素服尼莫地平20mg bid。尿失禁1年。90年后乳癌切除术，78年阑尾切除术。神经系统查体：右鼻唇沟浅，伸舌右偏，右上下肢肌力Ⅰ级，右上肢肌张力减低，双侧腱反射减弱，双巴氏征（＋），右侧痛觉较左侧减弱。颅CT：双基底节区多发腔梗。舌体胖，舌质红绛，苔黄腻，脉沉细无力。

患者老年，肝肾之阴不足，则阴不治阳，而肝阳上亢；兼之胖人多湿，平时亦多食甘食，致痰湿内蕴，郁久化热，热性上炎，故痰热乘肝阳上扰清空闭阻轻窍，经络阻滞故症见半身不遂，其舌红绛、苔黄腻亦为痰热内阻之象。西医诊断：脑梗死。中医诊断：中风－中经络，证属：肝肾阴虚，挟痰上扰。治疗法拟：清热化痰，活血通络。方用：涤痰汤。

半夏10g	橘皮10g	枳实10g	竹茹10g
胆星10g	炒白术12g	炙杷叶10g	当归12g
桑枝30g	川牛膝15g	羌活12g	地龙12g
大黄5g	黄芩12g	茯神30g	赤白芍各12g
炙甘草10g			

7剂，水煎服。

二诊：2008年11月19日。咳嗽，痰黏白，右侧肢体力弱好转，右上肢肌力Ⅱ级，右下肢肌力Ⅲ级。舌红绛改善，痰白，说明湿热缓解，考虑此证本为肝肾阴虚，肝阳上亢，故治疗以治本为主，以滋阴清热，镇肝熄风为主，佐以化痰通络。辨证属：肝肾阴虚，内热夹痰。治宜：滋阴清热，佐以化痰通络。方用：镇肝熄风汤加减。

川牛膝15g	天麦冬各12g	青蒿15g	醋龟板先煎30g
白菊花12g	丹皮10g	生石膏先煎30g	知母10g
丹参30g	赤芍12g	红花10g	玄参10g

远志 6g　　　　橘皮 10g　　　　炙杷叶 10g　　　桑枝 30g

羌活 12g　　　　生龙牡^{先煎各}30g

7 剂，水煎服。

三诊：2008 年 11 月 26 日。右侧肢体力弱好转，感头晕，入夜燥热，便秘。舌红苔黄有裂纹，为阴虚有热的表现，且患者入夜燥热，头晕，为阴虚内热，热扰清空的表现，故佐以镇肝熄风汤以滋阴清热，加黄芩增加清热作用，浙贝化痰止咳，决明子潜阳清热润便。辨证属：肝肾阴虚，痰热内阻。治宜：滋阴清热，熄风化痰。

川牛膝 15g　　　天麦冬^各12g　　青蒿 15g　　　醋龟板^{先煎}30g

白菊花 12g　　　丹皮 10g　　　　生石膏^{先煎}30g　知母 10g

丹参 30g　　　　赤芍 12g　　　　红花 10g　　　远志 6g

橘皮 10g　　　　炙杷叶 10g　　　桑枝 30g　　　羌活 12g

浙贝 10g　　　　草决明 10g　　　黄芩 12g

本案特点在于急则治标，缓则治本。初诊患者半身不遂，舌红绛，苔黄腻有痰热实邪之标，为本虚标实之证，本为肝肾阴虚，标为痰火肝阳上扰，故急则治其标。治疗以清热化痰为主。二诊痰热之邪有所控制，改为缓则治本，以滋阴清热镇肝熄风为主，体现出周教授在疾病不同阶段的用药特点。

十、枳实化痰消积导滞

枳实味苦、性辛，微寒。归脾、胃、大肠经。有破气除痞，化痰消积的作用。本品气味峻烈，主入脾胃气分，其味辛善行散，苦善降逆，故善破气消积导滞，为治疗脾胃气滞和食滞证的要药；因性偏微寒，故也常用于胃肠热结气滞之便秘、腹痛等；其味苦降之外兼能燥湿，故能除大肠之湿热积滞，用于湿热泻痢、里急后重等；本品辛香醒脾化湿以治生痰之源，苦燥除湿以消痰，辛行苦泄以开通胸脘气机，故能消痞除满止痛，用于痰阻气滞之胸痹、结胸；其性寒清热，故治痰热痞满尤宜。

（一）枳实行气导滞，治疗实证便秘

枳实性偏微寒，故常用于胃肠热结气滞之便秘、腹痛等症。《药品化义》云："枳实专泄胃实，开导坚结，故主中脘以治血分，疗脐腹间实满，消痰癖，祛停水，逐宿食，破结胸，通便闭，非此不能也。"

使用时常与寒性泻下药大黄、芒硝同用，泻下药与行气消积药相配，使胃、肠气机畅通，以增强泻下通便之力。因积滞内阻，致使腑气不通，而内结之实热积滞，更难下泻，用枳实行气散结，消痞除满，泄其糟粕填塞之壅，并助硝、黄推动积滞，加速热结排泄。

周教授指出：枳实不可久用。《本草经疏》云："此药性专消导，破气损真，观朱震亨云泻痰有冲墙倒壁之功，其为勇悍之气可知。……胀满非实邪结于中下焦，手不可按，七八日不更衣者，必不可用。夹热下痢，亦非燥粪留结者，必不可用。伤食停积，多因脾胃虚，不能运化所致，慎勿轻饵。如元气壮实，有积滞者，不得已用一二剂，病已即去之。"

【病案举例】

患者麦某，女，76岁。2005年8月12日就诊。右侧肢体无力2天，言语不利2天。

患者于2005年8月11日休息时，无明显诱因出现右侧肢体无力，此后症状有所加重，不能行走，且出现言语不利，饮水呛咳，无头痛，无头晕，无恶心，无呕吐。颅CT示：多发性脑梗死。目前症见：右侧肢体活动不利，言语不利，饮水呛咳，大便3日未行，口臭，纳食可，睡眠安。既往史：冠心病10年，高血压病20年。舌质红，苔黄褐燥，脉象右弦左滑，右脉大。神经系统检查：右上肢肌力0级，右下肢肌力Ⅱ级，右上肢腱反射较左侧活跃，右膝腱反射减弱，右病理征（＋）。

患者素体肾阴亏虚，肝阳偏亢。阴虚日久化热，火性上炎，挟肝风上扰，闭阻经络，则见半身不遂、言语謇涩；热结大肠，津液不足，无水舟停，故燥屎不行；舌质红，苔黄褐燥，脉象右弦左滑均为阴虚内热，风阳上扰之象。西医诊断：脑梗死。中医诊断：中风-中经络。证属：阴虚阳亢。急则治其标，治疗法拟：滋阴增液，泄热通便，佐以醒脑开窍。方用：增液承气汤加减。

大黄^{后下}10g	厚朴10g	麦冬15g	玄参10g
枳实10g	石菖蒲10g	郁金10g	黄连10g
黄芩12g	羚羊角^{分冲}1g		

3剂，水煎服。

（二）枳实行气化痰，治疗郁证

周教授在治疗胆胃不和，痰热内扰导致的郁证时，常用枳实。

此证候病机在于：若寒热有偏或七情所伤，损伤少阳冲和之气，令胆郁气滞，胆失疏泄，影响脾胃运化，致脾失健运，痰湿内生；另外，病后或饮食劳倦等亦致脾胃失运，水湿内停，聚而为痰。痰浊内阻，致土壅木郁，少阳失其生发之令，遂令胆热，而成胆胃不和之证。痰热上扰神明，则心烦、心悸、多虑、多疑、不寐或恶梦、易惊醒；胆被痰郁，失于决断，则触事易惊、恐惧不安、胆小、紧张；肝胆湿热，肝气郁滞，则情绪低落、急躁易怒、着急；湿困中焦，则致乏力、纳差；湿热下注，则致便秘。治疗以清热化痰解郁、安神定志为法。由此可见，气滞可导致痰浊内生，痰浊闭阻又可导致气滞，故曰："治痰当理气，气顺则痰消。"

枳实苦辛微寒，取其破气消痰，使痰随气下，以通痞塞之功。枳实与半夏相配，则气顺痰消，气滞得畅，胆胃得和。

【病案举例】

患者骆某，女，24岁。2007年9月4日就诊。心境低落1年。

患者1年前出现失眠、入睡困难，心境低落，反应迟钝，困倦，纳呆；头发紧，手足麻木，早醒，胸口堵闷。8月1日症状加重而到北京第六医院就诊。诊断为神经症。予以瑞美隆及艾司唑仑口服，用药后昏睡，口干而停用。目前仍心境低落，失眠、入睡困难，早醒，倦怠，纳呆，手足麻木，胸口堵闷。舌质淡，苔白腻中黄，脉细滑。

患者思虑过度耗伤脾气，脾失健运，水湿内停，聚而成痰，痰浊内阻，致土壅木郁，少阳失其发生之令，随令胆热，而成胆胃不和之证。痰热扰心，则心烦失眠多虑；肝胆湿热，肝气郁滞则心境低落；湿困中焦则致困倦，纳呆，胸闷；气虚无力运血，血行不畅发为瘀滞则见手足麻木。其舌淡，苔白腻、中黄亦为湿热之象。中医诊断为：郁证。证属：胆胃不和，痰热内扰。治疗法拟：解郁化痰，安神定志。方用：温胆汤加味。

姜半夏10g	陈皮10g	茯神30g	炒枳实10g
北柴胡10g	党参12g	当归12g	炙甘草10g
淡竹茹10g	胆星10g	葛根30g	炒远志6g
炒枣仁30g	合欢皮30g	炒栀子10g	麦冬12g
全瓜蒌30g	生龙齿^{先煎}30g		

7剂，水煎服。

32　二诊：2007年9月11日。睡眠有好转，仍急躁，紧张，头痛，胆小恐惧，腹胀，恶心，心悸。舌体胖，质淡，苔薄白。脉细。二诊胆经湿热的表现消失，舌脉象显示气虚的表现，结合症状有胆小恐惧，辨证考虑为心胆气虚。心气虚则心悸紧张，胆气虚则胆小易惊。腹胀、恶心为脾气虚，健运无力的表现。辨证属：心胆气虚，治宜：补心胆之气，疏肝解郁。方用：安神定志丸。

炒枣仁20g	党参12g	当归12g	麦冬10g
五味子6g	柴胡10g	川芎12g	茯神30g
炒远志6g	制香附10g	葛根30g	羌活12g
防风10g	天麻10g	生龙齿^{先煎}30g	珍珠粉^{分冲}0.6g
枳壳12g			

初诊时胆经湿热为主要病机，四诊也表现出中焦湿热，热扰心神之象。二诊时湿热已退，本虚表现明显，为心、胆、脾气虚证，故以治本为主。由此可见，辨证要分清标本虚实。此案痰热实邪，本为气虚，治疗时以先祛邪，后扶正为顺序，对此周教授常比喻为"先赶出贼，再关好门"。

十一、半夏燥湿化痰，消痞散结

半夏味辛。性温，有毒。归脾、胃、肺经。半夏辛温燥烈，入脾、肺二经。

半夏温燥之性，善燥湿而化痰浊，并有止咳作用，为治湿痰之要药。《本草汇言》："半夏，散风寒，利痰涎，开结气，燥脾湿，温内寒之药也。此药生当夏半，本脾胃中州之剂……入杂病方，治心下痞结，胸胀饮积，或泄泻肿满，肠鸣喘嗽，或霍乱呕吐，利瘴气，是皆脾胃寒湿之证；或中风、中气痰闭昏迷；或……心烦闷乱，旋运动摇；或痰厥头痛，时吐冷涎；或痰包心络，终夜不寐，是皆脾胃郁痰之证，半夏并能治之。"如《太平惠民合剂局方·卷四》二陈汤，与陈皮、茯苓等同用，以增强燥湿化痰之功。若见热象，痰稠色黄者，则须与黄芩、知母、瓜蒌等清热化痰药同用。

半夏又可用于湿痰上扰引动内风，症见头痛眩晕，胸膈痞闷，舌苔百腻，脉眩滑等。如《医学心悟·卷三》半夏白术天麻汤。

本品还具有辛散消痞，化痰散结之功。治痰热互结所致的胸脘痞闷，拒按，痰热稠，苔黄腻，脉滑数之结胸证。常与瓜蒌、黄连等清热化痰药同用，以清泄痰热助半夏以散结除痞，如《伤寒论·辨太阳病脉证并治》小陷胸汤。

治气滞痰结，咽中如有物阻的梅核气证，无热象者，常与厚朴、苏叶、茯苓等同用，如《金匮要略·妇人杂病脉证并治》半夏厚朴汤。《本经》："主伤寒寒热，心下坚，下气，喉咙肿痛，头眩，胸胀，咳逆，肠鸣，止汗。"

周教授重视药材炮制之道，善于区别药材炮制后的不同特性，知药善用。如半夏分姜半夏、法半夏、清半夏，三种炮制方法均有燥湿化痰的作用。

清半夏为取生半夏用矾泡、矾煮或矾腌至口尝无麻辣味，阴干，切片。辛燥之性减，偏于清热，适用于有热痰者。

姜半夏为生半夏用水浸泡后与生姜、白矾同煮、同腌、同蒸或同炒。制后偏于温中化痰，降逆止呕，适用于因痰湿中阻，导致脾气不升，胃气不降，发为恶心、呕吐者。

法半夏为取干净半夏用水浸泡至内无干心，去水，加入甘草石灰水浸泡，每日搅拌1～2次，至口尝微有麻舌感，取出阴干或烘干。制后偏于燥湿化痰，化痰之力最强，同时具有调理脾胃的作用。

另外尚有，竹沥半夏，温燥之性大减，适于胃热呕吐，或肺热咳痰黄稠而黏，或痰热内闭，中风不语等症。半夏曲，功能化湿健脾，消食止泻，适用于脾胃虚弱，湿阻食滞，苔腻呕恶等症。

上述药材炮制特点常被应用于周教授的方剂中。

（一）半夏化痰散结，治疗神经症

周教授常应用半夏治疗郁证之痰气互结证。

此证多由七情郁结而致。肝主疏泄而喜条达，若情志不遂，喜、怒、忧、思、悲、恐、惊七情不舒，肝气郁结，则见心烦、急躁、易怒、情绪低落、多虑、多疑；肝气横逆犯脾，脾失运化，津液不得正常输布，聚而成痰，痰湿上蒙，则见头昏；痰浊阻于中焦则易疲劳、恶心、肌肉紧张、胸闷、纳差；脾胃失和，胃不和则卧不安，症见入睡困难、易醒、多梦。

此证属痰气互结，痰阻可加重气滞，气滞会促使痰凝，气不行则郁难开，痰不化则结难散。治疗主解七情郁。即七情所致的痰郁、气郁。行气与化痰兼顾。《易简方》中云："喜、怒、悲、思、忧、恐、惊之气，结成痰涎，状如破絮，或如梅核，在咽喉之间，咯不出，咽不下，此七气所为也。"

半夏辛温消散，辛能散结，有消痞化痰散结之功，治疗痰气交阻之证。《本草汇言》："风寒暑湿四气相搏，郁滞不清，非半夏不能和，七情六郁，九气所为，结塞于中，非半夏不能散。"

半夏与厚朴常相须为用，半夏可化痰散结、降逆和胃，厚朴可行气开郁。半夏之散结降逆，有助于厚朴理气；厚朴之理气燥湿，有助于半夏化痰，两者相配，痰气并治，痰化则气行郁开，气顺则痰消结散。

【病案举例】

患者李某，女，37岁。2006年9月7日就诊。吞咽困难半年。

患者从去年生气后出现吞咽困难，咽中如有物梗阻；口苦，恶心，呃逆频做，伴委屈，头晕，痰多黏稠。中医诊断：梅核气。证属：痰气瘀滞。治疗法拟：行气化痰，利咽喉。方用：四七汤加减。

姜半夏10g	厚朴10g	茯神30g	紫苏子10g
荷梗10g	沉香末^{分冲}2g	当归12g	桔梗10g
北豆根10g	木蝴蝶10g	炒栀子12g	北柴胡10g
制香附10g	藏青果6g	百合30g	黄连10g
生甘草10g			

（二）半夏燥湿化痰，治疗眩晕

周教授治疗眩晕之风痰上扰之证时，常用半夏。

其病多嗜酒肥甘，饥饱劳倦，伤于脾胃，脾气虚弱，运化失司，已知水谷不化精微，水湿内停，聚而成痰，痰湿中阻，则清阳不升，浊阴不降。土虚木横，肝木乘脾土，遂成肝风内动，挟痰上扰清空之证。如《素问·五运行大论》曰："其不及，则已所不胜，侮而乘之。"

痰浊上逆，浊阴不降，阻遏清阳，故眩晕之甚，自觉天旋地转，遂作恶心呕吐。痰湿中阻，则胸闷。舌苔白腻，脉弦滑，皆为风痰上扰之象。《丹溪心法·头眩》云："无痰不作眩"，"头眩，痰挟气虚并火，治痰为主，挟补气药及降火药。"此证乃风痰为患，治之当化痰熄风。

半夏性温味辛，燥湿化痰，降逆止呕之力颇强，意在治痰。正如《本草纲目·草部》卷17所云："半夏能主痰饮……为其体滑而味辛性温也。"

在临床治疗中，周教授常将半夏与白术、天麻合用。

天麻味甘性平，入厥阴经，善平肝熄风而止眩，意在治风。《本草纲目·草部》云："天麻乃肝经气分之药，入厥阴之经而治诸病。按罗天益云：眼黑头旋，风虚内作，非天麻不能治。天麻乃定风草，故为治风之神药。"半夏燥湿化痰，意在治痰。《脾胃论》谓："足太阴痰厥头痛，非半夏不能疗；眼黑头眩，风虚内作,非天麻不能除。"半夏、天麻相伍,共成化痰熄风之效,为治风痰眩晕头痛之要药。

白术性温,味苦甘,具健脾燥湿之能,治生痰之本。《本经疏证》卷 2 云:"白术治眩,非治眩也,治痰饮与水耳。"与半夏、天麻相伍,标本同治,健脾祛湿化痰,共奏止眩之功。

【病案举例】

患者殷某,男,43 岁,2003 年 4 月 8 日就诊。头昏 5 年。

患者从 1998 年起,出现头昏沉,太阳穴痛,视物摇晃,腹胀,嗳气,手汗,无耳鸣,头晕不影响走路,颈部发紧,便溏 3～4 次/日。舌质正常苔薄白,脉细。中医诊断:郁证。证属:脾气亏虚,痰浊上扰。治疗法拟:健脾升清降浊。方用:半夏白术天麻汤。

姜半夏 10g	炒白术 12g	云茯苓 30g	明天麻 10g
双钩藤 30g	粉葛根 30g	麸枳壳 12g	抚川芎 10g
五味子 10g	炙甘草 10g	老生姜 3 片	陈皮 10g
滁菊花 10g			

加五味子敛心阴止汗("汗乃心之液")。麸枳壳治腹胀。

(三) 半夏燥湿化痰,治疗胸闷胸痹

半夏辛温消散。周教授用以治疗痰热互结所致的胸闷、咳嗽。临床应用中多配以瓜蒌、黄芩合用。

此症因痰热互结,气郁不通,故胸脘痞闷,按之则痛;热痰蕴肺,故咳嗽、咯痰黄稠。苔黄腻,脉滑数,为痰热内蕴之象。治宜清热化痰,理气散结。

半夏辛燥,降逆化痰;瓜蒌清热化痰,理气宽胸,通胸膈之痹;黄芩苦寒善清肺热。黄芩可助瓜蒌清热降火;半夏可助瓜蒌消痰散结。黄芩、半夏合用,黄芩之苦降,半夏之辛散,苦降与辛开配伍,以除其痰热之结;半夏与瓜蒌相伍,润燥相得,清热涤痰,即瓜蒌之润,以制半夏之燥,二者相合,则祛痰之力倍增。如此则清热化痰,宽胸散结之功益著,使痰去热除,结开痛止。

【病案举例】

患者李某,男,80 岁。2003 年 12 月 24 日就诊。咳嗽、气短 5 日。

患者因脑梗死导致肢体活动不利,长期卧床,有构音障碍,饮水呛咳。既往有慢性支气管炎病史。此次患者 5 天前出现咳嗽,气短,乏力。故再次入院治

疗。目前症见：咳嗽，痰多，黏稠，不能咳出，胸闷，气短，动则喘促，腹胀，便秘。查体：双肺底可闻及湿性啰音。西医诊断：肺部感染。中医诊断：咳嗽。证属：痰浊壅肺。治疗法拟：宽胸化痰，止咳定喘。方用：小陷胸汤合三子养亲汤加减。

全瓜蒌30g	法半夏10g	黄芩10g	陈皮10g
茯苓30g	胆星10g	炒莱菔子10g	紫苏子10g
鱼腥草30g	浙贝母10g	补骨脂10g	紫河车10g

患者动则喘促，应佐以补肾纳气，故用补骨脂、紫河车。

（四）半夏化痰降逆，治疗恶心呕吐

半夏味苦，既能燥湿化痰，又能降逆和胃，有良好的止呕作用，可用于多种病证的呕吐。《医学启源》卷下谓其："大和胃气，除胃寒，进饮食。"张寿颐亦曰："半夏味辛，辛能泄散，……辛以开泄其坚满，而滑能降达逆气也"（《本草正义》卷七）。

周教授常将半夏配生姜使用，或直接用姜半夏，其中半夏降逆化痰止呕，生姜温胃止呕，两者相须为用，专治痰湿犯胃，和降失司，饮食呆滞，呕吐恶心者。

【病案举例】

患者张某，女，39岁。2004年9月7日就诊。双下肢无力，肌肉萎缩进行性加重3年。

患者于2001年12月无明显诱因出现右腿抽筋，运动后缓解，并感双下肢无力，此后症状渐渐加重，双足尖着地无力，在青岛医学院附属医院诊断为"腓总神经损伤"，具体治疗不详。2002年9月在协和医院行肌电图提示："右下肢神经源性损害"，怀疑"运动神经元病"，予以弥可保等营养神经药物治疗。2004年3月又出现言语不利。目前症见：四肢肌肉萎缩，舌肌萎缩，言语不清。恶心欲吐，纳呆，痰多，胸闷。既往史：患浅表性胃炎3年。舌淡，苔黄厚，脉细弱。西医诊断：运动神经元病。中医诊断：痿证。证属：气血两虚，内有郁热。治疗法拟：益气养阴，化痰和胃降逆。方用：生脉散合二陈汤加减。

党参15g	麦冬10g	五味子10g	姜半夏10g
陈皮10g	茯苓30g	枳壳12g	竹茹10g
砂仁^{后下}5g	炒白术10g	沉香粉^{分冲}2g	炙甘草10g

14 剂，水煎服。

二诊：2004 年 9 月 24 日。恶心好转，咳痰减少。仍见胸闷，四肢肌肉萎缩，舌肌萎缩。舌淡，苔黄厚，脉细弱。守原法继服，加檀香，丹参芳香理气活血。

党参 15g	麦冬 10g	五味子 10g	姜半夏 10g
陈皮 10g	茯苓 30g	枳壳 12g	竹茹 10g
砂仁^{后下}5g	炒白术 10g	沉香粉^{分冲}2g	炙甘草 10g
丹参 15g	檀香 10g		

患者久病，脾胃不足，健运失司，湿聚成痰，痰阻中焦故恶心欲吐，纳呆，胸闷，痰多；脾主四肢，肌肉失于濡养故见四肢肌肉萎缩；脾虚气血生化无源，五脏虚损，心阴不足，舌为心之苗，故舌肌萎缩；舌淡，苔黄厚，脉细数属气血两虚，内有郁热之象。气血两虚为本，痰热内郁为标，虚实夹杂，治疗以生脉散益气养阴固其本，二陈汤加竹茹、沉香等化痰治其标。

（五）半夏化痰解语，治疗失语

中风病之风痰阻络之证，可因痰邪上蒙清窍，导致失语。其病机在于脾虚而运化失权，聚湿痰生，痰浊不化，内迷心窍。舌乃心之苗，痰迷心窍，则舌强而不能言。正如汪昂所云："心脾不足，风即乘之，而痰与火塞其经络，故舌本强而难语也。"（《医方集解·除痰之剂》）

半夏温燥之性，善燥湿而化痰浊，为治湿痰之要药。周教授常用其治疗痰迷心窍之失语。

【病案举例】

患者刘某，女，84 岁。2008 年 12 月 3 日就诊。突发言语不利 3 小时。

患者无明显诱因突发言语不利，15 分钟后缓解。半小时后再次出现言语不利，右侧肢体力弱而收入院。入院症见：言语不利，右侧肢体力弱。既往史：高血压病，冠心病，脑梗死，哮喘，房颤，心衰。神经系统查体：不完全性混合性失语，右侧肢体肌力 Ⅳ 级，右侧肢体腱反射活跃，双侧病理征阳性。头颅 CT：多发脑梗死。面部浮肿。舌红，苔黄，脉沉细。

患者老年体弱，脾肾渐虚，痰湿内生，郁而化热，痰热上阻清窍出现言语不利，闭阻经络，出现肢体无力。舌红苔黄为有热之象。西医诊断：脑梗死。中医诊断：中风 – 中经络。证属：痰热阻络。治疗法拟：清热化痰，熄风解语。方用：涤痰汤加减。

法半夏 10g	橘红 10g	茯神 30g	胆星 10g
竹茹 10g	人工牛黄^{冲服}1g	黄芩 10g	白附子 10g
白僵蚕 10g	菖蒲 10g	郁金 10g	枳实 10g
甘草 10g	天麻 10g		

7剂，水煎服。

牛黄清心丸 1 丸，日二次。

二诊：2008 年 12 月 10 日。言语不利好转，右手力弱，夜尿多。舌淡暗，苔薄白、中间黄润，脉沉。老年体虚，肺肾气虚，风邪外侵，闭阻清窍而见言语不清；闭阻经络而见肢体不利；肾气不固而见夜尿多；舌暗为血瘀之象，脉沉为气虚之象。证属：风痰阻络。治宜：熄风解语，活血通络，佐以补气固肾。方用：解语丹加减。

白附子 10g	白僵蚕 10g	广郁金 10g	石菖蒲 10g
明天麻 10g	川芎 10g	人工牛黄^{冲服}1g	当归 12g
党参 15g	益智仁 12g	覆盆子 12g	制附子^{先煎10分钟}10g
桑螵蛸 12g			

7剂，水煎服。

三诊：2008 年 12 月 17 日。言语不利明显好转，夜尿多。舌暗，苔黄少津，脉沉。上方加用胆星、牛黄以清心化痰。夜尿多无明显改善，加鹿角霜温肾助阳。

白附子 10g	白僵蚕 10g	广郁金 10g	石菖蒲 10g
明天麻 10g	川芎 10g	人工牛黄^{冲服}1g	当归 10g
党参 15g	益智仁 12g	覆盆子 12g	制附子^{先煎10分钟}10g
桑螵蛸 12g	胆星 10	鹿角霜 30g	

牛黄清心丸 1 丸，日二次。

失语多从风痰入手，解语丹为治疗失语的基础方。本例患者首诊舌红苔黄脉沉你，首先给予涤痰汤和牛黄清心丸，清热化痰，二诊时热象已清，主要选用解语丹熄风解语，因夜尿多，脉沉，有肺肾不足之象佐以补气固肾，三诊时热象又起加用牛黄清心丸和胆星以清热化痰。治疗中总不离化痰解语，随舌脉选用偏温或偏寒药，切中病机，准确施治。经过前方治疗言语不利，肢体不利明显好转，夜尿多无明显改善，是因肺肾气虚引起，需长期用药方可缓解。

十二、天南星燥湿化痰

天南星为苦、辛。性温，有毒。归肺、肝、脾经。

天南星苦温辛烈，温燥之性胜于半夏。适用于湿痰壅滞所致的咳嗽、痰多、色白清稀，背寒胸闷、苔腻等症。天南星可与陈皮、半夏、茯苓、枳实等化痰理气药同用，如《校注妇人良方·卷六》导痰汤。

天南星又有祛风止痉之功，善治经络风痰。故适用于风痰眩晕，中风痰壅，癫痫及破伤风等证。治风痰眩晕、胸痞、呕逆、少食、多痰等症，可与半夏、天麻等同用。治风痰留滞经络引起的手足顽麻，半身不遂，口眼歪斜，可配合半夏、白附子、川乌等同用，如《太平惠民合剂局方·卷一》青州白丸子。治破伤风、牙关紧闭、角弓反张者，可与防风、白芷、天麻等同用，如《外科正宗·卷四》玉真散。至于癫痫，痰浊踞扰包络，上蒙清窍者，亦可用南星、半夏、石菖蒲等豁痰开郁。

周教授多用胆南星。天南星经胆汁制后，燥性已减，性味转为苦凉，而无燥热伤阴之弊。功能清化热痰，熄风定惊，适用于痰热惊风，四肢抽搐，神昏痉厥，或小儿急惊等证。

（一）胆南星化痰开窍，治疗中风失语

周教授治疗失语时常用胆南星。

周教授认为失语多为湿痰蒙闭心窍之证。是因脾虚而运化失权，水谷精微失其运化，遂湿聚痰生，痰浊不化，蕴久化热生风，痰热扰心，内迷心窍。舌乃心之苗，痰迷心窍，则舌强而不能言。汪昂释曰："心脾不足，风即乘之，而痰与火塞其经络，故舌本强而难语也。"（《医方集解·除痰之剂》）

用南星，取其温燥之性以祛湿痰，且兼祛风之能，治疗痰浊内壅阻络之证。胆南星温燥之性胜于半夏。《得配本草》中云："虽曰南星主风，半夏主湿，然湿痰横行经络，窒滞不通，主语言费力，身手酸疼者，唯南星为能，合诸药开导其痰，而湿气顿消；其有湿生火，火生痰，痰火相搏而成风象，口眼㖞斜，手足瘫痪诸证见者，唯半夏为能，从清火之剂以降其湿，而风痰悉化。总在用之得当耳。"

【病案举例】

患者赵某，男，79岁。2009年1月12日就诊。言语不清、左侧肢体活动不利3小时。

患者 3 小时前突发左侧肢体活动不利，言语不清，随即送至我院急诊，拍头颅 CT：右侧额、顶叶脑梗死。目前症见：言语不清、左侧肢体活动不利。既往史：慢性阻塞性肺病。吸烟 60 年。神经系统查体：Bp：140/90mmHg。不完全运动性失语，左侧鼻唇沟变浅，伸舌居中，左上肢肌力 V⁻ 级，左下肢、右侧肢体肌力 V 级，双侧肌张力对称适中，双侧腱反射对称存在，左巴氏征阳性，左侧腹壁反射较对侧减退。头颅 CT：右侧额叶脑梗死、轻度脑白质病变。舌红，苔黄燥，脉结代。

患者肝肾阴虚，阴虚阳亢，阳亢化风，发为中风，而见肢体不利，挟痰上扰清窍而见言语謇涩，舌红苔黄燥为肝肾阴虚有热之象。西医诊断：脑梗死。中医诊断：中风-中经络。证属：肝肾阴虚，痰热阻络。治疗法拟：清热化痰，醒脑开窍。方用：涤痰汤加减。

清半夏 10g	橘红 10g	茯苓 30g	胆星 10g
枳实 10g	竹茹 10g	菖蒲 10g	郁金 10g
麦冬 12g	黄芩 12g	人工牛黄分冲1g	生甘草 10g

7 剂，水煎服。

二诊：2009 年 1 月 28 日。肢体活动无力好转。言语謇涩。舌红，苔黄燥，脉结代。上方继服。合用牛黄清心丸 1 丸，日二次。

（二）胆南星祛风化痰，治疗癫痫

周教授认为：癫痫为病，多因痰蒙心窍所致。

患者或因七情失调，或因先天因素，或因头部外伤，或因饮食不节，或因劳累过度，或罹患它疾为病。情志失调，每致惊恐恼怒，惊则气乱，恐则气下，怒则气上，气机紊乱，触动积痰；或始于幼年"病从胎气而得"；或外伤之后，则神志逆乱，脏腑失调；或饮食不节，劳累过度，脾胃受损，致精微不布，痰浊内聚，经久失调，一遇诱因，肝气失和，肝风挟痰浊随气上逆，壅闭经络，蒙蔽清窍，以致突然发作。治宜清热化痰熄风止痉。

胆南星苦温而辛，辛能散结，能祛风，能横行，能利窍，不仅可化湿痰，更能祛风痰，有祛痰止痉之功，善治风痰蒙蔽清窍之癫痫。

【病案举例】

患者关某，女，65 岁。2006 年 8 月 1 日就诊。发作性抽搐 4 年。

患者自 2002 年起出现发作性抽搐，发作时有意识丧失，四肢抽搐，舌咬破，小便失禁。此后每年发作三次左右。多于睡眠时发作。服用得理多半片，日二次。今年发作次数略增加，到目前三月发作二次，五月、七月各一次。平素头昏，乏力，纳呆，急躁，大便干。舌淡，舌体胖，有瘀点，苔黄，脉细。既往史：年轻时有头部外伤史。糖尿病史。西医诊断：继发性癫痫。中医诊断：痫证。证属：脾气亏虚，风痰闭阻。治疗法拟：健脾益气，熄风化痰止抽。方用：四君子汤合二陈汤合止痉散加减。

党参 12g	炒白术 10g	茯苓 30g	法半夏 10g
橘红 10g	胆星 10g	黄芩 10g	皂角刺 6g
郁金 10g	浙贝母 10g	天麻 10g	地龙 12g
全蝎 3g	僵蚕 12g	北柴胡 10g	炒远志 6g
生龙齿^{先煎}30g	炙甘草 10g		

（三）制南星化痰解郁，治疗郁证

周教授有时用制南星代替胆南星。天南星用姜汁、明矾制过，为制南星。其性不似胆南星偏寒凉。故有些脾胃偏虚寒的病人，用制南星。

【病案举例】

患者黄某，男，21 岁，2003 年 3 月 18 日就诊。头痛，紧张 6 年，近日加重。

患者初三时开始出现失眠，头痛，便秘，恐惧，紧张，心烦等症。近日因学习紧张症状加重。头痛，反应迟钝，恐惧，紧张，心烦，抑郁，情绪低落，有时急躁，咽中如梗，有时胆小，强迫观念，便溏 2～3 次/日。舌质红，舌边尖红，舌体胖有齿痕，苔薄黄润，脉细。中医诊断：郁证。治则：解郁清热化痰，安神定志，佐以理气。方药：柴芩竹叶温胆汤。

柴胡 10g	黄芩 12g	竹叶 10g	法半夏 12g
广陈皮 10g	云茯苓 30g	制南星 10g	竹茹 10g
枳壳 10g	炒白术 10g	荷梗 10g	沉香 5g
石菖蒲 10g	远志 10g	合欢皮 20g	生龙齿^{先煎}30g
生甘草 10g			

方中因为大便稀，所以不用胆南星，用制南星；因为大便稀，所以不用枳实，改用枳壳；因为大便稀，所以用炒白术健脾燥湿。荷梗可治咽中如梗。石菖蒲、远志化痰安神。石菖蒲又可醒脑。竹叶清心又利尿。

十三、白附子燥湿化痰，祛风解痉

白附子味辛、甘。性温，有毒。归肝、胃经。白附子有燥湿化痰、祛风解痉的作用，是治疗风痰壅盛、口眼歪斜、抽搐的常用药物。如《杨氏家藏方·卷一》之牵正散。《外科正宗·卷四》玉真散，即以本品与天南星、天麻、防风等同用为治，有加强其搜风止痉之效。

周教授常将白附子用于治疗因风邪侵袭导致的口眼歪斜、面肌痉挛、三叉神经痛、偏头痛等头面诸疾。《本草经疏》云其："性燥而升，风药之阳草也。东垣谓其纯阳，引药势上行而已……风性升腾，辛温善散，故能主面上百病而行药势也。"

（一）白附子治疗周围性面瘫

面瘫分为中枢性面瘫和周围性面瘫。其在中医学理论中均属"中风"范畴。中风之候，当先辨其外风、内风，以及邪在经络、脏腑。

周围性面瘫本处特指面神经炎。属于"真中风"，为外邪侵袭，外风与痰浊相合，阻于经络，导致经隧不利，筋肉失养，患侧不用而缓；而健侧气血尚能运动，相对而急，缓者被急者牵引，发为口眼㖞斜。

张秉成曰："夫中风口眼㖞斜一证，《金匮》有言邪气反缓，正气即急，正气引邪，㖞僻不遂数语。尤注谓其受邪之处，筋脉不用而缓，无邪之处，正气独治而急，是左㖞者邪反在右，右㖞者邪反在左也。然足阳明之脉，挟口环唇；足太阳之脉，起于目内眦；足少阳之脉，起于目外眦，则中风一证，无不皆自三阳而来。然二气贯于一身不必分左血右气，但左右者，阴阳之道路，缘人之禀赋，各有所偏，于是左右不能两协其平，偏弊相仍，外邪乘袭而病作矣。"（《成方便读》卷2）此病特点在于患者平素阳明内蓄痰浊，一旦太阳外中风邪，风痰相合，阻于阳明、太阳之经，遂成口眼㖞斜，而无明显全身症状。

周教授应用牵正散治疗周围性面瘫，牵正散由白附子、全蝎、僵蚕组成。白附子辛温而有毒。辛温而燥，能散、能祛风，是燥湿化痰，祛风解痉，治疗风痰壅盛，口眼歪斜的常用药。全蝎、僵蚕均属虫类药，有祛风搜风、通络止痉之功，其中全蝎长于通络，僵蚕优于化痰，三药合用，药少力专，祛风痰药与祛风通络止痉的虫类药合用，既可祛除风痰，又能通络止痉。用药虽少，但配伍严谨，切合病因、病机，使风除痰消，经络通畅，则病证可愈。

张秉成曰："此方所治口眼㖞斜无他症者，其为风邪在经而无表里之证可知。故以全蝎色青善走者，独入肝经，风气通于肝，为搜风之主药；白附之辛散，能治头面之风；僵蚕之清虚，能解络中之风。三者皆治风之专药，用酒调服，以行其经……"吴昆曰："白附之辛，可使驱风，蚕、蝎之咸，可使软痰；辛中有热，可使从风，蚕、蝎有毒，可使破结。医之用药，有用其热以攻热，用其毒以攻毒者，《大易》所谓同气相求，《内经》所谓衰之以属也。"（《医方考》卷一）费伯雄："但口眼㖞斜而别无他症，则经络、脏腑均未受伤，乃太阳、阳明两经之风痰蕴热所致。三药直走内络，祛风化痰，极为得力，故不必加血药也。"（《医方论》）

【病案举例】

患者黄某，女，63岁。2004年9月18日就诊。口眼歪斜5天。

患者于2004年9月3日外出受风后自觉右眼流泪、干涩，轻度头痛，三天后出现右侧存食，漏水。刻下症：右侧口眼歪斜，右眼流泪、干涩，轻度头痛。既往史：糖尿病12年，最高血糖15mmol，用胰岛素治疗，血糖控制可。神经系统查体：右侧额纹消失，右眼闭合不全，右鼻唇沟浅，口角右偏，示齿右侧不充分，右侧鼓腮漏气。舌紫暗，苔白，脉弦滑。

患者老年女性，肾阴素亏，肝血不足，目失所养而流泪干涩；正气不足，脉络空虚，卫外不固，风邪乘虚而入，闭阻气血故口眼歪斜；舌紫暗，苔白，脉弦滑属气血亏虚，风痰阻络之象。西医诊断：周围性面瘫。中医诊断：中风－中经络。证属：气血亏虚，风痰阻络。治疗法拟：疏风清热，活血化瘀。方用：牵正散加味。

白附子10g	僵蚕10g	全蝎3g	赤芍12g
红花10g	当归12g	法半夏10g	橘红10g
黄芩10g	白术15g	苍术12g	胆星10g
板蓝根30g	连翘10g	生甘草10g	

7剂，水煎服。

二诊：2008年9月25日。口眼歪斜，右眼流泪有好转。舌紫暗，苔白，脉弦滑。上方加地龙熄风通络，继服。

白附子10g	僵蚕10g	全蝎3g	赤芍12g
红花10g	当归12g	法半夏10g	橘红10g

| 黄芩 10g | 白术 15g | 苍术 12g | 胆星 10g |
| 板蓝根 30g | 连翘 10g | 生甘草 10g | 地龙 10g |

（二）白附子治疗中枢性面瘫

中枢性面瘫多见于脑梗死或脑出血等急性脑血管病。中医理论认为其多因内风致病，为脏腑气血阴阳失调，风、火、痰、瘀阻闭经络所致。属于"类中风"。治疗多辨证施治，标本兼顾。

【病案举例】

患者王某，男，50岁。2011年5月19日就诊。右侧肢体麻木无力1天。

就诊时症见：右侧肢体麻木无力，不能行走，伴头昏沉，右侧口角歪斜，有痰，纳呆，二便正常。患者每日喝半斤白酒，吸烟史30年。舌体胖，舌质淡，苔白腻，脉沉细无力。西医诊断：脑梗死。中医诊断：中风－中经络。证属：气虚挟痰，痹阻经络。治疗法拟：益气活血，祛痰通络。方用：补阳还五汤加味。

炙黄芪 30g	全当归 12g	赤芍 10g	川芎 10g
红花 10g	桃仁 10g	白附子 10g	僵蚕 10g
全蝎 6g	蜈蚣 3条	地龙 15g	胆南星 10g
菖蒲 10g	郁金 10g	人工牛黄分冲1g	羌活 12g
川牛膝 15g			

14剂，水煎服。

二诊：2011年5月3日，患者右侧肢体麻木消失，肌力有所恢复，右侧口角歪斜好转，生活可自理。

十四、皂角刺祛风化痰，醒脑开窍

皂角刺辛温有小毒，辛能散、能祛风、能横行、能通窍，温能散寒，性味结合，具有祛痰、开窍、散结之功。常用治胸中痰盛、咳逆上气、中风牙关紧闭、癫痫痰盛、口噤不开诸症。《日华子》谓其："通关节，除头风，消痰，杀劳虫，治骨蒸，开胃及中风口噤。"

（一）皂角刺祛风化痰，治疗癫痫

周教授应用皂角刺治疗癫痫。

癫痫的形成，大多由于七情失调，先天因素，脑部外伤，饮食不节，劳累过度，或患他病之后，造成脏腑失调，肝肾受损，则一直阴不敛阳而生热生风；脾胃受损，则易致精微不布，痰浊阻滞，一旦气机逆乱，风阳内动，痰浊或随气逆，或随火炎，或随风动，上扰清空，蒙蔽心窍，壅塞经络，发为痫证。此病尤以痰邪作祟最为重要。《医学纲目·癫痫》曰："癫痫者，痰邪逆上也。"

周教授将皂角刺与枯矾合用，二者俱能涌吐风痰，合用可增强开窍通闭之功专治风痰癫痫。

【病案举例】

患者张某，女，27岁，2003年4月8日就诊。发作性抽搐9年。

患者癫痫发作，从1994年开始发病，约一年犯一次，服中药后4年未犯。2002年怀孕时又发病。今年2月份发作，原来十个月至一年才犯一次，近日发作频繁，近日约50天发病1次。大便不干，月经2~3月一行，无外伤史。舌质正常，苔薄白，脉沉细无力。中医诊断：痫证。证属：脾气亏虚，风痰上扰。治疗法拟：益气健脾，熄风止抽。方用：六君子汤合白金散合止痉散，加安神定志药。

潞党参50g	炒白术50g	云茯苓60g	法半夏50g
广陈皮50g	广郁金50g	枯矾10g	川贝母30g
皂角刺30g	全当归50g	赤芍50g	天麻50g
全蝎15g	蜈蚣10条	白僵蚕6	炒远志50g
石菖蒲50g	生龙齿75g	炙甘草50g	

上药共研细末，炼蜜为丸，如梧桐子大，每次口服4g，3次/日。

（二）皂角刺化痰醒脑，治疗精神分裂症

周教授指出：癫狂之证与"痰邪"有着密切的关系。由于痰邪上扰清窍，以致蒙蔽心神，出现神志逆乱。正如《证治要诀·癫狂》所说："癫狂由七情所郁，遂生痰涎，迷塞心窍。"故治疗以化痰开窍为治疗的主要法则。皂角刺善治顽痰，适用于痰盛关窍阻闭之证。

【病案举例】

患者李某，女，5岁。2007年9月11日就诊。急躁，多疑5月余。

患者自2007年4月因毕业分配及婚姻问题，引起幻听，看父母变样，错觉，在吉林省四平医院诊断为：精神分裂症。服用奥氮平2片qn后症状均缓解。此后心烦，急躁。经六次电疗后症状完全消失。其后11天又出现心烦，急躁，在同力医院服用中药"神安心宁"，并减奥氮平1片半qn，半月后出现急躁，言语

笨拙，行走缓慢，食量大，面部痤疮，月经50余天未行。血GPT升高。在荣军医院服用中药汤剂11剂后，月经来潮，但量少色黑。痤疮好转，食量减少。目前仍急躁，多疑，自加奥氮平2片qn。舌暗淡，苔白腻，边有齿痕，脉弦。中医诊断：狂证。证属：肝胆湿热，痰蒙心窍。治疗法拟：清热化痰，安神定志。方用：温胆汤加减。

柴胡10g	淡竹叶10g	黄芩12g	法半夏10g
橘红10g	礞石^{先煎}20g	沉香末^{分冲}2g	大黄^{另包后下}6g
炒枳实10g	胆星10g	淡竹茹10g	皂角刺6g
生龙齿^{先煎}30g	炒远志6g	紫石英^{先煎}30g	生甘草10g

如果大便稀，则去大黄。

十五、川芎活血行气，祛风止痛

川芎味辛，性温。归肝、胆、心包经。

川芎在《本经》中列为上品，味辛性温，善于行散开郁，功擅通行血脉，其气芳香走窜，又具有能升能降之二向性。本品既可活血，又可行气，在活血与行气二者之间，其功尤长于活血，故《本草纲目·卷十四·川芎》称本品为"血中气药"。临床常用于血瘀气滞之证。川芎既能活血祛瘀以通脉，又能行气开郁以止痛。用于肝气郁结，胁肋疼痛，胸脘胀闷等证，可与柴胡、香附、白芍、枳壳等药配伍同用，如《景岳全书·古方八阵》柴胡疏肝散；用于肢体麻木不仁，半身不遂等证可与黄芪、当归、红花、地龙等药配用，如《医林改错·卷下》补阳还五汤。

川芎辛香升散，能上行头目，功擅祛风止痛，为治头痛之要药。对于外感风寒头痛，常配白芷、防风、细辛等辛温发表，祛风止痛之品同用，如《太平惠民和剂局方·卷二》川芎茶调散。对血瘀头痛，可配当归、桃仁、红花等活血化瘀之品同用，如血府逐瘀汤。《本经》："主中风入脑，头痛，寒痹，筋挛缓急，金疮，妇人血闭无子。"

（一）川芎活血通络，治疗中风半身不遂

中风之为病，常因气血亏虚，与心肝肾三脏阴阳失调，兼之七情所伤，饮食不节，劳倦过度，或外邪侵袭等诱因，造成气血运行受阻，肌肤筋脉失于濡养而发病。《难经·二十二难》说："血主濡之"，《景岳全书》亦说：血"灌溉一身，

无所不及，故凡为七窍之灵，为四肢之用，为筋骨之和柔，为肌肉之丰盛，以至滋脏腑，安神魂，润颜色，充营卫，津液得以通行，二阴得以调畅，凡形质所在，无非血之用也。是以人有此形，惟赖此血。"

由于血液之充盈强盛对于脏腑组织器官正常功能的发挥，起着重要的作用，故《素问·五藏生成》篇说："肝受血而能视，足受血而能步，掌受血而能握，指受血而能摄。"气血瘀滞，经络阻闭，四肢筋脉失于濡养，则发为偏身不遂。故活血化瘀通络为治疗中风病半身不遂的常用方法。

川芎味辛性温，走窜之性，旁及四肢，功擅通行血脉，为"血中气药"，是治疗中风肢体麻木不仁、半身不遂等症的常用药。

周教授在使用时多与当归配伍。当归甘温质润，归经肝心，长于补血，兼能活血，《景岳全书》称其"补中有动，行中有补，诚血中之气药，亦血中之圣药也"。川芎辛散温通，归经肝胆，上行头目，下行血海，中开郁结，旁通络脉，为血中之气药，长于活血行气，与当归相伍则畅达血脉之力益彰。张秉成说："血虚多滞，经脉隧道，不能滑利通畅，又恐地、芍纯阴之性，无温养流动之机，故必加以当归、川芎辛香温润，能养血而行血中之气，以流动之。"（《成方便读》）

【病案举例】

患者石某，女，65岁。2004年6月15日就诊。右侧肢体麻木无力3月，加重7天。

患者于2004年3月突发右侧肢体麻木无力，在西苑医院就诊，诊断为"脑梗死"，经入院治疗，仍留有右侧肢体麻木无力。近7天自觉右侧肢体麻木无力加重并伴疼痛，尤以右手指尖为甚，故来我院就诊。刻下症：右侧肢体麻木无力，疼痛。既往史：高血压病12年，用服用硝苯地平缓释片10mg bid治疗，最高血压160/70mmHg，平时未监测血压。冠心病12年。舌质暗，苔黄，脉弦。西医诊断：脑梗死。中医诊断：中风－中经络。证属：痰瘀阻络。治疗法拟：活血温阳通络。方用：身痛逐瘀汤加减。

红花10g	当归尾12g	赤芍12g	川芎10g
桂枝10g	细辛3g	羌活12g	牛膝12g
乳香6g	没药6g	地龙10g	乌梢蛇12g
生甘草10g			

7 剂，水煎服。

二诊：2004 年 6 月 22 日。右侧肢体麻木无力减轻，仍疼痛。舌质暗，苔黄，脉弦。上方加五灵脂、香附增强理气活血效果。

红花 10g	当归尾 12g	赤芍 12g	川芎 10g
桂枝 10g	细辛 3g	羌活 12g	牛膝 12g
乳香 6g	没药 6g	地龙 10g	乌梢蛇 12g
生甘草 10g	五灵脂 10g	香附 10g	

7 剂，水煎服。

本案因瘀血阻滞筋络，气血不能通畅故疼痛；经络闭阻则肢体无力；血虚则风动故见麻木；舌暗，苔黄，脉弦属气血亏虚，兼有内热之象。

（二）川芎活血行气止痛，治疗头痛

川芎辛香升散，能上行头目，功能祛风止痛，为治头痛之要药。对于外感风寒头痛、风热头痛、风湿头痛、血瘀头痛、血虚头痛均可配伍应用。《医学衷中参西录》："川芎气香窜，性温，温窜相并，其力上升下降，外达内透，无所不至。其特长在能引入身清轻之气上至于脑，治脑为风袭头疼、脑为浮热上冲头疼、脑部充血头疼。"

周教授用川芎治疗偏头痛疗效显著，使用时配伍其他养血活血药物，清热药，及引经药。《本草衍义》谓："川芎，今人所用最多，头面风不可缺也。然须以他药佐之。"

【病案举例】

患者王某，女，45 岁。2005 年 2 月 25 日就诊。头痛 2 月。

患者自 2004 年 12 月不明原因出现头痛，痛无定处，每天均有 3～6 次发作，痛时心烦，面部发热，汗出，身热，自觉六神无主，对任何事情都不想做，有时觉前胸、后背疼痛，睡眠较差，疼痛厉害时服用止痛片，未见明显止痛效果。舌质淡红，苔薄白，脉细数。西医诊断：偏头痛。中医诊断：头痛。证属：肝肾阴虚，风热上行。治疗法拟：滋阴清热，养血祛风。方用：天王补心丹加减。

柏子仁 10g	麦冬 12g	元参 10g	北沙参 10g
五味子 10g	丹参 30g	太子参 12g	抚川芎 12g
炒枣仁 30g	炒远志 10g	薄荷 后下 3g	白菊花 10g
夏枯草 10g	北柴胡 10g	合欢皮 30g	全当归 12g

7剂，水煎服。

（三）川芎治疗神经症

周教授在治疗神经症之肝气郁滞，心肾不交之证导致的入睡困难、心烦、耳鸣、情绪低落、恐惧不安、头昏、易怒、易哭、易动感情、健忘、急躁、多虑、多疑，舌红、苔薄黄，脉细诸症时，多用到川芎，并且多与酸枣仁相伍。

周教授认为此证特点在于，因情志不遂，肝气郁滞，郁久化火灼伤阴血。肾阴亏虚，肾水不能上济于心，心火内盛，热扰心神则致心烦不寐、急躁易怒；肾虚髓海失养则见头昏、耳鸣、健忘、恐惧不安；肝气郁滞，故见情绪低落、易哭、易动感情、多虑、多疑。由此可见，周教授认为此证系因情志不舒，肝郁日久，而致心肾不交之证，本为肾阴亏虚，标为心火内盛。其舌红、苔薄黄，脉细数正是阴虚有热的表现。治疗予以交通心肾、清心除烦、佐以疏肝解郁。

川芎其性善散，又走心、肝二经，可活血行气开郁。正如《本草纲目》所说川芎乃："血中之气药也，肝苦急以辛补之，故血虚者宜之；辛以散之，故气郁者宜之。"喻昌在《医门法律》中曰："虚劳虚烦，为心肾不交之病，肾水不上交心火，心火无制，故烦而不得眠，不独夏月为然矣。……川芎入血分，而解心火之躁烦也。"《素问·脏气法时论》云："肝欲散，急食辛以散之，用辛补之，酸泄之。"故用川芎之辛温芳香，主入肝经，以调畅气机，疏达肝气，与酸枣仁相伍，酸收与辛散并用，反相成，补肝之体，遂肝之用，具有养血调肝安神之妙。

【病案举例】

患者崔某，男，48岁。2005年4月19日就诊。入睡困难，早醒1年余。

患者于2004年因家中有事，开始出现入睡困难，早醒，伴心烦，焦虑，盗汗，腰酸腿软，记忆力下降，纳食可。舌质红，苔薄白。西医诊断：神经症。中医诊断：郁证。证属：心肾不交。治疗法拟：交通心肾，养心安神，佐以除烦。方用：酸枣仁汤加减。

炒枣仁30g	知母10g	川芎10g	云茯苓30g
炒远志10g	合欢皮30g	炒栀子10g	生龙齿先煎30g
北柴胡10g	五味子10g	麦门冬12g	

7剂，水煎服。

十六、枇杷叶清肺化痰、和胃降逆

枇杷叶味苦。性平。归肺、胃经。可清肺化痰止咳，降逆止呕。

（一）枇杷叶治疗咳嗽

枇杷叶归肺经，具有清肃肺热，化痰止咳之功，用于肺热咳嗽，咯痰黄稠之证。《本草纲目》曰："枇杷叶治肺胃之病，大都取其下气之功耳。气下则火降痰顺，而逆者不逆，呕者不呕，渴者不渴，咳者不咳矣。"

【病案举例】

患者李某，女，70岁。2007年11月25日就诊。因前日外出偶感风寒，回家即感周身疼痛，畏寒，测体温37.8℃。服用白加黑1片、日三次。用药1日后体温逐渐正常，但开始出现咳嗽，痰多黏稠不易咯出，色黄。有时咽痒、咽干。舌红苔黄，脉弦浮。西医诊断：上呼吸道感染。中医诊断：咳嗽。证属：风热犯肺。治疗法拟：清肃肺热，化痰降逆。方用：桑菊饮加减。

桑叶10g	薄荷^{后下}5g	菊花10g	连翘10g
桔梗10g	黄芩10g	芦根30g	炙杷叶10g
浙贝母10g	生甘草10g	白前10g	延胡索10g
款冬花10g	紫菀10g		

4剂，水煎服。

二诊：2007年11月29日。患者痰量减少，咽干、咽痒均有好转。上方加玄参10g，继服4剂。

（二）枇杷叶治疗饮水呛咳

周教授常用枇杷叶治疗饮水呛咳之症。

饮水呛咳是吞咽功能障碍的表现之一。在神经系统疾病中，当因各种原因导致延髓受损时，或双侧大脑半球受到损伤时，可以造成真性和假性球麻痹，咽喉部肌肉无力引起吞咽障碍。在饮水呛咳的同时，还可伴有言语含糊不清，痰多不易咳出。

周教授指出，此病的中医病因病机在于患者或因嗜酒肥甘，饥饱失宜，或形盛气弱，中气亏虚，脾失健运，聚湿生痰，痰郁化热，阻止经络，蒙蔽清窍。或肝阳素旺，横逆犯脾，脾失健运，内生痰浊；或肝火内炽炼液成痰，以致肝风挟杂痰火，横窜经络，蒙蔽清窍。故化痰降逆为治疗的重要方法。

枇杷叶苦泄，入肺、胃经，能清热化痰，又能泄降胃热，且有止呕作用，可化痰降逆。《本草汇言》："枇杷叶，安胃气，润心肺，养肝肾之药也。沈孔庭曰：主呕哕反胃而吐食不止，安胃气也；或气逆痰滞而咳嗽靡宁，润肺气也；或虚火烦灼而舌干口燥，养肾气也。"《新修本草》："主咳逆不下食。"

【病案举例】

患者孙某，男，71 岁。2008 年 12 月 3 日就诊。突发吞咽障碍，言语不清 10 天。

患者 10 天前突发吞咽障碍，进食困难，言语不清，无肢体活动不利，无头晕，恶心，呕吐。既往史：高血压病，糖尿病，脑梗死，冠心病，肾功能不全。神经系统查体：构音不清，反应迟钝，伸舌右偏，四肢肌力Ⅳ级，双侧肌张力正常，双下肢腱反射减低，双巴氏征（＋）。头颅 MRI：多发腔隙性脑梗死（部分软化灶形成），脑白质脱髓鞘变性。空腹血糖：9.43mmol/L。舌淡，薄白润，脉右沉细，左沉弱。

患者老年体弱，久病气阴不足，气虚则见精神不振，气虚水湿不化生痰，痰浊闭阻清窍，则见言语謇涩，反应迟钝，痰气上逆而见呛水呛食，吞咽不能，舌淡，苔薄白润，脉沉细为气虚痰浊之象。西医诊断：脑梗死。中医诊断：中风 - 中经络。证属：气虚痰阻。治疗法拟：益气养阴，化痰降逆。方用：生脉饮合旋复代赭汤加减。

旋覆花^{包煎}10g	代赭石^{先煎}30g	党参 12g	炒白术 12g

旋覆花^{包煎}10g　代赭石^{先煎}30g　党参 12g　炒白术 12g

姜半夏 10g　麦冬 10g　五味子 6g　炙杷叶 10g

公丁香 6g　炙甘草 10g

7 剂，水煎服。

二诊：2008 年 12 月 10 日。言语不清，大便干，呛水呛食。舌暗，薄白中间黄润，脉沉。舌暗为血瘀之象，苔润薄白，脉沉为气虚痰阻之象。证属：气虚痰阻。治疗法拟：化痰降逆，熄风解语，佐以益气养阴。方用：二陈汤合生脉饮。

广陈皮 10g　法半夏 10g　云茯神 30g　炙甘草 10g

炒白术 12g　旋覆花^{包煎}10g　炙杷叶 10g　公丁香 6g

石菖蒲 10g　党参 12g　焦军 6g　麦冬 10g

五味子 6g

周教授以生脉饮为基础方益气养阴治疗构音不清，吞咽障碍。本例病人辨证为气虚痰阻，在生脉饮基础上加用旋复代赭汤、二陈汤益气养阴降气化痰，收效甚佳。

十七、代赭石平肝潜阳，降逆止呕

代赭石味苦。性寒。归肝、心经。代赭石性味苦寒，质地重坠，善平肝阳、清肝火。用于阴虚阳亢所致的眩晕头痛，目胀耳鸣等症，常与生牡蛎、生龙骨、生白芍等平抑肝阳药同用，如《医学衷中参西录·治内外中风方》镇肝熄风汤。因肝火上冲而致烦躁、易怒、头胀、失眠等，可与黄连、天竺黄、胆星等同用。

（一）代赭石平肝潜阳，治疗头晕

周教授治疗因肝阳上亢导致的头晕时，常用代赭石。代赭石为矿石类药物，质重，性味苦寒，为沉降之品，其入肝，潜镇肝阳而收平肝潜阳之效，用治肝阳上亢，头晕目眩之证；且又苦寒，可清泻肝火，更宜治疗肝火亢盛导致的烦躁易怒、目赤耳鸣等症。

【病案举例】

患者王某，男，82岁。2005年3月17日就诊。双下肢无力20天，头晕，头痛10天。

患者于2005年2月27日无明显诱因出现双下肢无力，行走欲倒，需家人搀扶，未治疗。10天前出现头晕，头痛，反应迟钝，多寐，无恶心，无呕吐，在北医三院查头颅CT示：左岛叶腔隙性脑梗死。予活血药静滴无好转。目前症见：双下肢无力，行走困难，有智力障碍，定向力减退，计算力减退，理解力可。既往史：高血压病6年，血压最高180/90mmHg，用降压0号治疗，血压控制情况不详。舌质红，舌体胖，苔黄少津。脉细。西医诊断：脑梗死，高血压病。中医诊断：眩晕。证属：肝肾阴虚，风阳上扰。治疗法拟：镇肝熄风，补肾养脑。方用：镇肝熄风汤加减。

怀牛膝15g	麦冬10g	玄参15g	醋龟板先煎30g
黑芝麻10g	胡桃肉10g	杜仲10g	胆星10g
白芍10g	生地30g	丹皮10g	五味子6g
代赭石先煎30g			

7剂，水煎服。

口服五子衍宗口服液。

二诊：2005年3月24日。服药后头晕缓解，惟夜寐不安加重，睡后易醒。舌质红，舌体胖，苔黄少津。守上方继服。

患者老年男性肾精亏虚，水亏火旺，筋脉失其营养而感肢体无力；阴虚夹热，上扰清窍则头晕头痛；肾水枯竭，髓海空虚则反应迟钝；心肾不交则多寐。

（二）代赭石重镇降逆，治呕呃

代赭石质重，常于降逆。其降上逆之胃气而收降逆止呕、降逆止呃之效，用治胃气上逆之呕吐、呃逆。《医学衷中参西录》："治吐衄之证，当以降胃为主，而降胃之药，实以赭石为最效。"

"然胃之所以不降，有因热者，宜降之以赭石，而以蒌仁诸药佐之；其热而兼虚者，可兼佐以人参；有因凉者，宜降以赭石，而以干姜、白芍诸药佐之，其凉而兼虚者，可兼佐以白术；有因下焦虚损，冲气不摄上冲，胃气不降者，宜降以赭石，而以生山药、生芡实诸药佐之；有因胃气不降，至胃中血管破裂，其证久不愈者，宜降以赭石，而以龙骨、牡蛎、三七诸药佐之；无论吐衄之证，种种病因不同，诸方皆以赭石为主，而随证制宜，佐以相当之药品，吐衄未有不愈者。"《本经逢原》："赭石之重，以镇逆气。仲景治伤寒吐下后，心下痞硬，噫气不除，旋覆代赭石汤，取重以降逆气，涤痰涎也。其治难产胞衣不下及大人小儿惊气入腹，取重以镇之也。"

周教授用代赭石与旋覆花构成对药，降逆效果显著。正如《本草新编》云："代赭石虽能旋转逆气，然非旋覆花助之，亦不能成功，二味并用为佳。"旋覆花苦辛咸而微温，归肺、胃、大肠经，其性主降，功擅下气，药味兼咸，能化胶结之痰，为治痰阻气逆之证所常用。代赭石苦甘而微寒，归肝、胃、心经，其性重坠降逆，长于镇摄肺胃之逆气，与旋覆花相协而加强降逆下气，止呕化痰之功，以达平气逆呕噫之功效。

【病案举例】

患者檀某，男，87岁。2005年2月19日就诊。低热2天。

患者于2005年2月18日由于腰2、3椎压缩性骨折卧床，行动不便。受惊后出现咳嗽，有痰不易咯出，伴低热，体温最高：37.8℃。无胸闷，喘促。精神萎靡，进食少，饮水呛咳，呃逆，大便不畅。目前症见：低热、咳嗽，有痰不易咯出，呃逆，进食反呃，精神萎靡，小便频，大便秘结。舌质红，苔少津黄燥，脉象结代。既往史：帕金森病10年，脑梗死1年。西医诊断：肺部感染。中医诊断：发热。证属：阴虚内热，胃气上逆。治疗法拟：养胃阴，降逆通便。方用：玉女煎合旋复代赭汤加减。

麦冬12g	生地30g	北沙参10g	旋覆花^{包煎}10g
代赭石^{先煎}20g	炒谷芽10g	炒麦芽10g	黑丑4g

| 白丑 4g | 炙枇杷叶 10g | 陈皮 10g | 当归 12g |
| 肉苁蓉 10g | 郁李仁 10g | 柿蒂 10g | |

7剂，水煎服。

十八、天麻熄风止痉，平肝潜阳

天麻，以体实泽亮半透明者为佳，故有明天麻之名。明天麻首见于《临证指南医案》。本品原植物之茎，色黄赤，呈圆柱形而直立，似箭杆，故有赤箭之称。

天麻性味甘平，主入肝经，有熄风止痉，平抑肝阳，祛风通络的作用，为治肝风内动的常用药。对高热动风，惊痫抽搐，破伤风的角弓反张，皆可配用，故有定风草之名，又有治风神药之称。治破伤风之痉挛抽搐，角弓反张，可与南星、防风、白附子等同用，如《外科正宗·卷四》玉真散。本品有良好平肝潜阳的功效，为治眩晕、头痛的要药，不论虚证实证，随不同配伍皆可应用，且功效显著。《本草纲目》："天麻，乃肝经气分之药。"《素问》云："诸风掉眩，皆属于肝。故天麻入厥阴之经而治诸病。按罗天益云：眼黑头眩，风虚内作，非天麻不能治。天麻乃定风草，故为治风之神药。"

治肝阳上亢的眩晕、头痛，可与钩藤、黄芩、牛膝等同用，如《杂病证治新义》天麻钩藤饮。治风痰上扰所致的眩晕，可与半夏、白术、茯苓等同用，如《医学心悟·卷三》半夏白术天麻汤。《药性本草》："治语多恍惚，善惊失志。"

（一）天麻治疗眩晕之肝风内动证

周教授应用天麻治疗眩晕之肝风内动证，常与钩藤、石决明相伍。

肝属木，外应风气，内寄相火，体阴而用阳，其性刚劲，主动主升。如郁怒忧思，肝失条达，气郁化火，肝阳独亢，或久病体虚，摄生不当，肝肾亏损，阴不制阳，肝阳偏亢，化风上传，风阳循经上扰清窍，则头痛、眩晕。天麻味甘性平，甘润不烈，作用平和。其功善治风，既熄内风，又祛外风，无论内风、外风所患均可使用。

天麻主入肝经，可平抑肝阳而止肝阳上亢之头晕目眩。钩藤甘凉，既能平肝风，又能清肝热。《本草正义》云："此物轻清而凉，能泻火，能定风。"《景岳全书·本草正》云其"专理肝风相火之病"。二药合用，以增平肝熄风之力。石决明咸平入肝，重镇潜阳，凉肝除热，《医学衷中参西录》云："石决明……为凉肝镇肝之要药。为其能凉肝兼能镇肝，故善治脑中充血作疼作眩晕，因此证多系肝气、肝火挟血上冲也。"三药相伍，共奏平肝熄风，重镇潜阳之效。

【病案举例】

患者宋某，女，40 岁。2003 年 2 月 25 日就诊。就诊症见：因工作劳累，出现头晕，与体位无关，约两周左右犯一次。有右侧偏头痛。耳堵感，头晕时不敢睁眼，夜眠差，早醒，疲倦，伴心悸汗出，呕吐一次，心烦不明显，无气短，消化可，无腹胀，无痰，无腰膝酸软，无耳鸣，无耳聋，月经调，无手麻，行走稳。苔薄黄，脉细。颈椎片（-），颅 CT（-）。既往史：1995 年有类似发病。中医诊断：眩晕。证属肝肾阴虚，肝风内动。治则：滋阴平肝潜阳。方药：天麻钩藤饮合四物汤加减。

明天麻 10g	双钩藤 30g	益甘草 12g	云茯苓 30g
全当归 12g	川芎 10g	粉葛根 30g	夜交藤 30g
炒杜仲 12g	川牛膝 12g	白菊花 10g	炒栀子 12g
姜半夏 10g	夏枯草 10g	生石决明^{先煎}30g	

7 剂，水煎服。

二诊：2003 年 3 月 4 日。失眠好转，头晕无发作，无头痛，后枕不适，疲倦，无腰痛手麻。无恶心，大便干，不怕风，喜凉（有风热）。舌尖红苔薄白，脉沉细。无恶心故去半夏，大便干加生地，继服 7 剂。

明天麻 10g	双钩藤 30g	益母草 10g	干生地 30g
全当归 12g	抚川芎 12g	云茯苓 30g	夜交藤 30g
川牛膝 12g	炒杜仲 12g	粉葛根 30g	白菊花 10g
条黄芩 10g	夏枯草 10g	生石决明^{先煎}30g	

三诊：2003 年 3 月 11 日。头痛头晕未发作。舌质正常。继服 7 剂，巩固疗效。

（二）天麻治疗眩晕之风痰上扰证

周教授应用天麻治疗眩晕之风痰上扰证，常与半夏、炒白术相伍。

此病多因脾气虚弱，运化失司，水湿内停，聚而成痰，痰阻清阳而致。《素问·五运行大论》曰："其不及，则己所不胜，侮而乘之。"土虚木横，肝木乘脾土，遂致肝风内动，挟痰上扰清空之证。《素问·至真要大论》云："诸风掉眩，皆属于肝。"风性善行而数变，主动摇，肝风内动，则头眩物摇；又痰浊上逆，浊阴不降，阻遏清阳，故眩晕较重，自觉天旋地转，伴恶心呕吐。

天麻可祛风通络，旨在治风。半夏性温味辛，燥湿化痰，降逆止呕之力颇强，意在治痰。正如《本草纲目·草部》所云："半夏能主痰饮……为其体滑而味辛性温也"，半夏、天麻相伍，共成化痰熄风之效，为治风痰眩晕头痛之要药。故《脾胃论》卷下谓："足太阴痰厥头痛，非半夏不能疗；眼黑头眩，风虚内作，非天麻不能除。"白术性温，味苦甘，具健脾燥湿之能，治生痰之本。《本经疏证》卷二云："白术治眩，非治眩也，治痰饮与水耳。"与半夏、天麻相伍，标本同治，共奏化痰熄风之效。使风得以熄，痰得以消，眩晕自愈。

【病案举例】

患者王某，女，47岁。2005年3月22日就诊。头晕5年。

患者于2000年开始出现发作性头晕，伴视物旋转，恶心，无呕吐，困倦，多寐，倦怠，头昏，头沉，口苦，纳食可，二便调。舌质淡，苔黄燥，脉沉细。中医诊断：眩晕。证属：风痰上扰。治疗法拟：清热化痰，平肝熄风。方用：半夏白术天麻汤加减。

法半夏12g	白术10g	天麻10g	钩藤20g
党参10g	石菖蒲10g	郁金10g	黄芩10g
茯苓30g	炙甘草10g	陈皮15g	夏枯草10g
菊花10g	葛根30g		

20剂，水煎服。

十九、益智仁温肾益智，固精缩尿

益智仁味辛，性温。归脾、肾经。肾失封藏则失精崩漏。益智仁入肾经，能暖肾固精，摄约二便。《校注妇人良方·卷八》缩尿丸，治脬气虚寒，遗溺尿频或肾虚滑泄，以本品与乌药、山药为丸，盐酒下。《本草拾遗》："止呕哕。""含之摄涎秽"，"主遗精虚漏，小便余沥，益气安神，补不足，安三焦，调诸气。"

（一）益智仁补肾益智

肾主骨生髓，脑为髓之海。肾虚则髓海空虚，出现记忆力下降，失认，失写，失读，定向力差等智能减退。周教授应用益智仁补肾安神益智。正如《开宝本草》云其："治遗精虚漏，小便余沥，益气安神，补不足，安三焦，调诸气。"

【病案举例】

患者边某，男，48岁，2003年4月1日就诊。患者从二楼摔下，左颞侧着地后双颞侧出血，行颅脑手术，术后有精神症状，打人骂人，长期服用氯丙嗪，现记忆力下降，言语清晰，但答非所问，失认，失写，失读，定向力差。易激惹，失眠，心烦怕热，情绪不稳，哭泣。舌红苔薄黄，脉沉弱。西医诊断：脑挫裂伤，颅骨骨折伴耳漏，急性内开放性颅脑损伤。中医诊断：癫证。证属：阴虚夹热，髓海空虚。治疗法拟：养心安神益智。方用：天王补心丹合五子衍宗丸加减。

柏子仁10g	麦门冬10g	黑元参10g	紫丹参20g
北沙参12g	五味子10g	炒栀子12g	太子参12g
浮小麦30g	炙甘草12g	大红枣6枚	益智仁12g
覆盆子10g	枸杞子10g	菟丝子10g	
车前子[包]10g			

（二）益智仁温肾止遗

益智仁性温味辛，归脾、肾经，专于温阳固摄。入脾则温脾止泻摄唾，入肾则温肾固精缩尿，有温脾寒而助肾阳的功效，故用于脾肾受寒，腹痛吐泻，肾气虚寒，遗精，遗尿，尿有余沥，夜尿增多等证。《本草经疏》："益智子仁，以其敛摄，故治遗精虚漏，及小便余沥，此皆肾气不固之证也。"

周教授使用时常配以桑螵蛸。桑螵蛸甘咸而平，其性收敛，甘能补益，咸能入肾，故其既能补肾助阳，又能固精止遗，是一味具有补益作用的固精缩尿药，为治疗肾虚不固之遗尿、尿频、遗精、滑泄等证的常用之品。因尤长于缩尿，故历代均将本品作为遗尿、尿频最为常用之药。

【病案举例】

患者马某，女，55岁。2005年1月17日就诊。反应迟钝1年余。

患者于2004年1月出现反应迟钝，表情呆滞，外出后找不到回家之路，并偶有二便失禁，记忆力下降。自2004年11月出现走路不稳，晨起后右上肢麻木，未经特殊治疗。近几日症状有所加重，伴咳嗽痰多，现情绪不宁，抑郁不喜交往，懒散，心烦，委屈，胸闷，喜太息，咳嗽，喉中有痰，记忆力减退，二便失禁。既往无特殊病史。头颅CT：腔隙性脑梗死。舌尖红，苔黄，脉滑。西医诊断：老年期痴呆。中医诊断：呆证。证属：痰火扰心。治疗法拟：解郁除烦，清热化痰。方用：温胆汤加减。

柴胡10g	黄连6g	黄芩12g	法半夏12g

橘红 10g	胆星 10g	茯苓 30g	竹茹 10g
炒栀子 10g	苏子 10g	沉香^{冲服}2g	炒远志 10g
石菖蒲 10g	桑螵蛸 12g	益智仁 10g	生甘草 10g

7剂，水煎服。

牛黄清心丸1丸，日二次。

二诊：2005年1月24日。咳嗽痰多好转，余症同前。舌尖红，苔黄，脉滑。上方加党参补气，以助膀胱气化功能。

柴胡 10g	黄连 6g	黄芩 12g	法半夏 12g
橘红 10g	胆星 10g	茯苓 30g	竹茹 10g
炒栀子 10g	苏子 10g	沉香^{冲服}2g	炒远志 10g
石菖蒲 10g	桑螵蛸 12g	益智仁 10g	生甘草 10g
党参 10g			

牛黄清心丸继服。

二十、当归养血柔肝，活血通络

当归味甘、辛。性温。归肝、心、脾经。可用以治疗心肝血虚导致的面色淡白，唇爪无华、头昏目眩及心悸等症，即《太平惠民和剂局方·卷九》四物汤。

当归味辛，能活血化瘀。瘀血消散，则肿去痛止。故又常用于跌打损伤、瘀血肿痛及筋伤骨折等症，且多与其他活血化瘀，以及续筋接骨之品同用。

另外，当归补血活血，行滞止痛，又兼散寒。投之，血盈畅流，筋脉得养，寒邪得除，则痛止麻木可消。故又可治痹痛麻木之证，无论单纯血虚，或血虚又兼风寒，或痹痛日久、气血被伤所致者，均可选用。

治血亏阳虚，筋脉受寒，血脉不利，手足寒厥，或寒入经络之腰、股、腿、足疼痛，常与桂枝、芍药、细辛、木通等同用。如《伤寒论·辨厥阴病脉证并治》当归四逆汤。治痹痛日久、肝肾两亏、气血不足所致诸症，又常与独活、桑寄生、秦艽、地黄等同用，如《备急千金要方·卷八》独活寄生汤。

（一）当归养血活血，治疗痿证

周教授应用当归养血活血，治疗痿证。当归味甘而补，辛香而善走散，补血之中有调气活血之能，所以本品具有补而不滞，温而不燥，祛瘀而不伤正的特点，每常用于治疗血虚引起的各种证候。可达养血荣筋的作用。

【病案举例】

患者王某，女，60岁。2008年10月29日就诊。左侧偏身麻木，胸部束带感2年。

患者于2006年9月出现左侧肢体麻木、力弱，胸部束带感，经颈椎MRI诊断为"多发性硬化"，经甲强龙，丙球冲击治疗后好转。2007年1月左侧肢体麻木加重，考虑复发，再次予甲强龙及丙球治疗，后继续口服泼尼松2个月，近10个月病情稳定。目前症见：左上肢麻木，胸部束带感，双下肢发冷，力弱。既往史：糖尿病9个月。有青霉素过敏史。神经系统查体：四肢肌力Ⅴ级，双下肢腱反射对称活跃，双侧巴氏征（＋），左侧躯干部胸4以下痛觉减退，右侧胸4~6节段性痛觉减退，双髂前上棘至踝关节音叉振动觉减退。颈椎MRI：颈7~胸1脊髓脱髓鞘改变。生化检查：ALT 172.5U/L，AST 112.2U/L，GGT 101.3U/L，GLU 6.7mmol/L。舌暗红，苔薄白，脉左脉沉细，关脉尺脉弱，右脉沉细。

本病病机在于血虚，肌肤失养，而见麻木不仁，束带感。血行不利，久病入络，脉络瘀阻，阻遏阳气不能通达四肢故下肢发冷，力弱。西医诊断：多发性硬化。中医诊断：痿证。证属：血虚脉络瘀阻。治疗法拟：益气养血，温阳通络。方用当归补血汤合四物汤加减。

炙黄芪30g	酒熟地30g	京赤芍12g	抚川芎10g
全当归12g	鸡血藤30g	川羌活12g	片姜黄12g
嫩桂枝10g	乌蛇肉10g	炙麻黄6g	制附子先煎10分钟10g
川牛膝15g	白芍12g	制香附10g	

7剂，水煎服。

另外，大活络丸1丸，日二次。

二诊：2008年11月5日。左上肢麻木稍减轻，束带感无明显变化，左腋下阵发性刺痛。舌红，苔薄白，脉沉细数尺脉弱。血虚血行不利，脉络瘀阻，瘀血阻滞不通则痛，故见阵发刺痛。治宜益气养血，理气活血，温阳通络。上方加凌霄花、玳玳花、乳香、没药理气活血止痛。

炙黄芪30g	酒熟地30g	京赤芍12g	抚川芎10g
全当归12g	鸡血藤30g	川羌活12g	片姜黄12g
嫩桂枝10g	乌蛇肉10g	炙麻黄6g	制附子先煎10分钟10g
川牛膝15g	白芍12g	制香附10g	凌霄花10g

玫瑰花 10g　　　　乳香 6g　　　　没药 6g

本案患者舌象基本正常，无特殊辨证意义，脉沉细提示病在内属虚。辨证要点在于症状表现。患者表现为麻木、束带感、刺痛均为血虚血瘀之象，下肢发冷提示阳气不足，病机关键在血虚与阳虚。治疗重点在养血温阳，血得温则行，故重用麻黄、附子温热之品。气为血之帅，气行则血行，加入气分药以助血运。二诊时患者刺痛明显，故加凌霄花、玫瑰花、乳没加强理气活血止痛之力。

（二）当归活血化瘀通络，治疗中风

周教授用当归配熟地、川芎、白芍等，补血活血，化瘀通络，治疗中风。当归性温而通，辛香而善走散，有调气活血之能，可治疗瘀血阻络导致的中风偏瘫等证。

【病案举例】

患者张某，女，68 岁。2008 年 11 月 5 日就诊。右侧肢体活动不利 1 年，加重 2 周。

患者于 2007 年 2 月突发右侧肢体活动不利。查头颅 CT：左侧基底节区出血，破入左侧侧脑室，左侧顶叶腔隙性脑梗死。在我院住院治疗，病情好转，遗留右侧肢体活动不利、麻木，右侧面部麻木感，右侧上、下肢时有痉挛。近 2 周自觉右侧肢体麻木、痉挛加重。刻下症：右侧肢体麻木、痉挛，右侧面部麻木，偶有心慌、情绪紧张。无头晕及视物旋转，无恶心、呕吐，无言语不利及饮水呛咳。既往史：高血压病史 15 年，Ⅱ型糖尿病病史 1 年。神经系统查体：右侧鼻唇沟变浅，伸舌偏右，右侧肢体肌力Ⅴ⁻级，肌张力增高，右侧病理征（＋），右侧肢体腱反射亢进。平卧于床，略显紧张，面色白，眼睑浮肿，语声低微。舌淡红，苔黄厚，脉细滑。

肝主藏血，肝血不足，血虚而筋脉失养，故见筋脉拘急；肝血亏虚，阴虚内热，热扰心神，故情绪紧张。脉细为气血亏虚之象，脉滑为痰热之象；舌苔黄厚为痰热内生之象。西医诊断：脑出血后遗症。中医诊断：中风－中经络。证属：肝血亏虚、痰热内生。治疗法拟：养血柔肝、清热化痰。方用：四物汤合止痉散加减。

生地 12g　　　　当归 12g　　　　白芍 15g　　　　川芎 10g

地龙 12g　　　　天麻 10g　　　　桑枝 30g　　　　川牛膝 15g

川羌活 12g　　　全蝎 3g　　　　蜈蚣 3 条　　　　白僵蚕 10g

黄芩 10g　　　　胆南星 10g　　　　竹茹 10g　　　　鸡血藤 30g
草红花 10g

7 剂，水煎服。

合用牛黄清心丸 1 丸，日二次。

二诊：2008 年 11 月 12 日。右侧肢体痉挛较前减少，右下肢僵硬感略有好转，时有心慌，右侧面部麻木同前，自觉口干。舌暗红，苔黄略腻，脉弦滑。

患者肝经湿热，肝经上循口周，故自觉口干；痰热扰心，故时有心慌；苔黄略腻，为湿热内生之象。故患者目前仍为肝血亏虚、痰瘀阻络。患者热象明显，故加大黄芩用量，用以清肝泄热，并加用白术，补益脾气，脾气充实故可化痰通络。

生地 12g　　　　当归 12g　　　　白芍 15g　　　　川芎 10g
地龙 12g　　　　天麻 10g　　　　桑枝 30g　　　　川牛膝 15g
川羌活 12g　　　全蝎 3g　　　　蜈蚣 3 条　　　　白僵蚕 10g
黄芩 15g　　　　胆南星 10g　　　　竹茹 10g　　　　鸡血藤 30g
草红花 10g　　　独活 10g　　　　白术 12g

本患者属于本虚标实之证，其肝血亏虚为本，痰热内生为标。

（三）当归养血柔肝，治疗郁证

周教授治疗郁证时，对于血虚肝郁的证候，应用当归养血柔肝解郁。此证在产后或手术之后多见。

【病案举例】

患者杨某，女，27 岁。2008 年 10 月 28 日就诊。情绪低落，失眠 6 年。

患者 6 年前于生孩子后出现失眠，情绪低落，高兴不起来，想哭，甚至想自杀，曾服用阿普唑仑、多虑平、舍曲林等药物，症状时重时轻。目前症见：情绪低落，焦虑，失眠，心烦，胡思乱想，委屈想哭。既往史无。孕 1 产 1，月经正常。舌红，苔薄黄，脉细。

患者因产后，气血两伤，肝血虚，肝气不舒，而致情绪低落、多虑、心烦等症。西医诊断：产后抑郁症。中医诊断：郁证。证属：肝郁气滞。治疗法拟：疏肝理气，养心安神。方用：逍遥散合生脉饮加减。

北柴胡 10g　　　全当归 12g　　　杭白芍 12g　　　云茯苓 30g
苏薄荷[后下]3g　　制香附 10g　　　广郁金 10g　　　莲子心 5g

五味子 6g	麦门冬 12g	潞党参 12g	炒栀子 10g
甜百合 30g	姜半夏 10g	荷梗 10g	生龙齿^{先煎}30g
炒枣仁 30g	合欢皮 30g		

21 剂，水煎服。

二诊：2008 年 11 月 18 日。情绪低落较前明显改善，目前已停用舍曲林、多塞平。睡眠转佳。目前胃部不适，胃胀满，喜叹息。舌红，苔薄白，脉沉细，尺脉弱。患者肝气郁结，肝胃不和而致胃部不适，胀满、返流等症。证属：肝气郁结，肝胃不和。治宜：疏肝解郁，制酸和胃。方用：逍遥散合生脉饮加减。

北柴胡 10g	全当归 12g	杭白芍 12g	云茯苓 30g
苏薄荷^{后下}3g	制香附 10g	广郁金 10g	莲子心 5g
五味子 6g	麦门冬 12g	潞党参 12g	炒栀子 10g
甜百合 30g	苏梗 10g	生龙齿^{先煎}30g	炒枣仁 30g
合欢皮 30g	蔓荆子 10g	乌贼骨 30g	焦三仙 30g

二十一、熟地黄养血滋阴，补精益髓

熟地味甘。性微温。归肝、肾经。

血虚心肝失养可致面色萎黄或苍白、眩晕、心悸、失眠等症。本品甘温滋润，养血力强，故常与补血活血的当归同用，治上述血虚诸症。既能增强补血之力，又有补而不滞之妙。

肝肾阴虚，阴不制阳，可见腰膝酸软、头晕目眩、耳鸣耳聋、潮热盗汗及遗精等症。本品味甘滋润，入肝肾，善养阴血，为治肝肾阴虚之要药，治上述诸证常常选用。如《小儿药证直诀·卷下》六味地黄丸以熟地为主，并配山药、山茱萸、丹皮、茯苓、泽泻有滋阴壮阳之效，随证加减。

虎潜丸以熟地与虎骨、龟板、锁阳、知母等同用治阴虚内热、筋骨痿弱，有滋阴降火、强壮筋骨之效。精血同源，熟地通过养血滋阴还能补精益髓。精亏血虚所致的小儿发育迟缓、精神呆钝以及成人早衰、健忘恍惚、视物昏花、须发早白、阳痿不孕等证，均可据情选用，并与制首乌、枸杞子、鹿角胶、龟板胶、菟丝子等补血益精之品同用，以增强药力。

（一）熟地养血补肾，治疗痿证

周教授治疗痿证常用熟地。熟地柔润，味甘而厚，其性微温，不仅善于补血，更能滋补肝肾之阴，生精益髓。津液精血充足，肌肉筋脉得以濡养，则可达到强壮筋骨的功效。

【病案举例】

患者沈某，男，40岁。2003年4月1日就诊。双下肢无力2年。

患者2年前出现双下肢无力，视力下降，在外院诊断为"多发性硬化"。当时用甲基泼尼松龙治疗，但引起AST升高。目前四肢不灵活，活动欠利，但可行走，视力完全恢复，左手麻木，怕冷困倦。舌体胖，苔薄白，脉细。西医诊断：多发性硬化。中医诊断：痿证。证属：脾肾阳虚。治疗法拟：温补脾肾阳。方用：右归丸加减。

制附子^{先煎30分钟}15g	肉桂5g	酒熟地30g	鹿角霜^{先煎}30g
云茯苓30g	怀牛膝15g	川草解12g	补骨脂10g
潞党参15g	川续断12g	紫丹参30g	炙甘草10g

二诊：2003年4月8日。双下肢无力有所好转。继用前方治疗。

（二）熟地养血活血，治疗中风

周教授常用熟地养血活血，治疗中风。《珍珠囊》谓其："大补血虚不足，通血脉，益气力。"本品配当归、白芍、川芎同用，可达到养血活血的功效。

【病案举例】

患者张某，男，54岁。2005年8月19日就诊。左下肢体活动不利7月。

患者于2005年1月开始出现左下肢体活动不利，在外院诊断为"脑梗死"，经治疗后左下肢肌力恢复正常，但行走时左足时有痉挛。饮食无味，大便正常。Bp：160/100mmHg，舌质红，苔薄白，脉细。西医诊断：脑梗死恢复期。中医诊断：中风-中经络。证属：气虚血瘀。治疗法拟：益气温阳，佐以祛风通络。方用：黄芪桂枝五物汤加减。

炙黄芪30g	制附子^{先煎10分钟}10g	桂枝10g	酒熟地30g
云茯苓30g	山药12g	杜仲炭10g	怀牛膝12g
川草薢10g	鹿角霜30g	羌活12g	乌梢蛇10g
水蛭粉^{冲服}3g	全蝎3g		

7剂，水煎服。

二十二、白芍养血柔肝解痉

白芍苦、酸、甘，微寒。归肝、脾经。功在养血调经，平肝止痛，敛阴止汗。用于治疗血虚或阴虚有热的月经不调，崩漏等证。以及肝阴不足，肝气不舒或肝阳偏亢的头痛、眩晕、胁肋疼痛、脘腹四肢拘挛作痛等证。亦可用于治疗阴虚盗汗，及营卫不和的表虚自汗证。《滇南本草》："泻脾热，止腹疼，止水泻，收肝气逆疼，调养心肝脾经血，舒经降气，止肝气疼痛。"

（一）白芍养血柔肝，缓解肌肉痉挛

对于因各种神经系统疾病引起的肢体肌张力增高，肌肉痉挛疼痛，周教授多采用养血活血，柔肝止痛之法治疗。

此证多因素体阴虚血虚，或久病伤阴，肝血不足，肌肉筋脉失去濡养；肝血亏虚血虚风动，亦可导致肌肉抽搐。如《温热经纬·薛生白湿热病篇》说："木旺由于水亏，故得引火生风，反焚其本，以致痉厥。"白芍酸而入肝，肝体阴而用阳，其性刚悍，本品酸寒，养血柔肝，缓急止痛，故可治疗四肢拘挛作痛等证。

【病案举例】

患者郝某，男，40岁。2005年3月31日就诊。双下肢麻木2月。

患者于2004年6月无明显诱因出现右髋部及剑突下皮肤刺痛，在宣武医院以"带状疱疹"治疗（具体治疗不详），症状未见好转，并逐渐出现双下肢无力，麻木，左侧为重，左上肢抽搐。诊断为"多发性硬化"。予甲强龙、硫唑嘌呤及维生素B族治疗后，抽搐减少，其余症状亦有所改善。目前症状：双下肢麻木，左侧为重，左下肢痉挛伴疼痛，二便障碍。既往史：18岁时患甲亢经治痊愈。舌淡，苔薄黄，脉细。西医诊断：多发性硬化。中医诊断：痿证。证属：肝肾亏虚，髓枯筋痿。治疗法拟：温肾散寒，养血熄风止痉。方用：右归丸合四物汤加减。

制附子^{先煎10g分钟}10g	桂枝10g	熟地30g	茯苓30g
鹿角胶^{烊化}10g	杜仲12g	牛膝15g	当归12g
白芍15g	天麻10g	地龙12g	全蝎3g
僵蚕15g	香附10g	厚朴10g	桑枝30g
肉苁蓉10g	火麻仁10g	乳香6g	没药6g

7剂，水煎服。

二诊：2005年4月7日。症状无明显改善。舌淡，苔薄黄，脉细数。上方去乳香、没药，加延胡索止痛。

制附子^{先煎10g分钟}10g	桂枝 10g	熟地 30g	茯苓 30g
鹿角胶^{烊化}10g	杜仲 12g	牛膝 15g	当归 12g
白芍 15g	天麻 10g	地龙 12g	全蝎 3g
僵蚕 15g	香附 10g	厚朴 10g	桑枝 30g
肉苁蓉 10g	火麻仁 10g	延胡索 15g	

本患者双下肢麻木，左侧为重，左下肢痉挛伴疼痛，二便障碍。舌淡，苔薄黄。病因病机为患者劳役太过，累及本伤，阴精亏损，导致肾中水亏火旺，筋脉失其营养，而成痿证；气血不足，血不养筋，则麻木疼痛；腹部有束带感属气虚。证属肝肾亏虚，髓枯筋痿。治以温肾散寒，养血熄风止痉。

（二）白芍养肝血，解肝郁

周教授应用白芍治疗郁证。

郁证的发生，多由于情志所伤，肝气郁结，引起五脏气机不和，气血失调。肝主疏泄，性喜条达舒畅而恶抑郁，其用阳；又为藏血之脏，其体阴。此即所谓"肝体阴而用阳"。若情志不畅，则肝气郁滞，肝阳易亢，常伤阴血以致血虚。肝失疏泄，木郁克土，脾失健运，血之化源不足，则血虚益甚。而血虚不能养肝，则肝郁愈重。由此可见，肝郁血虚之间相互影响，互为因果。

白芍养血柔肝，配合柴胡疏肝解郁，既养肝体助肝用，又防柴胡劫肝阴。两药相得益彰，为周教授常用对药。

【病案举例】

患者阮某，女，29岁。2006年4月25日就诊。情绪低落1年。

患者于2005年4月开始出现情绪低落，急躁，倦怠乏力，精神不振。睡眠好，记忆力好，无胸闷，月经正常，无腹胀，食纳可。舌淡，舌体胖大，有齿痕，苔薄白，脉弦。西医诊断：抑郁状态。中医诊断：郁证。证属：肝气郁结。治疗法拟：疏肝理气。方用：柴胡疏肝散加减。

柴胡 10g	制香附 10g	当归 12g	白芍 10g
炒白术 12g	党参 12g	苏子 10g	茯苓 30g
薄荷^{后下}3g	郁金 10g	法半夏 10g	肉苁蓉 12g
火麻仁 10g	炙甘草 10g	生龙齿^{先煎}30g	远志 10g

7剂，水煎服。

二诊：2006年4月2日。病情无明显变化。舌淡，苔白腻，脉弦细。肝郁气滞，木克脾土，脾虚生湿，而见苔白腻。故治疗改用解郁化痰，健脑益肾为法。方用：温胆汤合五子衍宗丸加减。

法半夏 10g	茯苓 30g	苏子 10g	当归 12g
川芎 10g	白芍 12g	柴胡 10g	郁金 10g
党参 12g	益智仁 12g	覆盆子 12g	枸杞子 10g
菟丝子 10g	五味子 6g	车前子^{包煎}10g	炙甘草 10g

14 剂，水煎服。

三诊：2006 年 4 月 16 日。情绪低落，急躁，倦怠乏力，精神不振均好转。

二十三、百合润肺止咳，清心安神

百合味甘，性微寒。归肺、心经。心主血脉与神明，肺主治节而朝百脉。心肺阴虚累及百脉影响神明可致时而精神恍惚不定，语言、行动、饮食、感觉失调及口苦、小便赤、脉微数等症。百合甘而微寒，既能润肺清心又能补虚安神，常与鲜生地汁等同用。《本经》："主邪气腹胀心痛，利大小便补中益气。"

（一）百合养阴润肺，止咳

百合微寒，质地柔润，入肺经，长于润肺止咳。周教授用其治疗肺阴不足，咳嗽，痰少之症。

【病案举例】

患者彭某，男，67 岁。2002 年 8 月 28 日就诊。发热 1 周。

患者 1 周前感受风寒后出现发热，咳嗽，经抗炎治疗后，仍低热，T：37.3℃。咳嗽，痰少，黏稠不易咳出。伴心悸，气短。既往史：肾病综合征。低蛋白血症。胸片：右上肺感染。舌红，少苔，脉细。西医诊断：肺部感染。中医诊断：发热。证属：阴虚内热。治疗法拟：养肺阴，清热化痰。方用：百合固金汤合生脉饮加减。

百合 30g	干生地 30g	黑玄参 10g	川贝 10g
麦冬 12g	白芍 10g	当归 12g	银柴胡 10g
丹皮 10g	五味子 10g	山萸肉 10g	地骨皮 12g
西洋参^{另煎兑服}6g			

患者发热，煎灼津液，肺阴不足，清肃失司，则咳嗽；阴不制阳，虚火内生，炼液成痰，则痰少而黏稠；肺肾阴液相互滋养，肺津敷布下充肾水，今肺阴

不足，肾水无源，肾阴亏虚，相火偏亢，虚热内炽，则低热；舌红，少苔，脉细均为阴虚内热之症。百合养肺阴，生地滋补肾阴，兼清虚热，二药合用，润肺滋肾，金水并补。

（二）百合清心安神，治疗郁证

百合味甘，微寒，入心经，可清心安神。周教授用其治疗虚烦惊悸，失眠多梦，心神不宁之症。

【病案举例】

患者李某，女，32岁。2003年2月25日就诊。患者因教课紧张劳累，逐渐出现强迫思维，心烦，焦虑，坐卧不安，疲倦，有攻击人骂人的倾向，喜太息，便秘。自服多虑平、舒乐安定无效。睡眠好，纳可，无耳鸣。既往史：多囊卵巢综合征。舌苔黄厚，脉右沉无力，左沉细数。

患者因思虑过度，耗伤心血，导致心血不足，心神失养。中医诊断：郁证。证属：心血不足。治疗法拟：养心安神，清心除烦。方用：天王补心丹合甘麦大枣汤加减。

柏子仁10g	麦门冬10g	黑元参10g	紫丹参30g
北沙参10g	五味子10g	太子参10g	炒枣仁30g
浮小麦30g	炙甘草12g	大红枣6枚	炒栀子10g
北柴胡10g	甜百合30g		

二十四、龟板滋阴潜阳，强筋壮骨

龟板味甘、咸。性寒。归肝、心、肾经。具有滋阴潜阳，益肾健骨，固经止血，养血补心的作用。用于治疗阴虚内热，阴虚阳亢及热病阴虚风动等证；用于治疗阴虚血热，冲任不固的崩漏、月经过多；亦用于治疗心虚惊悸，失眠，健忘等。

（一）龟板滋阴潜阳，治疗中风

周教授用龟板滋阴潜阳，治疗肝肾阴虚，肝阳上亢之中风。肝肾之阴不足，肝阳亢盛无制，则见头晕目眩、面红目赤、急躁、易怒等症。龟板甘寒质重，入肝肾二经，既善滋补肝肾之阴，又善镇潜上越之浮阳，用治肝阳亢逆证，可使阴足阳潜，标本同治。常与滋补肝肾、平肝潜阳之品，如白芍、玄参、怀牛膝、生赭石、生龙骨等同用以加强疗效。

【病案举例】

患者张某，男，74 岁。2008 年 10 月 29 日就诊。头晕伴行走不稳 7 天，发作性视物不清 2 天。

患者近一周来出现头晕，行走不稳，无视物旋转，无头痛，无恶心呕吐，无耳鸣，无复视及黑矇。至医院就诊（具体用药不详），经治疗后症状无明显改善。近 2 日出现发作性视物不清，持续约数十秒后可自行缓解，现为进一步诊治来我院就诊。目前症见：头晕，行走不稳，发作性视物不清。查体：面色正常，体型适中，平卧于床。Bp：135/80mmHg。神经系统查体：双侧 Hoffman 征（+）闭目难立征（+）余（-）。头颅 CT：双侧小脑、右侧枕叶梗塞灶。舌暗红，苔薄黄，脉细。西医诊断：脑梗死。中医诊断：中风 - 中经络。证属：肝肾阴虚，肝阳上亢。治疗法拟：滋阴平肝，重镇潜阳，佐以清热。方用：镇肝熄风汤加减。

川牛膝 12g	醋龟板^{先煎}30g	赤芍 12g	牡丹皮 12g
青蒿 15g	白菊花 12g	当归 12g	天冬 12g
川芎 10g	枸杞子 12g	石斛 10g	太子参 12g
黄芩 10g	生龙牡^{先煎各}30g		

7 剂，水煎服。

另用杞菊地黄丸 1 丸 3 次/日。

二诊：2008 年 11 月 5 日。头晕行走不稳有好转。舌暗红苔薄黄脉细。守上方继服。

本案症候特点为：发作性头晕，行走不稳，发作性视物不清，舌暗红，苔薄黄，脉细。患者平素急躁易怒，怒则伤肝，肝失疏泄，气机郁滞，血行不畅，瘀结脑脉而发为中风；风阳上扰，加之外伤，邪客腠理，侵犯经脉，循经上扰，痹阻脑络，故见头晕行走不稳；肝藏血，开窍于目，气血运行不畅，肝血不足，不能濡养于目，故见视物不清；舌质暗红，脉细为阴虚之象；苔薄黄为兼有热象。证属肝肾阴虚，肝阳上亢。治以滋阴平肝潜阳，佐以清热。方选镇肝熄风汤以标本兼顾以治标为主。

（二）龟板滋阴潜阳，治疗颤振

周教授用龟板滋阴潜阳，治疗颤振。阴虚液亏，筋脉失养，可致虚风内动，轻则手足蠕动，甚则瘛疭。龟板善滋阴潜阳，故可治热病后期阴血大伤，或久病阴血内耗所致上证。常与滋阴潜阳的生鳖甲、生牡蛎以及滋阴养血柔肝的白芍、干地黄、阿胶、麦冬等同用增强药力。

【病案举例】

患者张某，男，63岁。2004年7月16日就诊。四肢无力进行性加重3年，震颤2年。

患者于2001年2月无明显诱因出现左下肢无力，行走时左足拖地，步伐缓慢，起步困难，行走时上肢前后摆动减少，头部转动和体位改变时头晕，无视物旋转，无耳鸣，无耳聋。在北京医院诊断为"颈椎病"治疗后症状无改善，并渐渐出现四肢无力，行走困难，越走越快，翻身困难。于2002年6月在三零九医院给予理疗，此后又出现四肢震颤，为静止性震颤，紧张时加重。于2003年12月在三零九医院诊断为"颈椎病（脊髓型）"行颈椎手术后慢走较前好转，但仍震颤，后考虑"帕金森病"，予美多巴半片，日三次，服用一月后震颤无明显好转。目前症见：四肢震颤，行走困难，越走越快，步伐缓慢，起步困难，无视物旋转，无耳鸣耳聋，无二便失禁。既往史：颈椎病。腰椎间盘退行性病变2月。舌质暗，苔薄黄，脉弦细。西医诊断：帕金森病。中医诊断：颤振。证属：肝肾阴虚，肝风内动。治疗法拟：滋肾养肝，熄风定搐。方用：大定风珠合四物汤合止痉散加减。

白芍20g	醋龟板^{先煎}30g	醋鳖甲^{先煎}30g	生地30g
当归12g	川芎12g	葛根30g	地龙6g
菊花12g	杜仲12g	牛膝15g	天麻10g
桑枝30g	羌活10g	甘草10g	全蝎3g
蜈蚣3条			

7剂，水煎服。

二诊：2004年7月23日。震颤未见明显好转。舌质暗，苔薄黄，脉弦细。上方加僵蚕、威灵仙熄风通络。

白芍20g	醋龟板^{先煎}30g	醋鳖甲^{先煎}30g	生地30g
当归12g	川芎12g	葛根30g	地龙6g
菊花12g	杜仲12g	牛膝15g	天麻10g
桑枝30g	羌活10g	甘草10g	全蝎3g
蜈蚣3条	僵蚕10g	威灵仙15g	

服药 14 剂，四肢无力有所好转。

（三）龟板补肾强筋，治疗痿证

周教授用龟板补肾强筋，治疗痿证。肾藏精主血。肾阴亏损，筋骨不健，常致腰脚痿弱、步履乏力、小儿囟门不合等症。龟板通过其滋补肾阴之功，又能健骨强筋。《本草衍义补遗》："大有补阴之功……力猛而兼祛瘀血，续筋骨，治劳倦……阴血不足，止血，治四肢无力。"

【病案举例】

患者曹某，女，54 岁。2005 年 6 月 22 日就诊。双下肢无力 3 年，加重伴双上肢无力 3 月。

患者于 2002 年 6 月 22 日无明显诱因出现双下肢无力，伴疼痛、麻木，并有手套及袜套样感觉障碍，在当地医院考虑"格林 - 巴利综合征"，经治疗（具体不详），症状无缓解，行腰椎 MRI 示 L3 - 4，4 - 5，L5 - S1 椎间盘脱出，考虑脊髓压迫症，于 2002 年 8 月行椎间盘摘除术，术后症状无缓解。近 3 月来出现双上肢无力，四肢肌肉萎缩明显。来我院就诊。刻下症：四肢无力，麻木，时有抽搐，疼痛，胸腹束带感，大小便尚可控制，纳食可，睡眠安。既往史：无。舌红，舌体胖大，苔薄白，脉细。

患者久病气阴两伤，脾肾不足，肌肉失养，故见四肢无力，麻木；阴虚风动见肢体抽搐，胸部束带感。舌红为阴虚之象，舌体胖、脉细为脾虚之象。中医诊断：痿证。证属：气阴两虚。治疗法拟：滋肾强筋壮骨，佐以活血通络。自拟方如下。

醋龟板^{先煎}30g	醋鳖甲^{先煎}30g	白芍 12g	当归 12g
杜仲 10g	川牛膝 12g	鹿角胶^{烊化}10g	西洋参^{另煎兑服}6g
黄精 30g	红花 10g	水红花子 10g	

二十五、五味子补气养阴，解语安神

五味子酸，甘，温。归肺、心、肾经。具有敛肺滋肾，生津敛汗，涩精止泻，宁心安神的作用。本品酸甘而温，酸能收敛，甘能补益，其性虽温，但温润而不燥。既能收敛固涩，又能补气养阴生津，不论收敛固涩，还是补气养阴，均作用力强而作用范围广泛。其补益作用既可补肺、肾、心、脾之气，又可养心、肾之阴，且尤长入肺、肾二经；其收涩作用既能上敛肺气以止咳，又能下滋肾阴以涩精，外能固表以止汗，还能涩肠止泻，固涩止遗，生津润燥，宁心安神，是一味具收涩和补虚之双重作用的常用药物。

在敛肺止咳方面，既能补肺敛肺，又能补肾纳气，还能止咳祛痰，用于肺虚久咳，肺肾气虚、肾不纳气之喘咳以及寒饮咳喘等。在固精止泻方面，既能益肾气，又能滋肾阴，还能涩肠止泻、固精，故既可用治肾虚不固之遗精，又常用治脾肾虚寒之五更泻。在固表敛汗方面，既能益心气，又能养心阴，还能生津止渴、敛汗，故尤宜用于气阴两伤之汗多、口渴证。

（一）五味子补心气，养心阴，安心神

周教授常将五味子用于治疗心经阴血不足，虚热内扰，心失所养而致的失眠、心烦、心悸等症。

若素体阴虚或思虑劳心过度，耗伤心经阴血，心失所养，不能藏神，故心悸失眠；心主血脉，气血充盛，心神得养，则智力敏捷，精力充沛，若劳心过度，伤及心血，心血不足，故见神疲；阴血不足，虚热内生，扰心则虚烦。治疗以滋阴养血，补心安神为法。五味子酸温，"补元气不足，收耗散之气"（《用药法象》），以敛心气之耗散，故可收宁心安神之效。

【病案举例】

患者冯某，女，36岁。2006年5月23日就诊。心悸，郁闷半年余。

患者3年前产后曾出现抑郁状态，后恢复。去年上班后出现心悸，头晕。今年2月就诊ECG示窦性心动过速。伴郁闷，压抑，心烦，服用黛力新后症状有所好转，但仍心悸，头晕，胆小，恐惧，不敢出门。易紧张，手汗多，纳呆，胃中不适，心中懊侬，便秘，怕声音，睡眠尚可。现服用黛力新10.5mg早午各一次。舌暗红，苔薄黄，边有齿痕，脉沉细稍弱。

患者产后血虚兼又劳累导致气血两虚，心血不足，心失所养，不能藏神，则神不安志不宁，症见焦虑、心烦；心血虚则心悸；胆气虚则胆小，易惊，恐惧；血虚则肠燥便秘。阴虚亏虚日久生内热则症见手足心热汗出。气血亏虚不能上荣头面则发为头晕。其舌暗红为气虚血滞之象。苔薄黄为阴虚有热之象，齿痕主气虚之证。中医诊断：郁证。证属：心阴不足。治疗法拟：养心安神。方用：天王补心丹合甘麦大枣汤。

柏子仁10g	麦冬12g	北沙参10g	元参12g
太子参12g	五味子10g	川芎10g	制香附10g

炒枣仁 30g	炒远志 6g	炒栀子 12g	淡豆豉 10g
北柴胡 10g	浮小麦 30g	炙甘草 10g	大红枣 6 枚
琥珀粉^{分冲}1.5g			

7 剂，水煎服。

二诊：2006 年 5 月 30 日。心情好转想看书了。恐惧紧张感消失，头昏好转，仍腹胀，纳呆，便秘。舌暗红，有齿痕苔黄。面色萎黄。经养心安神治疗症状大有好转，故继续遵此法辨证施治。患者腹胀，纳呆，便秘为肝胆有热的表现，故加菊花清肝胆之热，加谷麦芽和胃。治宜养心阴安心神，佐以清胆热。

柏子仁 10g	麦冬 12g	北沙参 10g	元参 12g
太子参 12g	五味子 10g	北柴胡 10g	炒栀子 12g
川芎 12g	制香附 10g	炒谷麦芽^各10g	炒枣仁 30g
炒远志 6g	百合 30g	枸杞子 10g	炙甘草 10g
大红枣 6 枚	白菊花 10g	火麻仁 10g	琥珀粉^{分冲}1.5g

本案病因在于产后失血，阴血不足。辨证以虚为主。故用补剂天王补心丹专补阴血，养心安神，配合甘麦大枣汤养肝血，清肝热。病人疗效显著。此法治疗产后抑郁症值得效法。

（二）五味子滋养心阴，治疗失语

周教授常用五味子治疗失语。

心主神明，舌为心之苗。心阴不足，舌窍失养，则舌强言謇。且足少阴肾脉挟舌本，肾虚精气不能上承，舌本失荣，加之虚阳上浮，痰浊随之上泛，堵塞心之窍道，故舌强不语。五味子入心、肾经，既可补心、肾之气，又可养心、肾之阴，可荣养舌本，开窍解语。

【病案举例】

患者符某，男，75 岁。2003 年 4 月 15 日就诊。右侧肢体不利 5 年。

患者 5 年前患脑梗死，经治疗遗留有右侧肢体活动不利。2 年前再次发病，右侧肢体活动不利加重，伴语言不能，饮水呛咳。目前症见：双下肢瘫痪，完全运动性失语、咳嗽，痰多，反复肺部感染，睡眠颠倒，眼肿。舌红，苔白厚腻，脉右沉滑，左弦细。西医诊断：脑梗死。中医诊断：喑痱。证属：脾肾两虚。治疗法拟：滋肾阴，补肾阳，开窍化痰。方用：地黄饮子加减。

| 山萸肉 10g | 金钗石斛 10g | 麦冬 10g | 五味子 6g |

石菖蒲 10g	广郁金 10g	肉苁蓉 12g	全当归 12g
郁李仁 10g	巴戟天 12g	炒杜仲 12g	怀牛膝 12g
制附子^{先煎15分钟}10g	桂枝 10g	大红枣 6 枚	川草薢 10g

五味子酸涩收敛，山茱萸可固肾涩精又归心经可滋养心阴，"舌为心之苗"，故可用于治疗失语。

二十六、石菖蒲化痰解语，宁心安神

石菖蒲味辛。性温。归心、胃经。本品香窜疏达，善开通心窍，宁心安神，又兼化湿、豁痰、辟秽，故对湿浊蒙蔽清窍所致的神志昏乱疗效好。若治湿热痰浊、高热神昏者可与郁金、连翘、竹叶、天竺黄等同用，如《温病全书》菖蒲郁金汤。若治癫狂，苔腻，脉滑者可与远志、胆星、茯神、生铁落等同用，如《医学心语·卷四》生铁落饮。本品既能益心智、宁心安神，治健忘失眠，又能聪耳目，治耳聋，耳鸣等证。治健忘失眠常与养心安神的人参、茯神、远志等同用如《备急千金药方·卷十四》定志小丸、开心散。

（一）菖蒲化痰解语

周教授应用菖蒲治疗失语。菖蒲味辛、苦，性温，气香。既能辛开、温通、走窜，入心经而开心窍、安心神；又能苦燥祛痰湿，芳香化湿、辟秽。故开心窍、祛湿浊、醒神志为其所长，《本草从新》谓之"开心孔，利九窍"。周教授用其治疗痰浊蒙蔽心窍导致的言语謇涩。

【病案举例】

患者白某，女，78 岁。2003 年 2 月 25 日就诊。右侧肢体活动不利，言语不利 4 月。

患者于 2002 年 11 月 18 日发生头部外伤，其后感头痛，当天做头颅 CT 未见明显异常。一个月后（12 月 18 日）复查颅 CT：左侧硬膜下出血。行钻孔引流术治疗，术中出现左侧脑实质出血。术后右侧肢体偏瘫，言语不利，饮水呛咳。既往有高血压病史。ECG（－）。就诊时症状：右侧肢体偏瘫，左上肢能抬举，目前能走，言语不利，饮水呛咳。伴气短，咳嗽喘促，眠差，健忘。时有大便干。神经系统查体：构音障碍，强哭。右侧肢体肌力Ⅳ，病理征（＋）。舌红苔薄黄，脉细滑。西医诊断：硬膜下出血，脑出血。中医诊断：中风－中经络。证属：风痰阻络。治疗法拟：熄风解语，养血祛风通络。方用：菖蒲郁金汤加味。

白附子 10g	白僵蚕 15g	广郁金 10g	石菖蒲 10g
明天麻 10g	抚川芎 10g	法半夏 10g	全瓜蒌 30g
全当归 12g	西秦艽 10g	川羌活 12g	川牛膝 12g
黄芩 12g	炒杜仲 12g		

牛黄清心丸 1 丸 日二次。

（二）菖蒲宁心安神

周教授应用菖蒲治疗失眠、心烦。菖蒲芳香开窍，可疏散开达，畅心怡志。

【病案举例】

患者苏某，男，42 岁。2005 年 6 月 1 日就诊。心烦、胸闷 7 年，加重 1 天。

患者自 1998 年以来，每于情绪波动时自觉左侧头部及肢体麻木、刺痛。且心烦，胸闷明显。症状反复发作，长期服用中药治疗。2005 年 5 月 31 日因情绪波动自觉胸闷，心烦明显，左侧头面部及肢体麻木，尤以左面部为甚。故来我院就诊。目前症见：面部及肢体麻木，情绪不宁，心烦，胸闷，平时睡眠差，纳呆，二便调。舌红，苔薄黄，脉细。西医诊断：焦虑状态。中医诊断：郁证。证属：心脾两虚。治疗法拟：健脾养心，安神除烦。方用：归脾汤合菖蒲郁金汤加减。

炙黄芪 30g	炒白术 10g	当归 12g	党参 12g
云茯苓 30g	广木香 10g	郁金 10g	石菖蒲 10g
炒栀子 10g	北柴胡 10g	炒枣仁 30g	炒远志 10g
川芎 12g	薄荷^{后下}3g	白芷 30g	白菊花 10g
炙甘草 10g			

7 剂，水煎服。

二十七、沉香行气止痛，降气化痰

沉香味辛、苦。性温。归脾、胃、肾经。沉香辛香温通，能祛除胸腹阴寒，具有良好的行气止痛作用，治寒凝气滞，胸腹胀痛，常与乌药、槟榔、木香配伍同用。沉香体重而沉，行而不泄，降多升少，最宜于气滞上逆之证。《本草经疏》："沉香治冷气，逆气，气郁气结，殊为要药。"

（一）沉香行气散寒

沉香辛香气厚，行气力强，性温通阳散寒，具有行气散寒止痛之功效，治疗寒凝气滞的胸腹胀痛等症。《本经逢源》云："沉香专于化气，诸气郁结不伸者宜之。温而不燥，行而不泄，扶脾达肾，摄火归原。"

【病案举例】

患者吕某，女，47岁。2003年2月28日就诊。头痛，头晕1年。

患者2002年2月开始头痛，头晕，头胀，头皮发麻，伴胃胀，呃逆，嗳气，病情与情绪有关，平素易生气，易哭，有时心慌，睡眠不好，多梦，乏力，经常不悦。舌质淡红，苔薄白，脉象沉细。西医诊断：焦虑状态。中医诊断：郁证。治疗法拟：疏肝解郁，调理心脾。方用：归脾汤加减。

生黄芪30g	炒白术10g	潞党参12g	全当归12g
抚川芎12g	云茯苓30g	龙眼肉10g	广木香10g
炒枣仁30g	炒远志5g	沉香5g	北柴胡10g
白菊花10g	天麻10g	大枣6个	炒栀子12g

7剂，水煎服。

（二）沉香降气化痰安神

周教授认为"怪病多痰"，在治疗精神异常，癫狂的病人时，因沉香质重沉降，味苦降泄，用沉香取其降逆化痰之功效。《药品化义》曰："若怪异诸病，以此佐攻痰药，能降气安神。"

【病案举例】

患者章某，女，67岁，2006年10月17日就诊。心中懊恼，腹部不适1个月。

患者一月前出现心中懊恼，腹部不适，情绪低落，纳呆，心烦急躁，多汗，大便不畅，曾服百忧解，罗拉疗效不显著，后自行停药。目前症见：心中懊恼，情绪低落，心烦，急躁，焦虑多汗，胸闷，恶心，纳呆，腹中不适，周身乏力，气短。舌质暗，苔黄厚，脉滑。

患者肝郁日久，化火生痰，痰热内蕴中焦，中焦气机不畅，胸阳不振则胸闷；热扰心神则心烦焦虑，失眠，急躁；肝木乘脾土，脾失健运，则症见恶心、纳呆、大便不畅；其舌暗为肝郁之象。苔黄厚为中焦湿热之象。故其证属肝胆湿热兼湿困脾土之证。中医诊断：郁证。证属：肝胆湿热。治疗法拟：清肝胆湿热，疏肝解郁。方用：温胆汤加味。

北柴胡10g	全当归12g	川芎12g	炒栀子10g

姜半夏 10g	陈皮 10g	茯神 30g	炒白术 12g
竹茹 10g	全瓜蒌 15g	砂仁^{后下}5g	炒远志 6g
炒枣仁 30g	合欢皮 30g	制香附 10g	沉香末^{分冲}2g
生龙齿^{先煎}30g	炙甘草 10g	琥珀粉^{分冲}1.5g	

7 剂，水煎服。

二诊：2006 年 10 月 24 日。大便不畅消失，余症同前，委屈欲哭。大便不畅消失，舌苔从黄厚转为黄，说明湿热渐退，邪实已去，下一步治疗宜以扶正祛邪为主，健脾以化湿，清心养心以安神。辨证属：心脾两虚，肝郁气滞。治宜：调理心脾，佐以疏肝解郁。方用：归脾汤加减。

炙黄芪 30g	炒白术 12g	茯神 30g	全当归 12g
党参 12g	沉香末^{分冲}2g	木香 10g	制香附 10g
炒栀子 12g	淡豆豉 10g	厚朴 10g	川牛膝 12g
炒枣仁 30g	炒远志 6g	合欢皮 30g	紫石英^{先煎}30g
生龙齿^{先煎}30g	砂仁^{后下}5g	炙甘草 10g	

本案总因中焦湿热之病，湿热来源于肝郁日久化火生痰。而湿热形成后又困于脾土，导致心脾两虚。故治疗先以祛邪为主，清肝胆湿热，疏肝解郁，湿热清后，复予健脾养心以清热化痰，扶正以祛邪。

二十八、礞石平肝化痰镇惊

礞石味甘、咸，性平。归肺、肝经。本品既能消痰，又能平肝镇惊。用于痰热壅塞，内乱神明，甚至高热昏迷，惊悸抽搐等症。若痰积惊痫，大便秘结者亦可用礞石滚痰丸治疗。《本草求真》："为治惊利痰要药。"

（一）礞石清热化痰，镇静安神，治疗精神分裂症

周教授常用礞石治疗精神系统疾病。周教授指出，所谓癫狂之证，或沉默不语，或躁狂毁物，其病理基础多在痰在火。《素问·至真要大论》云："诸躁狂越，皆属于火。"《丹溪心法·癫狂》篇说："癫属阴，狂属阳，……大率多因痰结于心胸间。"

实热老痰，久积不去，变幻多端。所谓"百病多因痰作祟"。若上蒙清窍，神明逆乱则发为癫狂；扰乱心神，则发为惊悸，甚则怔忡、梦魇。

礞石归肺、肝经。长于坠痰下气，平肝镇惊，自古被视为利痰止惊之药，

《纲目》："青礞石，其性下行。肝经风木太过，来制脾土，气不运化，积滞生痰，壅塞上中焦，变生风热诸病，故宜此药重坠。制以消石，其性疏快，使木平气下，而痰积通利，诸症自除。"

【病案举例】

患者刘某，女，28岁，2003年4月8日。幻听，幻视，幻觉10余天。

患者1993年参加高考时曾犯病，在外院诊断为精神分裂症。口服维思通。后病情好转。此次因公司工作忙，常加班，且病前与人争吵而再次发病。出现幻听，幻视，幻觉，多疑。夜眠，能睡2~3小时/日。大便不干。舌尖红苔黄腻。西医诊断：精神分裂症。中医诊断：癫证。证属：痰蒙心窍。治疗法拟：解郁清热化痰，安神定志。方用：柴胡竹叶栀子温胆汤。

北柴胡10g	淡竹叶10g	炒栀子12g	法半夏10g
化橘红10g	云茯苓30g	炒枳实10g	胆南星10g
礞石先煎20g	大黄10g	沉香5g	炒远志10g
石菖蒲12g	生龙齿先煎30g	生甘草10g	琥珀粉分冲1.5g

合用礞石滚痰丸3g，2次/日。

（二）礞石清热化痰，安神醒脑，治疗癫痫

癫痫中医属"痫证"范畴。《内经》中即有记载。此病形成，大多由于七情失调，先天因素，脑部外伤，饮食不节，劳累过度，或患它病之后，造成脏腑失调，痰浊阻滞，气机逆乱，风阳内动所致，而尤以痰邪作祟最为重要。《丹溪心法·痫》指出本证之发生"非无痰涎壅塞，迷闷孔窍。"《医学纲目·癫痫》曰："癫痫者，痰邪逆上也。"

周教授应用礞石清热化痰，安神醒脑。治疗发作性癫痫。

【病案举例】

患者田某，男，16岁。2003年6月23日初诊。患者于2003年6月7日开始发作癫痫，基本上每周发作1次，脑电图及头颅CT均未发现异常。患者早晨自觉有痰，注意力不集中，酷爱吃肉，舌质正常，苔薄白脉滑数。西医诊断：原发性癫痫。中医诊断：痫证。证属：风痰上扰，闭阻清窍。治疗法拟：清热化痰熄风止痉。方用：温胆汤加味。

半夏10g	橘红10g	茯苓15g	炙甘草10g
全当归12g	炒枳实10g	皂角刺6g	郁金10g

| 枯矾3g | 金礞石^{先煎}30g | 川贝母6g | 明天麻10g |

枯矾3g　　　金礞石^{先煎}30g　　川贝母6g　　　明天麻10g

全蝎3g　　　蜈蚣3条　　　　白僵蚕12g　　炒远志10g

生龙齿^{先煎}30g　益智仁10g

二诊：2003年8月15日。就诊时，有近1月未再发病，自觉痰明显减少，守原方加黄连10g，黄芩10g，继续服用，12月5日就诊时已两月未再发作，加用菖蒲以醒脑开窍，病情稳定后将中药配制成丸药继续服用。

二十九、苏子降逆止呕，化痰解郁

苏子味辛。性温。归肺、大肠经。苏子辛温，但辛温不燥，又子多沉降，故质润下气，善利膈下气，却不伤气耗气。

（一）苏子降气化痰，治疗呃逆

周教授善于用其治疗痰浊阻滞，气机壅塞导致的胸膈满闷，呕恶呃逆。且苏子质润多油，有滑肠通便的效果，腑气通则壅滞解。周教授还常配合厚朴、杏仁、沉香同用，以助行气降逆。《药性本草》："治上气咳逆冷气。"

【病案举例】

患者毛某，男，77岁。2004年9月24日就诊。左侧视物不能，左侧肢体活动不利9小时。

患者于2004年9月24日8时突然左侧视物不能，左侧肢体活动不利，行走时摔倒，被人扶回家。到北医三院就诊，急查头颅：右侧枕叶脑出血。急诊给予静点甘露醇，醒脑静后转来我院就诊。入院症见：轻度头痛，恶心，呕吐，左侧视物不能，左侧肢体活动不利，不思饮食，大便干。既往：胃溃疡14年，肺结核10年已痊愈。舌质暗红，苔薄白，根黄。脉弦细。

患者老年男性，气血阴阳亏虚，胃阴不足导致胃气不降，反而上逆，故见恶心呕吐；阴虚火旺，津亏失韵则大便干；清阳不升，无力上荣头目则头痛，左侧视物不能；痰浊闭阻经络则左侧肢体活动不利；舌暗红，苔薄白，根黄，脉弦细属虚热之象。西医诊断：脑出血。中医诊断：中风－中经络。证属：阴虚有热，兼有痰浊。治疗法拟：滋养胃阴，和胃降逆。方用：玉女煎加味。

沙参12g　　　生地30g　　　生石膏^{先煎}30g　　知母10g

姜半夏10g　　竹茹10g　　　牛膝10g　　　炒谷芽10g

炒麦芽10g　　陈皮10g　　　炙甘草10g　　旋覆花^{包煎}10g

代赭石^{先煎}15g　伏龙肝 60g^{煎汤取上清液,煎上药}

二诊：2004 年 10 月 1 日。患者恶心略有好转。纳差，食少。舌质暗红，苔薄白，根黄，脉弦细。上方加焦山楂 15g、焦麦芽 15g、焦神曲 15g，继服。

本例脑出血病人，阴虚火旺为疾病之本，阳亢化风，风痰上扰闭阻经络为疾病之标。临床上辨证为阴虚兼有痰湿为本病特点，用药上滋阴与化痰并用也是周教授的用药特色。

（二）苏子行气除烦，治疗郁证

周教授应用苏子配伍半夏、厚朴、茯苓等，解七情郁结，治疗抑郁、焦虑状态。

【病案举例】

患者贾某，女性，35 岁，于 2003 年 11 月 11 日初诊。患者因生气出现心烦、急躁易怒 1 年余。伴胸闷、气短、嗳气、恶心、喉中痰阻、便溏、情绪低落等症，舌红，苔薄白，脉弦细。中医诊断：郁证。证属：痰凝气滞证。治疗法拟：解郁除烦、安神定志。方用：四七汤合甘麦大枣汤加减。

北柴胡 10g	全当归 12g	紫苏子 10g	姜半夏 10g
沉香 5g	川厚朴 10g	广郁金 10g	口防风 10g
炒栀子 10g	炒枣仁 30g	炒远志 10g	甜百合 30g
浮小麦 30g	炙甘草 10g	大红枣 6 枚	五味子 10g

7 剂，水煎服。

二诊：2003 年 11 月 18 日。服上方 7 剂，心烦、急躁、易怒明显好转，但仍胸闷、胸痛、背沉痛、痛处固定不移、纳呆、口淡无味，舌红，苔薄白，脉细。仍用四七汤合瓜蒌薤白汤加减。

北柴胡 10g	全当归 12g	紫苏子 10g	姜半夏 10g
沉香 5g	川厚朴 10g	云茯苓 30g	川楝子 10g
制香附 10g	延胡索 10g	瓜蒌皮 20g	薤白头 10g
炒枣仁 30g	炒远志 10g	炒栀子 10g	五味子 10g

14 剂，水煎服。

三诊：2003 年 12 月 2 日。服上方 14 剂，胸背痛好转，仍纳呆、恶心欲呕，以瓜蒌薤白汤合四七汤加减。

瓜蒌皮 20g	薤白头 10g	紫苏子 10g	姜半夏 10g

沉香 5g	川厚朴 10g	云茯苓 30g	川楝子 10g
制香附 10g	延胡索 10g	潞党参 12g	辽细辛 3g
佛手 10g	炒远志 10g	炙甘草 10g	生姜片 3 片

继服 7 剂，疼痛和恶心干呕均消失。舌淡红，苔薄白，脉细。停止就诊。

患者于生气后致肝气郁结，出现心烦、急躁易怒、情绪低落；肝气横逆犯脾，脾失运化，津液不得正常输布，聚而成痰，痰浊阻于中焦则胸闷、气短、嗳气、恶心、喉中痰阻、便溏。此证属痰凝气滞，治以解郁除烦、安神定志。方用四七汤合甘麦大枣汤加减。服药后焦虑好转，但痰浊仍阻于中焦，致气运不畅，故改用四七汤合瓜蒌薤白汤加减增加宽胸化痰之力。

第二节　单味药的配对应用

对药，又称药对、对子，专指临床上相对固定的两味药组成的方剂，是中药复方配伍的最简单、最基本和最常见的形式。

对药是中药配伍的最小单位，其组成虽简单，但却具备了中药配伍的基本原则和规律。《神农本草经》曰："药有阴阳配合，子母兄弟，根茎花实，草石骨肉。有单行者，有相须者，有相使者，有相畏者，有相恶者，有相反者，有相杀者，凡此七情，合和视之，当用相须相使者良，勿用相恶相反者，若有毒宜制，可用相畏相杀者。不尔，勿合用也。"此即后世所云的"配伍七情"。到南北朝时期，《雷公药对》等配伍专著的问世，使对药配伍在实践和理论上初步形成了独立体系。

对药是两味中药的有机结合，而不是任意两味中药的叠加。药对是以中医理论为指导，针对一定的病证所采用的相应治法，经无数次临床验证证明的确具有临床应用价值的两药配伍。药对的组成除按照七情合和外，亦可在中医药基本理论的指导下，根据中药的功效、性味、归经、升降浮沉、毒性进行配伍。

周教授在方剂中经常，用一些对药。

一、桂枝配黄芪、麻黄、芍药

桂枝味辛、甘，性温。归心、肺、膀胱经。应用：①本品辛温，能发散温通经络，用于风寒湿痹，可使人体肌表经络感受风寒湿邪得以从外而解。常与祛除寒湿、温经止痛的附子配伍以增强功效，如《伤寒论·辨太阳病脉证并治》桂枝附子汤、甘草附子汤。②本品甘温，能温阳化饮，化气利水，治疗痰饮内停，胸胁支满，目眩心悸等症，可与茯苓、白术、甘草同用，如《金匮要略·痰饮咳嗽病脉证并治》苓桂术甘汤。《本经疏证》："能利关节，温经通脉……其用之之道有六。"

（一）桂枝配黄芪，益气温经通阳

周教授善用桂枝治疗神经系统疾病，如脑血管疾病导致的半身不遂，各种痹症等。取其温通经脉的作用。周教授指出：桂枝辛散温通，入心经，走血分，通阳复脉，散寒行滞，凡因风寒湿邪侵袭而至经脉不通者皆可用之。

在治疗因正气不足，感受风邪，邪客血脉，使气血闭阻，不能濡养肌肤，导致肌肤麻木不仁时。多于黄芪配伍，黄芪大补元气，扶助正气，固护肌表，桂枝温经通阳，两药配伍，可益气温阳，和血通经。桂枝得黄芪，益气而振阳，黄芪得桂枝，可固表而不留邪。

【病案举例】

患者刘某，女，85岁。2008年10月29日就诊。右侧肢体活动不利8年余，加重6天。

患者8年前患脑梗死，遗留右侧肢体活动不利，言语缓慢，拄拐能行走。10月23日右侧肢体活动不利加重，如厕时摔倒。就诊时症见：右侧肢体无力，右肩疼痛，言语不利，尿频尿急。既往史：高血压10年，糖尿病2年，冠心病8年，慢性支气管炎、肺气肿、肺心病10余年。查体：口唇紫暗，右上肢肌力Ⅳ⁻级，右下肢肌力Ⅳ级，双侧巴氏征（＋）。舌紫暗，苔薄白，脉数。

患者年老久病，气虚血行不利致血瘀，瘀血阻络致肢体活动不利；老年肾虚，开合失司见尿频尿急。西医诊断：脑梗死。中医诊断为：中风–中经络。证属：气虚血瘀，兼肾虚不固。治疗法拟：益气活血，温阳通络，固肾止遗。方用：补阳还五汤合黄芪桂枝五物汤加减。

炙黄芪 30g	嫩桂枝 10g	全当归 12g	京赤芍 12g
川芎 10g	草红花 10g	地龙 12g	乌蛇肉 10g
川羌活 12g	片姜黄 12g	川牛膝 15g	生杜仲 12g
葫芦巴 10g	益智仁 12g	桑螵蛸 10g	党参 15g
制附子（先煎10分钟） 10g	鹿角霜 30g		

同服生脉Ⅱ号口服液 10ml tid。

二诊：2008 年 11 月 5 日。右肩疼痛明显好转。

本案患者为高龄老人，基础病较多，体质虚弱，故重用黄芪补气。气虚则血瘀，加之发病时有摔伤，外伤致血瘀，故治以活血止痛。患者尿频、尿急为老年肾虚不固之象，故加用益智仁、桑螵蛸、葫芦巴、鹿角霜等补肾固涩药物以固后天之本。

（二）桂枝配麻黄，散寒解表

周教授根据《伤寒论》中麻黄汤方义，常将桂枝和麻黄共用，治疗外感风邪，风寒束表，肺气失宣之症。麻黄只能解卫气之闭郁，而用桂枝可透营达卫，解肌发表，引营分之邪，达之肌表，助麻黄解表逐邪；温通血脉，畅行营阴，使疼痛之邪得解。桂枝配麻黄，一宣一降，一发卫气之郁以开腠理，一透营分之郁以行血滞，相需为用，以增强散风寒解表之力。

【病案举例】

患者黄某，女，33 岁。2003 年 4 月 8 日就诊。左侧头痛、头晕 3 月。

患者左侧头痛、头晕，颈部发紧，怕风，生气可诱发，失眠后加重，伴疲倦，困乏。平时睡眠正常，记忆力好。舌尖红，苔薄白，脉弦细。中医诊断：头痛。证属：风寒阻络。治疗法拟：温经散寒，祛风通络。方用：葛根汤加减。

葛根 30g	炙麻黄 10g	桂枝 10g	赤芍 12g
川羌活 12g	防风 10g	细辛 3g	寻骨风 10g
川芎 10g	炙甘草 10g	生姜 3 片	大红枣 6 枚

（三）桂枝配芍药，养血温经通络

周教授常用桂枝配芍药，在治疗经络闭阻时使用。无论内风还是外风，其侵袭机体，入中经络，致使经络闭阻，血行不畅，要么引起肢体痿废不用，要么因肌肤失养引起麻木不仁。桂枝甘温通阳，流畅血脉，助卫阳，通经络；芍药酸收，益阴敛营，既敛固外泄之营阴，又补充受损之津液，且监制桂枝之发散，使汗勿伤津，正如喻昌所言："其最妙之处，在用芍药益阴以和阳。"桂枝配芍药，芍药可使桂枝温阳而不伤阴血，芍药养血活血又可助桂枝通经络。

【病案举例】

患者袁某，女，35 岁。2006 年 7 月 1 日就诊。头皮及右口角麻木，右面部抽搐 3 周。

患者 3 周前于受风后出现头皮及右口角麻木，右面部抽搐。平时心烦，急躁，多梦，双下肢发凉乏力，胃凉，怕食生冷，出冷汗。无紧张，恐惧，食欲及二便正常。中医诊断：痉证。证属：风寒阻络。治疗法拟：温经散寒，养血熄风。方用：四物汤合麻黄附子细辛汤。

炙麻黄 10g	制附子^{先煎10分钟}10g	细辛 3g	酒熟地 30g

炙麻黄 10g　　制附子 先煎10分钟 10g　　细辛 3g　　酒熟地 30g

全当归 12g　　赤芍 12g　　　　川芎 10g　　鹿角霜 30g

炒杜仲 12g　　桂枝 10g　　　　怀牛膝 12g　　天麻 10g

北柴胡 10g　　制香附 10g　　　锁阳 12g　　肉苁蓉 12g

炒枣仁 30g　　炙甘草 10g

二、柴胡配白芍、黄芩、香附、木香

柴胡味苦、辛。性微寒。归肝、胆经。首先，本品芳香疏泄，可升可散，善除半表半里之邪，用于伤寒邪在少阳，寒热往来，胸胁苦满，口苦、咽干、目眩等证。为治疗少阳证之要药。常与黄芩、半夏等配伍，如《伤寒论·辨太阳病脉证并治》小柴胡汤。另外，本品又善条达肝气而疏肝解郁。用于肝气郁结，胸胁乳房胀痛，月经不调、痛经等证，可与白芍、川芎、枳壳配伍，如《景岳全书·古方八阵》柴胡疏肝散。《本经》："主心腹肠胃结气，饮食积聚，寒热邪气，推陈致新。"

柴胡辛散，入肝经。功善疏肝理气，是疏解肝郁，舒畅肝气之要药。周教授善用此药治疗抑郁及焦虑症。

（一）柴胡配伍白芍，养血疏肝

柴胡疏肝解郁，致使肝气条达，以复肝用。本品疏肝之功，历来被前贤所推崇，《滇南本草》卷一、《药品化义》分别记载其"行肝经逆结之气，止左胁肝气疼痛"；"柴胡性轻清，主升散，味微苦，主疏肝"。白芍入肝经，能补血，白芍还能养阴缓急以柔肝。柴胡与芍药合用相得益彰，共治血虚。既养肝体助肝用，又防柴胡劫肝阴。

【病案举例】

患者高某，女，58 岁。心烦 5 年，加重 3 个月。

患者 5 年前无明显诱因逐渐出现心烦、委屈、懒散、缺乏兴趣、失眠、靠服用安定入睡。近 3 月症状加重，心烦，情绪低落，急躁，易紧张，头及全身发

84

紧，失眠，睡眠不实，多梦，后背蚁走感，食欲可，大便正常。健忘，多汗，气短，喜太息，痰多。既往有冠心病，高血压病。舌暗红，苔黄。

患者情志所伤，肝失条达，故心境低落，委屈；肝气郁滞，气机不畅则气短，喜太息；气滞血瘀，脉络失养，则见全身发紧，蚁走感；肝气乘脾，则痰多；气郁化火，热扰心神则心烦，急躁，失眠，紧张；其舌暗主瘀，舌红苔黄为气郁化火之热象。中医诊断：郁证。证属：肝郁气滞，化火生痰。治疗法拟：疏肝解郁，清心除烦。方用：逍遥散合甘麦大枣汤。

北柴胡 10g	全当归 12g	杭白芍 12g	炒栀子 12g
制香附 10g	薄荷后下3g	茯苓 20g	浮小麦 30g
炙甘草 10g	大红枣 6 枚	五味子 10g	麦冬 12g
党参 12g	桂枝 10g	法半夏 10g	黄芩 10g
炒枣仁 30g	炒远志 10g	桑枝 30g	生姜 3 片

二诊：服药 7 剂后，症状无明显改善，伴耳鸣，怕冷，恐惧，腰酸腿软。患者此次诉耳鸣，腰酸腿软，为肾阴亏虚的表现，故考虑其肝郁化火后热扰心神，心火上炎煎灼肾水，肾阴不足，心肾不交，故在疏肝理气的同时，加交通心神之品。方用酸枣仁汤加减。

炒枣仁 30g	知母 10g	川芎 12g	茯苓 30g
炒远志 10g	生龙齿先煎30g	紫石英先煎30g	莲子心 5g
北柴胡 10g	制香附 10g	郁金 10g	全当归 12g
炒栀子 12g	合欢皮 30g	桂枝 10g	天麻 10g
炙甘草 10g			

患者病因为肝郁气滞，郁久化火，但因热扰心神，心火内盛导致煎灼肾水，肾阴亏虚，心肾不交。故在疏肝解郁时还兼交通心肾。

三诊：服药 7 剂后，心烦失眠均明显好转，感觉脸热手足汗出，怕冷，疲乏无力。患者症状好转，说明辨治准确，仍守原法治疗。其疲乏无力为气虚表现，故加黄芪益气健脾；其舌红苔薄黄，为阴虚有热之象，予以知母清虚热；其手足汗出，为邪热居于脉络，予以忍冬藤活血通络治疗。

炒枣仁 30g	知母 10g	川芎 12g	茯苓 30g
炒远志 10g	生龙齿先煎30g	紫石英先煎30g	莲子心 5g
北柴胡 10g	制香附 10g	郁金 10g	全当归 12g

| 炒栀子 12g | 合欢皮 30g | 桂枝 10g | 天麻 10g |
| 炙甘草 10g | 黄芪 30g | 忍冬藤 30g | |

本案病因为肝郁气滞化火，火热之邪扰心，心火上炎灼伤津液，肾津亏虚而呈心肾不交之证。治疗上单纯疏肝理气时，疗效不明显，加上交通心肾的方法后主要症状明显改善。

（二）柴胡配伍黄芩，清肝胆实热

柴胡与黄芩相配，既解肝胆之热，又增清上之力。周教授将两药相伍，治疗肝胆实热导致的精神症状。

【病案举例】

患者李某，女，17岁。2007年8月14日就诊。幻听、幻视、幻觉半年。

患者半年前出现幻听、幻视、幻觉，有攻击行为。在北京大学医学院第六附属医院诊断为精神分裂症。服用利培酮 2mg bid，舒必利 100mg tid。目前症见：幻听、幻视、幻觉，有攻击行为。多疑，心烦，喜静，喜食冷饮，无口苦。饮食、睡眠、二便均正常。舌尖红，苔薄白，脉弦。中医诊断：狂证。证属：肝胆湿热。治疗法拟：清热化痰解郁。方用：柴芩温胆汤加减。

柴胡 10g	黄芩 10g	法半夏 10g	化橘红 10g
茯神 30g	炒枳实 10g	胆星 10g	淡竹茹 10g
浙贝母 10g	皂角刺 6g	黄连 6g	礞石^{先煎}20g
生龙齿^{先煎}30g	炙甘草 10g	琥珀粉^{分冲}1.5g	

14剂，水煎服。

二诊：2007年10月9日。无幻觉，仍有幻听、幻视，攻击行为有减少。仍多疑，心烦，月经两月未行。舌红；苔薄黄，脉沉细。从舌象看有阴虚内热之象，故改用养心安神，滋阴清热化痰为法，方用：天王补心丹加减。

柏子仁 10g	麦冬 10g	玄参 10g	北沙参 10g
丹参 20g	太子参 12g	五味子 6g	柴胡 10g
炒栀子 12g	炒枣仁 30g	炒远志 6g	生龙齿^{先煎}30g
皂角刺 5g	胆星 10g	礞石^{先煎}20g	琥珀粉^{分冲}1.5g

（三）柴胡配伍香附，以疏肝理气，解郁除烦

柴胡入肝经，功善疏解肝经郁结，是解肝郁、疏肝气的要药。常用来治疗气机不畅引起的胸胁胀痛。

香附味辛、微苦、微甘，性平。归肝、三焦经。香附入肝经气分，味辛以行散郁滞之肝气，味苦以疏泄横逆之肝气，味甘以缓肝脉之急，性平而不寒不热，故善疏理肝气，行气止痛，因其性平和，故为疏肝理气的良药，可用于肝郁气滞诸证。

本品善行气而使肝主疏泄，气血通利，血海畅和，促进经血的盈亏，故还能调经止痛，用于肝郁的月经不调、痛经、乳房胀痛等。

《本草纲目》："香附之气平而不寒，香而能窜，其味多辛能散，微苦能降，微甘能和。生则上行胸膈，外达皮肤，熟则下走肝肾，外彻腰足。……乃气病之总司，女科之主帅也。"

周教授以两药相配，治疗肝气郁结诸症。

【病案举例】

患者顾某，女，61 岁。2007 年 9 月 11 日就诊。失眠 10 年。

患者自 1994 年在安贞医院行射频消融术后，室上速好转，但出现失眠，服舒乐安定方能入睡，怕冷也怕热，脚麻，身热，有似重物压迫感。气短、胸闷、胸痛、胆小，大便不通畅，无急躁。有糖尿病史。舌暗，苔黄，脉弦。

患者七情失养，肝失条达，肝郁气滞，气机升降失常，则胸闷憋气；肝郁日久化火生痰，则热扰心神，心神不安则失眠；气滞则血液运行不畅，不能荣养经脉则症见麻木，周身压迫感；其舌暗为有瘀的表现，苔黄为内热之象。肝胆郁热则见胆小恐惧。西医诊断：焦虑状态。中医诊断：不寐。证属：肝郁气滞。治疗法拟：疏肝理气，降气化痰，安神定志。方用：柴胡疏肝散加减。

北柴胡 10g	制香附 10g	赤芍 12g	陈皮 10g
茯神 30g	郁金 10g	丹参 30g	全瓜蒌 30g
薤白 10g	法半夏 10g	降香 10g	沉香末^{分冲}2g
炒栀子 12g	炒远志 6g	炒枣仁 30g	五味子 6g
炙甘草 10g	川牛膝 12g		

7 剂，水煎服。

二诊：2007 年 9 月 18 日。失眠好转，胸腹压迫感，大便不畅，遇冷手麻。舌体胖质红，苔薄黄。经初诊治疗，患者肝郁化火，热扰心神的表现减轻，睡眠有很大改善，其麻木压迫感为气滞血瘀，血不荣养经脉所致；大便不畅为气虚无力推动之象。舌红苔薄黄表示郁火未完全清除。辨证属：肝郁气滞，气虚血瘀。

治宜：疏肝理气，益气活血，安神定志。方用：柴胡疏肝散加减。

北柴胡 10g	制香附 10g	赤芍 12g	沉香末^{分冲}2g
玫瑰花 10g	玳玳花 10g	炒栀子 10g	厚朴 10g
柏子仁 10g	麦冬 10g	党参 12g	五味子 10g
炒枣仁 30g	合欢皮 30g	焦三仙 30g	炒远志 6g
丹参 30g	降香 10g		

本案特点在于肝郁化火生痰，热扰心神而致失眠。兼之气滞导致血瘀瘀阻胸中，胸阳不振，则胸闷胸痛，属实证。肝郁、气滞、痰火、血瘀，属气滞痰郁之证。故治疗在疏肝理气同时兼清热化痰，活血宽胸。

（四）柴胡配木香，疏肝解郁，行气燥湿

木香芳香气烈，性味辛温，善通行气机，味苦能降能泄，善于开壅导滞，升降诸气，可舒畅三焦气机，为行气止痛的要药。因主入脾胃和大肠经，故尤宜于脾胃气滞之脘腹胀痛，又兼入胆经能疏理肝胆，味苦燥湿，故可用于湿邪郁蒸兼气机不利的腹胁疼痛。

《本草纲目》云："木香，乃三焦气分之药，能升降诸气。诸气膹郁，皆属于肺，故上焦气滞用之者，乃金郁则泄之也；中气不运，皆属于脾，故中焦气滞宜之者，脾胃喜芳香也；大肠气滞则后重，膀胱气不化则癃淋，肝气郁则为痛，故下焦气滞者宜之，乃塞者通之也。"《药品化义》："木香，香能通气，和合五脏，为调诸气要药……但辛香属阳，阳则升浮，如中焦、下焦结滞，须佐槟榔堕之下行；因性香燥，同黄连、黄芩治痢疾，同黄柏、防己治脚气，皆藉寒药而制其燥。"

周教授将柴胡与木香配伍，专门治疗既有肝气郁滞，又因肝气横逆犯脾，脾虚水湿不得运化，湿聚中焦者。

周教授特别指出，木香虽可行三焦之气，但其性燥烈，不适用于中焦蕴热诸证，阴虚者尤其不可使用。

【病案举例】

患者李某，女，51岁。2008年12月2日就诊。失眠，情绪低落两年余。

患者2006年1月因着急后出现纳食不香，食欲减退，伴有恶心。此后出现失眠，彻夜不眠，情绪低落，自觉生活没有意义，有自杀想法，总担心有不好的事情发生，无法正常工作，当地医院诊断为"抑郁症"，曾服用博乐欣、百忧解

等药物。目前症见：口淡无味，眼发干，食欲差，无兴趣爱好，注意力不集中，记忆力减退，交流障碍，自责，喜叹息。既往史无。舌质正常，有齿痕，苔薄白。脉沉细无力。

患者忧思过度伤心伤脾，心失所养，故出现失眠；脾失健运故见纳食不香，食欲减退，其舌淡红苔薄白、脉沉细无力属心脾两虚之象。中医诊断：郁证。证属：心脾两虚。治疗法拟：调理心脾，疏肝解郁。方用：归脾汤加减。

生黄芪 30g	炒白术 12g	潞党参 12g	全当归 12g
广木香 10g	云茯神 30g	北柴胡 10g	制香附 10g
炒栀子 10g	麦冬 20g	炒枣仁 10g	炒远志 6g
焦三仙 30g	五味子 6g	甜百合 30g	紫苏子 10g
厚朴 10g	生龙齿^{先煎}30g	姜半夏 10g	大枣 6 枚

14 剂，水煎服。

二诊：2008 年 12 月 16 日。睡眠较前好，恶心症状缓解，进食仍乏味，情绪仍低落，情感淡漠，不害怕，每夜睡眠 5~6 小时。舌质正常，苔薄白，脉沉细。上方去木香、半夏，加柏子仁养心安神。

生黄芪 30g	炒白术 12g	潞党参 12g	全当归 12g
云茯神 30g	北柴胡 10g	制香附 10g	炒栀子 10g
麦冬 20g	炒枣仁 10g	炒远志 6g	焦三仙 30g
五味子 6g	甜百合 30g	紫苏子 10g	厚朴 10g
生龙齿^{先煎}30g	大枣 6 枚	柏子仁 10g	

该患者由于思虑过度伤及心脾，心失所养，故出现失眠，脾失健运故见纳食不香，因此治疗上从调理心脾着手，选用归脾汤加减。

三、肉桂配黄连、附子

肉桂味辛、甘。性热。归肾、脾、心、肝经。用法：①肉桂辛热纯阳，能温补命门之火，益阳消阴，为治下元虚冷之要药。适用于肾阳不足，命门火衰，见畏寒肢冷，腰膝软弱，阳痿，尿频，便溏等，常与附子同用。②肉桂善能散血分之寒，温经通脉。寒湿入于经络，络脉痹阻，肢节疼痛者，配以羌活、独活、当归等。《名医别录》："利肝肺气，心腹寒热冷疾，霍乱转筋，头痛腰痛，出汗止烦，止唾，咳嗽，鼻齆；能坠胎，坚骨节，通血脉。"

（一）肉桂配黄连，治疗失眠

周教授认为，若因情志不遂，造成肝气郁滞，肝郁日久化火，灼伤阴血。肾阴亏虚，肾水不能上济于心，导致心火内盛于上，更有阴损及阳，肾阳虚损，火不归元，则热扰心神致心烦不寐、急躁易怒；肾虚髓海失养则见头昏、耳鸣、健忘、恐惧不安；肾阳虚则下肢畏寒。此证属心肾不交之证，本为肾阴阳两虚，标为心火内盛。其舌脉象多为舌红、苔薄黄、脉细数，正是阴虚有热的表现。喻昌在《医门法律》中曰："虚劳虚烦，为心肾不交之病，肾水不上交心火，心火无制，故烦而不得眠，不独夏月为然矣。"

肉桂与黄连寒热并用，黄连清泻心火，肉桂温补肾阳，且兼入心经，引火归源，使心火得降，肾阳得复，心肾相交。

【病案举例】

患者李某，男，38 岁。2004 年 4 月 30 日就诊。头痛，心烦，急躁 1 年。

患者 2003 年出现头痛，心烦，急躁，心悸，睡眠差，入睡困难，记忆力下降，注意力不集中，易紧张，恐惧，情绪低落，坐卧不宁。舌质红，苔薄白，脉细。西医诊断：神经症。中医诊断：郁证。证属：心肾不交。治疗法拟：交通心肾，安神定志。方用：交泰丸合安神定志丸加减。

肉桂 5g	川黄连 3g	炒枣仁 30g	抚川芎 12g
云茯苓 30g	潞党参 12g	炒远志 10g	生龙齿[先煎]30g
明天麻 10g	菟丝子 10g	北柴胡 10g	郁金 20g
白菊花 10g	紫石英[先煎]30g	细辛 3g	

7 剂，水煎服。

（二）肉桂配附子，温补脾肾

肉桂辛甘大热，辛热而散寒力雄，甘热则温里助阳，既入肾经而助阳补火，又归脾经而温脾散寒。凡肾阳不足、命门火衰之阳痿、夜尿频等，皆可益火之源，为治命门火衰之要药；亦可助阳补虚，散寒止痛，治疗中焦虚寒或寒邪内侵所致脘腹冷痛，为温补脾肾之品。配合附子，益火之源、峻补命门之力更强。

【病案举例】

患者李某，女，35 岁。2005 年 8 月 5 日就诊。双手无力伴肌肉萎缩 2 年。

患者于 2003 年 8 月开始出现双手无力，肌肉萎缩。此后逐渐出现语言不清，吞咽困难，饮水呛咳，说话无力，走路困难，肌肉跳动。在 301 医院做肌电图提示神经源性损害。查体见舌肌萎缩，舌肌纤维震颤，双上肢肌力Ⅲ级，双侧大小鱼际肌、骨间肌肌肉萎缩。双上肢反射活跃，双下肢腱反射亢进。舌红，苔薄白，脉弦细。

患者脾肾两亏，化源不足，气阴两虚，阴虚风动。西医诊断：肌萎缩侧索硬化症。中医诊断：痿证；证属：肾源亏乏，气阴两虚。治疗法拟：滋补肾源，益气养阴。方用：右归饮合生脉饮合止痉散加减。

制附子先煎10g	肉桂6g	酒熟地30g	山药12g
云茯苓30g	黄精30g	炒白术12g	全当归12
生晒参10g	麦门冬10g	五味子10g	鹿茸片1g
全蝎3g	僵蚕12g	杜仲12g	怀牛膝12g
炙甘草12g			

四、苍术配厚朴、黄柏

苍术味辛、苦，性温。归脾、胃经。具有燥湿健脾，祛风湿的作用。用于治疗湿滞中焦证，风湿痹证。本品芳香辛烈，苦燥而温，入脾胃经，长于燥湿健脾，以除寒湿困脾和湿滞中焦之证，湿困脾胃，则运化失司，可聚湿而为痰饮、水肿、带下证。苍术燥湿健脾，为苦温燥湿的代表药物。因其辛香行散，又能发散风寒湿邪，故有祛风除湿和解表之功，可治风湿痹痛和外感风寒夹湿的表证。可见湿邪为病，不论表里上下，本品皆可随证使用。周教授常用于以下方面。

（一）苍术配厚朴，治疗中焦湿滞

苍术芳香辛烈，苦燥而温，入脾胃经，善于燥湿健脾，周教授在临床常用于治疗中焦寒湿凝滞或湿困脾土之症。应用时常配合厚朴、陈皮等行气药，共奏燥湿健脾，理气和中之效。

苍术味苦，性温而燥，最善燥湿，兼以健脾，能使湿去而脾运有权，脾健则湿邪得化。所以《本草正义》谓："凡湿困脾阳，……非茅术芳香猛烈，不能开泄，而痰饮弥漫，亦非此不化。……而脾家郁湿，……及湿热郁蒸，……或寒湿户结，……但有舌浊不渴见证，茅术一味，最为必需之品。"脾气的转输，湿邪的运化，皆赖于气的运行，亦即"气化则湿亦化"（《温病条辨》）。另外，湿邪阻碍气机，气不宣通，故在祛湿的同时，须辅以行气之品，如厚朴、陈皮。厚朴苦温，不仅能行气消满，且有苦燥芳化之性，行气祛湿两者兼顾。《本草汇言》

渭其："厚朴，宽中化滞，平胃气之药也。凡气滞于中，郁而不散……或湿郁积而不去，湿痰聚而不清，用厚朴之温可燥湿，辛可以清痰，苦可以下气也。"与苍术相伍，燥湿以健脾，行气以化湿，湿化气行则脾气健运，二药合用加强燥湿运脾之力。陈皮理气和胃，芳香醒脾，可助苍术燥湿，协厚朴行气。

【病案举例】

患者芦某，男，25岁。2003年4月4日就诊。失眠2年。

患者于2年前开始出现失眠，倦怠乏力，头重如裹，健忘，记忆力减退，注意力不集中，腰痛，心慌，纳呆。舌红，苔黄，脉弦细数。中医诊断：不寐。证属：肝郁化火生痰。治疗法拟：清热化痰，解郁安神。方用：柴胡竹叶黄芩温胆汤加减。

柴胡10g	淡竹叶10g	黄芩10g	法半夏10g
陈皮10g	茯苓30g	炒枳实10g	胆南星10g
苍术12g	狗脊30g	石菖蒲10g	远志10g
合欢皮30g	生龙齿^{先煎}30g	生甘草10g	

7剂，水煎服。

二诊：2003年4月11日。服药后头昏减轻。目前患者睡眠不好，易醒，多梦，疲倦，健忘，心烦，恐惧感。舌淡红，苔薄白，脉弦细。治宜：补肾益脑。方用：五子衍宗丸加减。

枸杞子10g	覆盆子12g	五味子10g	菟丝子10g
车前子^包10g	制首乌12g	黄精30g	石菖蒲12g

（二）苍术配黄柏，治下焦湿热

苍术辛香行散，又能发散风寒湿邪，只要湿邪为病，无论表里上下皆可使用。周教授在用其清下焦湿热时，与黄柏同用。治疗湿热下注导致的下肢痿软无力，下肢肿痛，外阴瘙痒，带下黄浊等症。《药品化义》："苍术，味辛主散，性温而燥，燥可祛湿，专入脾胃，……统治三部之湿，若湿在上焦，医生探视，以此燥湿行痰；湿在中焦，滞气作泻，以此宽中健脾；湿在下部，足膝痿软，以此同黄柏治痿，能令足膝有力；取其辛散气雄，用散邪发汗，极其畅快。"

苍术配伍黄柏，黄柏苦寒，寒能清热，苦以燥湿，且偏走下焦，散阴分之火，清下部之热，除足膝之湿，为治下焦湿热要药。专治关节窜痛，足膝酸痛无力。苍术苦温香燥，祛湿健脾，使脾之健运功能恢复，则湿无由生，湿去则热无所附，热易消除，此治本之图。二药配伍，阴阳相济，寒温协调，合成清热燥湿，标本兼治，使热祛湿除，诸证自愈。

【病案举例】

患者付某，男，23岁。2004年11月4日就诊。双下肢瘫痪1年6个月，左侧面部麻木2天。

患者于2003年5月无明显诱因出现双下肢无力，二便潴留，脐以下感觉丧失，北医三院及我院住院治疗，诊断为急性脊髓炎，用激素及中医治疗后，症状略好转，于2003年11月停用激素。2004年8月出院时能坐，出院后病情稳定，坚持服用弥可保，维生素 B_1 等药物。2天前出现左侧面部麻木，上唇以上部位明显，病前一日有咽部不适，无发热。目前症见：双下肢瘫痪，左侧面部麻木，二便潴留，脐以下感觉丧失。舌红，苔黄厚，脉数。

患者久病，脾胃不足，健运失司，脾主四肢，肌肉失于濡养故见双下肢无力；脾虚气血生化无源，五脏虚损，肾气不足，精关不固则二便潴留；肝主筋主血，肝血不足则面部麻木；舌红苔黄厚脉数，属肝肾阴虚，内有郁热之象。西医诊断：急性脊髓炎后遗症期。中医诊断：痿证。证属：肝肾阴虚，内有郁热。治疗法拟：养血活血，清热通络。方用：虎潜丸合四物汤加减。

苍术10g	黄柏10g	牛膝12g	当归12g
杜仲12g	赤芍12g	锁阳10g	肉苁蓉12g
郁李仁10g	红花10g	胆星10g	生薏米12g
萆薢10g			

二诊：2004年11月11日。症状略有好转。舌红苔黄厚，脉数。守上方加龟板[先煎]30g，熟地20g，知母10g，继服。

本患者主要表现双下肢瘫痪，左侧面部麻木，二便潴留，脐以下感觉丧失。舌质红，舌苔黄厚，脉象数。病机为久病，脾胃不足，健运失司，脾主四肢，肌肉失于濡养故见双下肢无力；脾虚气血生化无源，五脏虚损，肾气不足，精关不固则二便潴留；肝主筋主血，肝血不足则面部麻木；舌红苔黄厚，脉数，属肝肾阴虚，内有郁热之象。治宜攻补兼施，标本兼治。

五、茯苓配白术

茯苓甘、淡，平。归心、脾、肾经。可利水渗湿，健脾安神。本品甘淡渗泄，药性平和，无寒热之偏，利水而不伤正，味甘入脾，又善健脾补中，故对脾虚湿盛者有标本兼顾之功。其补利并存，补而不峻，利而不猛，既能扶正，又能祛邪，诚为利水消肿之要药。故凡水湿内停之小便不利，水肿胀满，无论属寒属热，属虚属实均常用之。脾虚则生湿，脾健则湿不滋生，茯苓既渗湿又健脾，使湿无所聚，痰无由生，诚如前人所言："茯苓一味，为治痰之药，痰之本，水也，茯苓可以行水。"其健脾之功，广泛用于治疗脾虚或有湿之纳呆食少、便溏泄泻等证。

（一）茯苓配白术，益气健脾

茯苓甘淡，健脾渗湿，"去湿则逐水燥脾，补中健胃"（《景岳全书》）。与白术相伍，组成常用对药，前者补中健脾，守而不走，后者渗湿助运，走而不守，二者相辅相成，健脾助运之功益彰。周教授常用此对药治疗脾虚湿盛导致的纳呆，便溏等。

【病案举例】

患者吕某，男，60 岁。2005 年 8 月 23 日就诊。头晕，乏力 3 个月。

患者于 2005 年 5 月 15 日开始出现头晕，无恶心呕吐，无耳鸣。倦怠乏力，纳少，心烦，时有失眠，口服药物舒乐安定方能入睡。舌暗红，苔薄黄，脉沉细。中医诊断：眩晕。证属：气血亏虚。治疗法拟：益气养血。方用：归脾汤加减。

炙黄芪 30g	炒白术 12g	熟地 20g	砂仁[后下] 5g
川芎 12g	党参 12g	当归 12g	葛根 30g
炒枣仁 30g	远志 6g	合欢皮 30g	栀子 12g
茯苓 30g	夜交藤 30g	生龙齿[先煎] 30g	大枣 6 个
琥珀粉[分冲] 1.5g	菊花 10g		

7 剂，水煎服。

二诊：2005 年 8 月 30 日。患者依从情况好，服药 7 剂。服药后病情好转，目前患者无眩晕，睡眠较前好，纳食正常。舌淡暗，苔薄白，脉细。治宜：养血安神，清热除烦。方用：酸枣仁汤加减。

炒枣仁 30g	川芎 12g	茯苓 30g	党参 12g
当归 12g	熟地 20g	砂仁[后下] 5g	远志 10g
夜交藤 30g	生龙齿[先煎] 30g	紫石英[先煎] 30g	葛根 30g

菊花 10g　　　　炙甘草 10g　　　柴胡 10g

(二) 茯苓宁心安神

茯苓甘补，入心脾，益心脾而宁心安神，且淡渗利湿，使水湿不能上凌于心，用于治疗心脾不足，水湿上犯于心导致的失眠，心悸等症。

【病案举例】

患者刘某，女，61 岁。2003 年 5 月 27 日就诊。失眠，焦虑 1 个月。

患者 1 个月前开始出现失眠，易怒，心烦，焦虑，情绪低落，喜悲伤，偶恶心，大便干。舌淡，苔黄，脉细。患者七情失调，肝郁气滞，肝气横逆犯脾，脾虚生痰，久而化热，痰热上扰心神，而见失眠，易怒，心烦，焦虑；舌淡，苔黄，脉细为肝郁气滞，热扰心神之象。中医诊断：郁证。证属：肝郁化火，痰热扰心。治疗法拟：疏肝理气，清热化痰。方用：温胆汤加减。

柴胡 10g　　　　淡竹叶 10g　　　黄芩 10g　　　法半夏 10g

陈皮 10g　　　　茯苓 30g　　　　胆南星 10g　　　炒枳实 10g

青礞石^{先煎}20g　石菖蒲 10g　　　远志 10g　　　合欢皮 30g

郁金 10g　　　　生甘草 10g

二诊：2003 年 6 月 10 日。情绪好转，睡眠好转，忽冷忽热，汗多。舌淡，苔白，脉细。证属：气血亏虚。治宜：益气养血。方用：黄芪桂枝五物汤合小柴胡汤合甘麦大枣汤加减。

生黄芪 30g　　　桂枝 10g　　　　白芍 12g　　　大枣 6 枚

柴胡 10g　　　　法半夏 10g　　　党参 12g　　　黄芩 12g

生甘草 12g　　　浮小麦 30g　　　合欢皮 30g　　　灯心草 3g

首诊以清热化痰为主，选用温胆汤，经治疗后诸症减轻，复诊以汗出为主，故治疗以益气为主，选用黄芪桂枝五物汤治疗。

六、乌药配益智仁

乌药味辛。性温。归肺、脾、肾、膀胱经。应用：①乌药辛开温散，善于疏通气机，能顺气畅中，散寒止痛。②用于肾阳不足、膀胱虚寒引起的小便频数及遗尿，配以益智仁、山药同用，如《校注妇人良方·卷八》缩泉丸。《本草拾遗》："主中恶心腹痛，宿食不消，天行疫瘴，膀胱肾间冷气攻冲背膂，妇人血气，小儿腹中诸虫。"

周教授善用乌药配合益智仁治疗各种原因，如急性脊髓炎、脑梗死导致的尿失禁。益智仁辛温，能温补肾阳，固涩精气，收缩小便。乌药味辛行气，性温散寒，善理元气，上走肺以宣通，中入脾以宽中，下达肾与膀胱而温肾散寒，"固非补气，亦不耗气，实有理其气之元，致其气之用者"（《本草述钩元》），可调气散寒，温化水液，除膀胱肾间冷气。两药相伍，在温肾固摄的基础上调气散寒，寓收于散，寓合于开，使气化复常，而津液得敛。故能缩尿止遗，治疗肾阳不足，膀胱虚冷的尿频、遗尿等。

【病案举例】

患者秦某，女，80岁。2005年4月26日就诊。头晕10年，加重伴双下肢无力3月，少腹不适10天。

患者于1995年情绪激动后出现头晕，耳鸣，记忆力下降，舌根发硬。当时以"脑梗死"治疗后症状减轻。此后症状时轻时重。近3月来症状再次加重，头晕呈持续性，伴头痛，双下肢行走不稳，自发病以来无视物旋转，无恶心，无呕吐。10天前患者少腹不适，尿频尿急。目前症见：头晕，耳鸣，头胀痛，纳差，纳食少，舌根僵硬，饮食偶呛咳，少腹不适，尿频尿急，睡眠可，大便调。既往史：冠心病10年，高血压病50年，子宫肌瘤术后17年。中医诊断：眩晕。证属：脾肾阳虚，肾气不固。治疗法拟：温补肾阳，补气固肾。方用：右归丸合橘核丸加减。

制附子^{先煎10分钟}10g	肉桂6g	熟地20g	山药12g
杜仲12g	川牛膝12	党参15g	炙麻黄6g
鹿角霜30g	橘核10g	荔枝核10g	小茴香5g
桑螵蛸15g	益智仁12g	乌药10g	葛根30g

七、乳香配没药

周教授专用乳香、没药治疗各种瘀血疼痛。

乳香辛苦温通，香烈走窜，入心肝血分，能消瘀血，通滞气，其辛散温通之性，可通达经络，舒筋骨，为活血止痛之要药。虽为开通之品，然不甚耗伤气血，用于治疗气血凝滞而致的各种瘀血疼痛。没药味辛能散，能活血散瘀，兼能行气，血行气利则疼痛自止，故为止痛之专药，其消肿生肌之功，亦为行血散瘀之效。《本草衍义》："没药，大概通滞血，打扑损疼痛，皆以酒化服。血滞则气雍凝，气雍凝则经络满急，经络满急，故痛且肿。凡打扑肌肉肿胀者，经络伤，气血不行，雍瘀，故如是。"

没药与乳香药性功能相似，常相须配伍使用。《医学衷中参西录》："乳香气香窜，味淡，故善透窍以理气。没药气则淡薄，味则辛而微酸，故善化瘀以理血。其性皆微温，二药并用为宣通脏腑流通经络之要药。故凡心胃胁腹肢体关节诸疼痛皆能治之。……其通气活血之力，又善治风寒湿痹，周身麻木，四肢不遂……虽为开通之品，不至耗伤气血，诚良药也。"张锡纯谓："乳香气香窜，味淡，故善透窍以理气。没药气则淡薄，味则辛而微酸，故善化瘀以理血。其性皆微温，二药并用为宣通脏腑，流通经络之要药。……不但流通经络之气血，诸凡脏腑中，有气血凝滞，二药皆能流通之。"（《医学衷中参西录》）

乳香及没药气浊味苦，易致恶心呕吐，周教授开方时将二药另包方便病人服药时若遇不适，将两药取出不用。

（一）乳香、没药活血止痛，治疗丘脑痛

当丘脑部位梗塞时，会引起病灶对侧肢体剧烈头痛。周教授应用乳香、没药活血化瘀，通络止痛。

【病案举例】

患者石某，女，65岁。2004年6月15日就诊。右侧肢体麻木3月，加重伴疼痛7天。

患者2004年3月突发右侧肢体麻木，在西苑医院就诊，诊断为"脑梗死"，近治疗后仍留有右侧肢体麻木。近七天自觉麻木加重并伴疼痛剧烈，尤以右手指尖为甚，故来我院就诊。刻下症：右侧肢体麻木且疼痛。既往史：高血压病12年，服用硝苯地平缓释片10mg bid治疗，最高血压160/70mmHg，平时未监测血压。患冠心病12年。头颅CT：脑梗死。舌质暗，苔黄，脉弦。西医诊断：脑梗死。中医诊断：中风–中经络。证属：瘀血阻络。治疗法拟：活血温阳通络。方用：身痛逐瘀汤。

红花10g	当归尾12g	赤芍12g	川芎10g
桂枝10g	细辛3g	羌活12g	牛膝12g
乳香6g	没药6g	地龙10g	乌梢蛇12g
生甘草10g			

7剂，水煎服。

二诊：2004 年 6 月 22 日就诊。疼痛、麻木略有改善。舌质暗，苔黄，脉弦。上方加五灵脂 10g，香附 10g 以理气止痛。

患者瘀血阻滞经络，气血不能通畅故疼痛；瘀血闭阻经络则肢体无力；血虚故见麻木；舌暗，苔黄，脉弦属瘀血阻络，兼有内热之象。用身痛逐瘀汤活血通络止痛。

（二）乳香、没药活血止痛，治疗疱疹后神经痛

带状疱疹当疱疹消失后，有些患者会遗留有神经损伤，导致疱疹区域皮肤疼痛。周教授在辨证论治的基础上加乳香、没药理气活血止痛。

【病案举例】

患者陈某，男，75 岁。2005 年 2 月 16 日就诊。带状疱疹后局部皮肤疼痛 3 月。

患者 2004 年 11 月上旬出现右上肢疱疹，从肩至腕部，以桡侧为主，在北京市清河医院诊断为"带状疱疹"，经治疗疱疹完全消退，仅可见疱疹色斑。但患者目前右上肢疱疹瘢痕处疼痛剧烈，呈刀割样，烧灼痛，遇热加重。纳食可，睡眠佳，二便调。舌质暗红，苔黄腻。脉细滑。西医诊断：带状疱疹后神经痛。中医诊断：蛇串疮。证属：瘀热阻络。治疗法拟：清肝胆湿热，佐以理气活血止痛。方用：龙胆泻肝汤加减。

龙胆草 10g	夏枯草 10g	黄芩 12g	炒栀子 10g
当归 12g	赤芍 12g	柴胡 10g	香附 10g
玫瑰花 10g	玳玳花 10g	乳香 3g	没药 3g
车前子^{包煎}10g	砂仁^{后下}5g	苍术 10g	生甘草 10g

7 剂，水煎服。

八、郁金配柴胡、菖蒲

郁金味辛、苦。性寒。归心、肝、胆经。郁金功能活血祛瘀而止疼痛，行气解郁而疏泄肝郁，故《本草经疏》谓其为"血分之气药。"胁为肝之分野，肝郁疏泄失常，可致肝经受病，气滞胁痛，甚则血行不畅。郁金入肝，善治肝病，常与柴胡、香附或白芍、丹参等配伍同用。《景岳全书·本草正》："止吐血；单用治妇人冷气血积，结聚气滞，心腹作痛。"

（一）郁金配柴胡，疏肝解郁

郁金辛开苦降，轻扬善窜，入肝经，能行血化瘀，又能舒肝解郁。周教授常用柴胡与郁金相伍，用于肝郁气滞，疏泄失职而致的心烦，郁闷不舒，胁下胀痛，胸闷喘气，不思饮食等症。

【病案举例】

患者郭某，男，26岁。2005年5月1日就诊。多虑2年。

患者于2003年开始出现多虑，神疲乏力，视物模糊，恐惧，全身不适，睡眠较差，焦虑，多疑，头皮不适，饮食正常。舌淡红，苔薄黄，脉弦细。患者善思多虑，多思伤脾，脾虚生痰久而化热，痰热交阻，上扰心神，而见焦虑，恐惧，睡眠差，多疑；脾虚湿盛而出现神疲乏力，全身不适；舌淡红，苔薄黄，脉弦细为痰热交阻之象。中医诊断：郁证。证属：痰热交阻。治疗法拟：清热化痰，疏肝解郁。方用：黄芩黄连温胆汤加减。

川黄连10g	黄芩10g	法半夏10g	橘红10g
炒白术10g	茯苓30g	竹茹10g	沉香粉^{分冲}2g
郁金10g	五味子10g	柴胡10g	益智仁12g
桑枝20g	川芎10g	薄荷^{后下}3g	炙甘草10g
远志10g	合欢皮30g		

21剂，水煎服。

二诊：2005年6月21日。诸症悉减。舌淡，薄黄，脉弦。证属：肝郁气滞，痰热交阻。治宜：解肝郁清痰热。方用：四七汤加减。

柴胡10g	当归12g	白芍12g	炒白术12g
茯苓30g	薄荷^{后下}3g	苏子10g	香附10g
郁金10g	法半夏10g	炒枣仁30g	知母10g
生龙齿^{先煎}30g	远志10g	紫石英^{先煎}30g	炙甘草10g

本例病人辨证为痰热交阻，首诊以黄连温胆汤清热化痰，后期痰热之象去掉，改用疏肝解郁法调畅气机，为本案特点。

（二）郁金配菖蒲，醒脑开窍

郁金其辛散苦泄之性，可化郁滞之痰浊，以开心窍，且性寒有清心之功，故可治痰浊蒙蔽清窍，神昏谵语，或痰热郁结的癫痫惊狂。周教授常配石菖蒲同用。

【病案举例】

患者杜某，女，60 岁。2009 年 2 月 11 日就诊。右侧肢体活动不利伴言语不利 4 个月。

患者 2008 年 10 月突发右侧肢体活动不利，言语不能，诊断为脑梗死，在积水潭医院住院治疗后好转。遗留有右侧肢体活动不利，言语不利，大便干。既往史：高血压、糖尿病 6 年。过敏史：染发剂过敏。神经系统查体：Bp：150/80mmHg。不完全运动性失语，右侧鼻唇沟变浅，伸舌右偏，右上肢肌力 III 级，右下肢肌力 IV 级，右侧肢体肌张力增高，双侧腱反射对称活跃，双侧 Hoffman 征（+），右踝阵挛（+），双侧巴氏征（+），右侧偏身痛觉减退。头颅 CT：左侧颞叶脑梗死。舌红，苔黄，脉细。

患者年老，气血亏虚，脾气不足，水湿内停，聚而成痰，蕴久化热；兼之久病脉络空虚，复感外邪侵袭，夹痰热上扰，闭阻脉络，导致偏瘫、失语，舌红苔黄为热象，脉细属虚，证属虚实夹杂。西医诊断：脑梗死。中医诊断：中风 – 中经络。证属：脉络空虚，痰热阻络。治疗法拟：养血活血，清热化痰通络。方用：大秦艽汤加减。

秦艽 10g	当归尾 10g	赤白芍^各12g	川芎 10g
桑枝 30g	川羌活 12g	川牛膝 15g	黄芩 12g
胆南星 10g	郁金 10g	石菖蒲 10g	地龙 10g
人工牛黄^{分冲}1g			

7 剂，水煎服。

牛黄清心丸 1 丸 bid。

二诊：2009 年 2 月 18 日。症状同前。舌红，苔黄，脉细。守原法上方继服 21 剂，水煎服。

三诊：2009 年 3 月 11 日。右侧肢体活动不利及言语不利均有好转。

九、牡蛎配龙骨

牡蛎味咸。性微寒。归肝、肾经。牡蛎性寒质重，具有平肝潜阳，镇惊益阴作用。用于肝阴不足，肝阳上亢，症见头目晕眩，心悸失眠，烦躁不安及耳鸣者，常与龙骨、龟板、白芍等同用。阴血亏损，肝风内动，四肢抽搐者，常配伍龟板、生鳖甲、生白芍等，共奏育阴潜阳以熄肝风之效，如《温病条辨·卷三》

三甲复脉汤。对惊狂烦躁，心神不安者，亦可用本品与镇静安神药同用。生牡蛎，平肝镇静之功见长，适用阴虚阳亢之症；煅牡蛎，功偏收敛固涩，制酸止痛，适用于滑脱证及胃脘痛。

周教授临床中将牡蛎与龙骨合用。

龙骨味甘涩而性平，入心、肝、肾经；牡蛎味咸涩而性微寒，入肝、胆、肾经。牡蛎与龙骨的功用相近，但龙骨重镇安神，功胜牡蛎；而牡蛎又能软坚散结，则是它的特点。龙骨质体重坠，为化石之属，功专平肝潜阳，镇静安神，敛汗固精，止血涩肠，生肌敛疮；牡蛎质体沉重，为贝壳之类，功善敛阴潜阳，涩精止汗，止带，化痰，软坚。二药合用，相互促进，益阴潜阳，镇静安神，软坚散结，涩精止血之力大大增强。龙骨益阴之中能潜上越之浮阳，牡蛎益阴之中能摄下陷之沉阳。主治心神不宁，烦躁不安，心悸怔忡，失眠健忘，头晕目眩，耳鸣耳聋，小便不禁，遗精滑精，崩漏带下，咳血吐血，胁下积块胀痛等病症。

【病案举例】

患者邢某，男，75岁。2004年6月13日就诊。头晕1个月。

患者于2004年5月11日开始无明显诱因出现头晕，转头时加重，视物旋转，无耳鸣，无恶心呕吐，服天麻胶囊无明显好转，故来我院就诊。目前症见：头晕，转头时加重，视物旋转，无恶心，无呕吐。喜热饮，口干，便秘。舌暗红，少苔，脉弦。既往史：高血压病10年，最高血压210/100mmHg，服用开搏通12.5mg tid，血压控制在130~140/80~90mmHg。糖尿病1年，服用二甲双胍0.25 tid，血糖控制情况不详。高脂血症2年。脑梗死史1年，经治疗遗留左侧肢体活动不利。神经系统检查：Bp：135/90mmHg。左上肢肌力Ⅲ级，左下肢肌力Ⅱ级，左侧肌张力增高，Babinski's（+）。西医诊断：颈性眩晕。中医诊断：眩晕。证属：肝肾阴虚，肝阳上亢。治疗法拟：滋补肝肾，平肝潜阳。方用：镇肝熄风汤加减。

川牛膝10g	羌活12g	防风10g	狗脊30g
天冬12g	麦冬12g	青蒿15g	丹皮10g
龟板^{先煎}30g	生地30g	生麦芽10g	草决明15g
生龙骨^{先煎}30g	生牡蛎^{先煎}30g		

7剂，水煎服。

二诊：2004年6月20日。头晕好转，转头时头晕加重，视物旋转，无耳鸣，无恶心，舌质暗红，苔少，脉弦。上方加龙胆草清肝经实热，珍珠母重镇潜阳，天麻、钩藤平肝熄风。

川牛膝 10g	羌活 12g	防风 10g	狗脊 30g
天冬 12g	麦冬 12g	青蒿 15g	丹皮 10g
龟板^{先煎}30g	生地 30g	生麦芽 10g	草决明 15g
生龙骨^{先煎}30g	生牡蛎^{先煎}30g	龙胆草 10g	珍珠母^{先煎}30g
天麻 10g	钩藤 15g		

7 剂，水煎服。

患者老年男性，肝肾素亏，肾阴不足而致肝阳上亢故头晕；肝开窍于目，肝血亏虚则视物旋转；阴津亏虚，津液不能正常输布则口干、便秘；舌暗红少苔脉弦属阴虚阳亢之象。

十、钩藤配天麻

钩藤味甘，微寒。归肝、心包经。其善入肝经，有清肝热、平肝阳、熄肝风之效，治疗因肝火上炎、肝风内动导致的头晕目眩、头痛。《本草经疏》："钩藤，甘苦俱不甚，气味悉和平者也。为手少阴、足厥阴要药。少阴主火，厥阴主风，风火相搏，则为寒热、惊痫。此药气味甘寒，直走二经，则风静火熄而肝心宁，寒热、惊痫自除矣。"钩藤质轻气薄，微寒凉散，又兼疏风透热作用，亦可用来治疗外感风热头痛。

周教授临床中将天麻与钩藤组成药对使用。药对源自天麻钩藤饮，天麻甘平，专入足厥阴肝经，功擅平肝熄风；钩藤既能平肝风，又能清肝热，二药合用，可增强平肝熄风之力。

【病案举例】

患者李某，女，46 岁。2009 年 1 月 14 日。右侧肢体活动不利伴言语不清 19 天。

患者于 2000 年 12 月 19 日中午突发意识不清，言语不能，右侧肢体活动不利，立即送至 999 急救中心，查头颅 CT：左侧基底节区、颞叶脑出血，约 40ml，行穿刺血肿引流术，并予以脱水，调控血压等对症治疗，意识逐渐恢复，12 月 30 日拍头颅 CT：出血部分吸收。仍言语不利，右侧肢体瘫痪。为求中医治疗收入我院。入院症见：右侧肢体瘫痪，言语不利，头痛，头晕，急躁不安。既往史：高血压病史。神经系统查体：Bp：160/100mmHg。不完全混合性失语，强笑，查体欠配合，右侧鼻唇沟变浅，伸舌右偏，右侧肢体肌力 0 级，右上肢肌张力增高，右下肢肌张力减低，右侧腱反射活跃，右巴氏征（＋）。头颅：脑出血吸收期。舌红，苔少，脉弦。

患者肝肾阴虚，阴不制阳，肝阳上亢，风阳上扰清窍而见神志不清，言语謇涩，烦躁不安，头痛，头晕；肝肾阴虚，阴虚火旺，灼伤津液，筋脉失养，则肢体瘫痪；舌红少苔为肝肾阴虚之象，脉弦为肝阳上亢之象。西医诊断：脑出血恢复期。中医诊断：中风－中经络。证属：肝肾阴虚，肝阳上亢。治疗法拟：滋阴养血，平肝熄风。方用：天麻钩藤饮加减。

天麻 10g	钩藤^{后下}30g	益母草 10g	生地 30g
当归 12g	赤芍 12g	白芍 12g	生杜仲 12g
川牛膝 15g	桑枝 30g	黄芩 12g	黄连 6g
人工牛黄^{分冲}1g	菖蒲 10g	郁金 10g	地龙 12g

7 剂，水煎服。

二诊：2009 年 1 月 21 日。右侧肢体瘫痪同前，言语不清好转。舌红，苔少，脉弦。Bp：140/90mmHg。守上方继服。

十一、杜仲配牛膝

杜仲味甘。性温。归肝、肾经。具有补肝肾，强筋骨，安胎的作用。杜仲之甘温能补肝肾之阳，具微辛之味，能畅行气血之滞，功专滋补肝肾之用。肝主筋，肾主骨，肝得补而筋健，肾得补而骨强，气血畅而筋脉舒，故每常用治肝肾不足之腰膝酸楚而痛或痿软而痛或痿软无力及肝肾虚寒之阳痿、尿频等。

周教授常将牛膝与杜仲配合使用，用以补肾强筋壮骨。《药品化义》云："杜仲，沉下入肾，盖肾欲坚，以苦坚之，用此坚肾气，强壮筋骨，主治腰脊酸疼，脚膝行痛，阴下湿痒，小便余沥。……牛膝主下部血分，杜仲主下部气分，相须而用。"

【病案举例】

患者邵某，女，45 岁。2008 年 10 月 22 日就诊。四肢力弱 1 年，加重伴言语不清 4 个月。

患者于 2007 年 6 月出现右手力弱，此后逐渐发展为四肢力弱，伴有肌肉萎缩，行颈椎 MRI 提示：颈椎间盘膨出，椎管狭窄，脊髓受压。行颈椎减压术后症状不缓解。今年6月，患者四肢无力加重，伴言语不清，饮水呛咳，宣武医院行肌电图提示：神经源性受损。诊断为：肌萎缩侧索硬化症。目前症见：四肢无力，双上肢肌肉萎缩，言语不清，行走困难，肉跳。既往史：否认其他病史。神经系统查体：神情，构音欠清，软腭上提无力，舌肌萎缩，肌束震颤，双手大、小鱼际肌、骨间肌萎缩，上臂肌群及肩胛带肌萎缩，四肢肌力Ⅳ级，双上肢握力Ⅲ级，双侧霍夫曼、罗索里莫（＋），双侧巴氏征阳性。外院肌电图提示：广泛神经元性受损。舌红，苔薄黄，脉沉细无力。

患者素体脾胃虚弱，脾虚生湿生痰，湿久化热，流注于下焦；又兼肝肾亏虚，肝主筋，肾主骨，脾主肉，肝脾肾三脏受损而出现筋骨痿软，肌肉萎缩无力；肝风内动而出现肉跳；其脉沉细无力属脾肾亏虚之象。西医诊断：肌萎缩侧索硬化症。中医诊断：痿证。证属：肝肾亏虚，脾阳不足。治疗法拟：补肾健脾，益气养血，柔肝定搐。方用：右归丸合八珍汤加减。

制附子^{先煎10分钟}10g	肉桂6g	茯苓30g	山药12g
炒杜仲12g	牛膝12g	党参15g	炒白术12g
炙杷叶10g	旋覆花^包10g	当归12g	白芍15g
生地20g	地龙10g	全蝎3g	僵蚕10g
紫河车10g	黄精30g	炙甘草10g	鹿角胶10g^{烊化}

7剂，水煎服。

二诊：2008年10月29日。四肢无力无明显加重，腿发沉及肉跳减轻。舌淡，边有齿痕，苔薄黄，脉沉细无力。患者气血两虚，以脾虚为主，脾主肌肉，脾肾同源，脾阳需靠肾阳滋养。证属：气血亏虚，脾阳不足。治宜益气温阳养血。方用：八珍汤加减。

人参^{另煎兑服}6g	白术12g	茯神30g	山药12g
黄精30g	竹茹10g	旋覆花^包10g	当归12g
白芍12g	天麻10g	全蝎3g	制附子^{先煎10分钟}10g
鹿角胶^{烊化}10g	杜仲12g	怀牛膝15g	炙甘草10g
胆星10g	紫河车10g	熟地30g	

该患者四肢痿软无力，双上肢肌肉及舌肌明显萎缩，故属中医痿证范畴。肝主筋，肾主骨，脾主肉，筋骨肌肉痿软无力，故定位在肝脾肾三脏，立法方药亦是侧重于补肾健脾，养血柔肝。

第三讲
清热药在神经精神系统的应用

一、知母清热泻火，滋阴润燥

知母味苦、甘。性寒。归肺、胃、肾经。知母苦寒坚阴，甘以补阴，故亦常用其滋阴降火作用以治阴虚火旺、肝肾阴亏所致的骨蒸潮热，心烦盗汗等证，每与黄柏相须为用，并配伍养阴药以加强疗效，如《景岳全书·新方八阵·卷五十一》知柏地黄丸、《丹溪心法·卷三》大补阴丸。清泄实火生用，盐知母较长于清下焦虚热。《用药法象》："泄无根之肾火，序有汗之骨蒸，止虚劳之热，滋化源之阴。"

（一）知母养肺、胃、肾阴，清三焦之热

周教授指出，知母归肺、胃、肾经。上可清肺热；中可滋胃阴，清胃火；下可滋肾阴，清下焦热。

1. 知母配黄芩清肺热

知母清肺热时，多与黄芩相配，主治肺热咳嗽，痰黄黏稠不易咳出之证。

【病案举例】

患者刘某，男，65岁。2002年11月13日就诊。神志不清3日。

患者突发神志不清，恶心呕吐。头颅CT：蛛网膜下隙出血，继发左额叶出血，左硬膜下出血。予以脱水降颅压，止血等治疗。目前患者深度昏迷状态，发热，T：39.8℃。口臭。舌红，少苔，脉缓弦。西医诊断：蛛网膜下隙出血。中医诊断：中风-中脏腑。证属：闭证-阳闭。治疗法拟：气血两清。方用：清营汤加减。

羚羊角粉^{分冲}2g	白芍12g	丹皮10g	生地30g
淡竹叶10g	连翘10g	金银花15g	黄芩12g
知母10g	黄连10g	生石膏^{先煎}30g	麦冬12g

天竺黄 10g

5剂，水煎服。

2. 知母配生石膏清胃火

知母清胃火时，多与生石膏相配。二药均入阳明胃经，石膏清泻胃火之有余，知母清热养胃阴，治疗阴虚胃热导致的口干，烦热，消渴。

【病案举例】

患者李某，女，48岁。2002年6月5日就诊。周身乏力1个月。

患者感周身乏力，后枕部不适，失眠，早醒，嗳气，纳呆，口干，心烦。舌红，苔黄，脉左沉弱无力，右沉细。中医诊断：郁证。证属：阴虚有热。治疗法拟：养胃阴，清胃热，佐以理气和胃。方用：一贯煎加减。

北沙参 12g	生地 15g	麦冬 12g	知母 10g
生石膏^{先煎}30g	川牛膝 15g	炒杜仲 12g	炒谷麦芽^各10g
炙杷叶 10g	姜半夏 10g	黄精 30g	玫瑰花 10g
玳玳花 10g	沉香 5g		

服用7剂后，纳呆，嗳气，口干好转。

3. 知母配黄柏清下焦热

知母清下焦热时，多与黄柏配伍，滋阴降火，治疗肾阴不足，阴虚有热，潮热盗汗，五心烦热，耳鸣。黄柏苦寒沉降，长于泻相火，清下焦湿热。但其苦寒伤阴，配以知母，即增强清热作用，又可滋阴润燥。周教授常用于治疗肝肾阴虚，虚火上炎导致的头晕，耳鸣。

【病案举例】

患者刘某，女，76岁，2003年3月11日就诊。头晕，耳鸣1个月。

患者就诊时症见：头晕，耳鸣，重听，有时复视，恶心，行走不稳，无视物旋转，手胀，脸肿，夜眠差，能睡2h/d，记忆力下降，便干，纳差，腰痛，肩背痛，转头颈部发紧。既往有脑梗死病史。舌尖红苔薄黄。中医诊断：眩晕。证属：肝肾阴虚，虚火上炎。治疗法拟：滋阴清热，重镇潜阳。方用：知柏地黄丸加味。

肥知母 10g	盐黄柏 6g	白菊花 10g	干生地 30g
怀山药 12g	云茯苓 30g	建泽泻 12g	山萸肉 10g
合欢皮 30g	牡丹皮 10g	草决明 30g	姜半夏 10g

生石决明^{先煎}30g

二诊：2003 年 3 月 18 日。耳鸣好转，头晕，腰痛，失眠，健忘，耳聋，疲乏，身窜痛，腹胀，心烦，眼花，头晕与睡眠无关。舌质正常，苔薄黄，脉弦细。耳鸣好转，故改用滋阴平肝熄风为法。方用天麻钩藤饮合四物汤加减。

明天麻10g	双钩藤30g	云茯苓30g	肥知母10g
抚川芎10g	干生地20g	全当归12g	粉葛根30g
炒杜仲12g	川牛膝12g	夜交藤30g	合欢皮30g
麸枳壳12g	草决明30g	制香附10g	

（二）知母与生石膏相配，善治气分大热

知母清热泻火，滋阴润燥。生石膏辛甘大寒，主入肺胃二经，清热泻火之力甚强，为清泻气分大热、肺胃之火的要药。故周教授用石膏配知母，清热泻火，生津止渴，治气分大热。

【病案举例】

患者李某，女，43 岁。2007 年 7 月 11 日就诊。发热，咽痛 3 日。

患者发热 3 天，T：38.9℃。咽痛，咳嗽，痰黏稠。查体：咽部红肿，双侧扁桃体肿大。舌红，苔黄燥，脉弦数。西医诊断：急性咽炎。中医诊断：发热。证属：风热犯肺。治疗法拟：清热解表。方用：银翘散合白虎汤加减。

金银花15g	连翘12g	牛蒡子10g	知母10g
生石膏^{先煎}30g	寒水石^{先煎}30g	荆芥穗10g	北柴胡10g
黄芩12g	鲜薄荷^{后下}6g	鲜芦根30g	羚羊角粉^{分冲}1g
板蓝根30g	南沙参10g	炙甘草10g	浙贝母10g
桔梗10g			

（三）知母配酸枣仁，止烦热

酸枣仁养心安神，知母滋阴清热，周教授以两药相配，治疗肾阴亏虚，心火上炎，心肾不交引起的心烦，燥热，失眠。

【病案举例】

患者马某，女，51 岁。心烦、急躁 4 年。

患者 4 年前，因下岗及夫妻不和，引起心烦，急躁，易怒，失眠，情绪低落，多愁善感，心悸。服用百忧解初始有效，近日症状加重，五心烦热，紧张，恐惧，怕声音。舌尖红，苔薄黄。中医诊断：郁证。证属：肾水亏虚，虚热扰

心。治疗法拟：交通心肾，佐以除烦。方用：酸枣仁汤合甘麦大枣汤。

炒枣仁 30g	知母 10g	川芎 10g	茯苓 30g
炒远志 10g	菖蒲 10g	生龙齿[先煎]30g	浮小麦 30g
炙甘草 10g	红枣 6 枚	柏子仁 10g	麦冬 10g
五味子 10g	炒栀子 10g	北柴胡 10g	

服用 14 剂后，烦热明显好转。

（四）知母配桂枝，治疗风热痹证

阴虚不能制阳，渐生内热，内热动风，复感外邪，外风引动内风。风邪闭阻经络，不通则痛，发为痹证。知母滋阴降火，用以治阴虚火旺，火热上行之证；桂枝可温经通络，与知母共奏温经散寒，疏风清热之功。

【病案举例】

患者邓某，男，56 岁。右侧膝关节疼痛 3 日。

患者近日于爬山后出现右侧膝关节疼痛，呈刀割样疼痛，疼痛剧烈，不能行走。服用止痛药可暂时止痛。舌红少苔，脉结代。西医诊断：膝关节退行性病变。中医诊断：痹证。证属：阴虚有热，夹风闭阻经络。治疗法拟：温经散寒，疏风清热。方用：桂枝芍药知母汤加味。

知母 10g	桂枝 10g	白芍 30g	桑枝 30g
忍冬藤 30g	葛根 30g	羌活 10g	海桐皮 10g
生地 30g	防风 10g		

服用 4 剂，疼痛程度减轻。加黄芩 10g、当归 10g，继服 7 剂，症状消失。

二、竹叶清热除烦

竹叶味甘、淡。性寒。归心、胃、小肠经。清上导下，擅清心、胃、肺经热邪，治疗心烦口渴之证。且清心利尿，可导热下行，治疗心经之火下移小肠，症见小便短赤，淋漓涩痛。心开窍于舌，借其清心火作用以治心火上炎，口舌生疮。

（一）竹叶配石膏，清余热

周教授常将竹叶配石膏，治疗因各种感染，导致长期高热，经治疗后感染控制，但仍低热不退的病症。

【病案举例】

患者李某，男，47岁。四肢无力2年，呼吸困难1个月。

患者2年前逐渐出现四肢无力，伴肌肉萎缩。在当地诊断为"运动神经元病"，予以对症治疗。半年前出现吞咽困难。近1个月来，呼吸困难，憋气。目前症见：四肢无力，呼吸困难，饮水呛咳，伴口干，发热，T：38.6℃，痰多，不能咳出。西医诊断：运动神经元病。中医诊断：痿证。证属：气阴两虚。治疗法拟：益气生津止渴，甘寒养阴。方用：生脉饮合竹叶石膏汤加减。

西洋参^{另煎兑服}10g	麦冬15g	五味子10g	竹叶10g
生石膏^{先煎}30g	粳米10g	寒水石^{先煎}30g	丹皮10g
天花粉10g	黄精30g		

（二）竹叶配通草，清热通淋

通草性寒，味淡而体轻，入手太阴肺经，引热下降，而利小便，用于膀胱湿热阻滞之小便不利，淋漓涩痛。竹叶清心利尿，可导热下行，治疗心经之火下移小肠，症见小便短赤，淋漓涩痛。周教授常将两药合用，治疗淋证。

【病案举例】

患者江某，女，35岁。尿频，尿急，尿痛3日。

患者3天前，无明显诱因出现尿频，尿急，尿痛。服用消炎药利复星片未见效果。舌尖红，苔薄黄，脉细。中医诊断：淋证。证属：心经有热，下注小肠。治疗法拟：清心利尿。方用：导赤散以通草易木通。

竹叶10g	通草10g	生地30g	灯心草3g
滑石10g	生甘草10g	萹蓄10g	瞿麦10g
车前草30g			

服用5剂，上述症状消失。

（三）竹叶配柴胡，清肝胆热

柴胡归肝胆经，疏肝解郁；竹叶味苦性寒，清上导下。周教授将两药配伍，合温胆汤，组成柴胡竹叶温胆汤，治疗肝郁化火生痰之证。

【病案举例】

患者李某，女性，74岁，于2003年3月4日就诊。心烦3日。

患者3天前因生气出现心烦、急躁、易怒、坐卧不安，失眠、入睡困难、易惊醒、多恶梦，身热、胸口热、不出汗，恐惧，纳食不香、喜凉食、口黏腻、便秘等症，服用罗拉0.5mg，日2次。舌尖边红，苔黄厚。脉左沉细数无力，右弦数。西医诊断：焦虑状态。中医诊断：郁证。证属：肝郁化火生痰，热扰胆经。方用：柴胡竹叶温胆汤。

北柴胡10g	淡竹叶10g	化橘红10g	法半夏10g
淡竹茹10g	云茯苓30g	炒枳实10g	胆南星10g
炒栀子10g	青礞石^{先煎}20g	生大黄^{后下}5g	合欢皮30g
石菖蒲10g	炒远志10g	缩砂仁^{后下}5g	生龙齿^{先煎}30g
生甘草10g			

7剂，水煎服。

二诊：2003年3月11日。服上方心烦、失眠均有好转，无入睡困难、睡眠时间5~6小时，无身热。口干。舌红，苔薄黄少津。脉细数。改用竹叶石膏汤加减。

淡竹叶10g	生石膏^{先煎}30g	北沙参12g	银柴胡10g
白薇10g	地骨皮10g	干生地30g	粳米10g
合欢皮30g	嫩青蒿15g	醋龟板^{先煎}30g	生甘草10g
灯心草3g	郁李仁10g		

服上方7剂后，诸症悉减。

此患者因情志不遂引起肝郁气滞，郁久化火生痰，痰热上扰神明，则致心烦、不寐或恶梦、易惊醒；胆被痰郁，失于决断，则触事易惊、恐惧；湿热内蕴，则身热、胸口热、不出汗；湿热困脾，则纳食不香、喜凉食、口黏腻；热结肠燥，则致便秘。因此，此证属肝胆湿热，其舌尖边红、苔黄厚均为湿热内盛的表现。治拟清热化痰、解郁安神，方用柴胡竹叶温胆汤加味。

服用7剂后，湿热得化，但因热灼津液，出现虚热表现，故改用竹叶石膏汤加减，继服7剂，余热得清，诸症皆愈。

三、栀子泻火除烦

栀子味苦。性寒。归心、肝、肺、胃、三焦经。用于热病心烦、郁闷、躁扰不宁诸证。热扰心神则烦，热邪郁于肺，胃及三焦亦可致烦，栀子能清泄心、肺、胃、三焦之火热而除烦，可与柴胡、香附、川芎等伍用。《丹溪心法·卷三》越鞠丸治六郁，方中用栀子即在清热邪。

（一）栀子配柴胡，解郁除烦

周教授以栀子配柴胡，泻火除烦。栀子性清降，善清心、肝热邪，清热除烦效果显著；柴胡疏肝理气，善解肝郁，两药相配，专治肝郁化火生痰导致的心烦、急躁、失眠等症。

【病案举例】

患者王某，女，59 岁。2006 年 4 月 12 日就诊。心烦、焦虑 5 年，失眠 1 月。

患者自 2001 年起出现心烦，急躁，易怒等症，曾服多赛平效果不佳。今年开始服用赛洛特后，急躁易怒好转，但人变得呆滞。目前情绪低落，郁闷，委屈，坐卧不安，不愿与人交流，入睡困难，夜间 1～3 点方能入睡，健忘，大便干，纳可。舌暗红有瘀点，苔根黄厚，脉细。

患者为七情所伤，损伤少阳冲和之气，令胆郁气滞，胆失疏泄，影响脾胃运化致脾失健运，痰湿内生；痰浊内阻，土壅木郁，则肝气郁滞，故见情绪低落，郁闷，委屈；痰热扰心，心神不安，则致坐卧不安，失眠。其舌红苔黄厚为湿热之象。郁久成瘀，故见舌暗瘀点。西医诊断：焦虑状态。中医诊断：郁证。证属：肝胆湿热。治疗法拟：清热化痰解郁，安神定志。方用：柴胡栀子温胆汤加减。

北柴胡 10g	全当归 12g	炒栀子 10g	莲子心 6g
法半夏 10g	云茯苓 30g	广陈皮 10g	炒枳实 10g
胆南星 10g	淡竹茹 10g	制香附 10g	紫苏子 10g
炒远志 10g	炒枣仁 30g	合欢皮 30g	沉香末^{分冲}2g
浮小麦 30g	炙甘草 10g	大枣 6 枚	生龙齿^{先煎}30g

14 剂，水煎服。

二诊：2006 年 4 月 27 日。精神佳，心情明显好转，不用服用安眠药（艾司唑仑）亦可入睡。诸症悉减，效不更方，守原法继续治疗，加百合可治心烦脏燥。

北柴胡 10g	全当归 12g	炒栀子 10g	莲子心 6g
法半夏 10g	云茯苓 30g	广陈皮 10g	炒枳实 10g
胆南星 10g	淡竹茹 10g	制香附 10g	紫苏子 10g
炒远志 10g	炒枣仁 30g	合欢皮 30g	沉香末^{分冲}2g

| 浮小麦 30g | 炙甘草 10g | 大枣 6 枚 | 生龙齿^先煎30g |
| 甜百合 30g | | | |

服药 14 剂，诸症悉除。

本案重点在于中焦湿热的治疗，在温胆汤的基础上加味，构成柴胡栀子温胆汤，柴胡可疏肝郁理肝气，栀子可清化三焦之热，二药与温胆汤诸药相伍增加了疏肝清热的作用。有宜于中焦湿热的清化。

（二）栀子配淡豆豉，泻火除烦

周教授常用栀子配淡豆豉，用于治疗热扰心神导致的心烦，急躁，坐卧不安，或胸腹不适的焦虑患者。栀子与豆豉合用，可宣泄郁热，解郁除烦而治热蕴胸膈，心中懊恼，此即《伤寒论·辨太阳病脉证并治》中的栀子豉汤。

【病案举例】

患者于某，女，60 岁，2003 年 4 月 15 日就诊。胃堵，心烦 1 个月。

患者 1 个月前患高血压病，头晕，因担心因高血压引起脑梗死而整日忧虑。引起胃堵不能进食，口干，呃逆，嗳气，不烧心，无腹胀。心烦，疑心，急躁，坐卧不安，委屈，心慌，手脚麻，偏执，情绪低落，口苦。无痰。舌红苔黄燥，脉细数。中医诊断：郁证。证属：阴虚夹痰。治疗法拟：解郁除烦，安神定志，佐以和胃。方用：甘麦大枣汤合栀子豉汤加减。甘麦大枣汤功在清心热，活血理气；栀子豉汤可解郁除烦，安神定志，和胃。

浮小麦 30g	炙甘草 10g	大红枣 6 枚	甜百合 30g
炒栀子 10g	淡豆豉 10g	五味子 10g	制香附 10g
玫瑰花 10g	玳玳花 10g	炒谷麦芽^各10g	柏子仁 10g
麦门冬 12g	合欢皮 30g	灯心草 3g	北沙参 12g

7 剂，水煎服。

二诊：2003 年 4 月 23 日。服药 3 天后症状好转，前天又复发，思想压力大，气胀，口苦，脘闷堵，口干，心烦，恐惧，疑心，怕冷，面色萎黄，整夜不睡。舌体胖苔薄黄，脉左弦，右弦细。方用甘麦大枣汤合栀子豉汤合半夏泻心汤加减。

浮小麦 30g	炙甘草 10g	大红枣 6 枚	甜百合 30g
炒栀子 10g	淡豆豉 10g	枳壳 10g	北沙参 10g
炒谷麦芽^各10g	五味子 10g	姜半夏 10g	黄连 6g

黄芩 10g	合欢皮 30g	炒远志 10g

四、夏枯草清肝火，解郁结

夏枯草味苦、辛。性寒。归肝、胆经。本品味辛能散，苦寒泄热，功善宣泄肝胆之郁火，故周教授将其用于肝火上炎所致之目赤肿痛，目珠疼痛，羞明流泪，以及头痛、眩晕诸症，可与石决明、决明子、菊花等伍用。

【病案举例】

患者裴某，女，61 岁，2003 年 4 月 23 日就诊。就诊时症见：头晕，走时间长后加重，头昏沉，头顶如物压迫，头重，视物模糊，记忆力下降，有时手麻，无复视，无耳鸣，大便可，纳可。舌体胖，苔黄厚，脉弦滑。既往高血压病 2 年，口服复降片 1 片，日 1 次。中医诊断：眩晕。证属：肝胆湿热。治疗法拟：清肝胆湿热。方用：龙胆泻肝汤加减。

龙胆草 10g	白菊花 10g	夏枯草 10g	炒栀子 12g
条黄芩 12g	北柴胡 10g	干生地 20g	草决明 20g
车前子^{包煎}10g	建泽泻 10g	粉葛根 30g	全当归 12g
生甘草 10g			

五、决明子清肝明目，润肠通便

决明子味甘，苦，咸，微寒。归肝、肾、大肠经。性质滋润，即可清泻肝火，又可滋补肝肾，且能润肠通便。常用治疗肝火上炎，目赤肿痛，头晕头痛；肝肾阴虚，目暗不明，视物昏花；又可用于肠燥便秘之证。

（一）决明子配菊花，清肝明目

决明子入肝肾经，可清泻肝火，滋补肝肾。周教授常用于治疗肝火上炎导致的视物昏花，目涩流泪，目赤肿痛。《本草求真》："决明子，除风散热……苦能泻热，咸能软坚，甘能补血，力薄气浮，又能升散风邪，故为收泪止痛要药。"决明子配菊花，可增强清肝明目的功效。

【病案举例】

患者苏某，男，49 岁。2008 年 12 月 3 日就诊。右侧肢体活动不利伴言语不利，进行性加重 10 天。

患者于 10 天前，因糖尿病在外院内分泌科住院治疗期间，出现右侧肢体活动不利伴言语不利，并进行性加重，查头颅 MRI：脑梗死，遂至我院治疗。入院症见：右侧肢体活动不利，言语不利，时有呛咳，口苦，目涩，食欲可，无耳鸣、头晕，大便干。既往史：高血压病史 16 年，冠心病病史 10 年，高脂血症病史 6 年，糖尿病病史 20 余天。过敏史：青霉素、头孢类药物过敏。神经系统查体：Bp：158/100mmHg。神清，构音欠清，右侧中枢性面瘫，右侧上下肢肌力 Ⅲ 级，双侧病理征阳性。形体肥胖，面色白，语音低沉。舌淡，舌尖红，苔黄燥，脉缓。

患者平素性情急躁，肝火内生，热极生风，挟痰阻滞经络，故半身不遂；肝火挟痰上扰清窍，故言语不利、饮水呛咳；肝胆热盛，故口苦、大便干。舌尖红，苔黄燥也是肝火上炎之象。西医诊断：脑梗死。中医诊断：中风 - 中经络。证属：肝火上炎。治疗法拟：清肝胆热。方用：龙胆泄肝汤加减。

龙胆草 10g	夏枯草 10g	黄芩 12g	柴胡 10g
生地 30g	当归 12g	草决明 30g	野菊花 30g
苦丁茶 10g	川牛膝 15g	生石膏^{先煎}30g	车前子^包10g
葛根 30g	竹叶 10g	生甘草 10g	

二诊：2008 年 12 月 17 日。言语不利，语声低微，右侧肢体活动不利较前好转，无目涩，无发热，无咳嗽、咯痰，无恶寒发热，食欲佳，二便调。舌淡，舌尖红，苔黄、少津，脉沉弱无力。

患者复诊时湿热已除，临床表现以阴虚之象为主。患者患病日久，后天之本亏虚，肝肾不足，脉络失养，闭阻经络，故肢体活动不利，肝肾阴虚，风阳上扰清窍，故言语不利。舌质淡，舌尖红，脉沉弱无力，均为肝肾不足之象。证属：肝肾阴虚，脉络失和。治宜：滋肾养肝，活血通络。方用：一贯煎加减。

沙参 10g	麦冬 12g	枸杞子 10g	当归 12g
生地 30g	丹皮 10g	赤芍 12g	丹参 30g
川牛膝 15g	川羌活 12g	生石膏^{先煎}30g	人工牛黄^{分冲}1g
黄芩 12g	草决明 30g	野菊花 30g	生杜仲 12g
草红花 10g			

患者初诊以肢体活动不利，舌强语謇，口干，舌红、苔黄燥为主要辨证辨病特点，加之性情急躁，考虑辨证为肝火上炎，故治以清利肝胆之热，故选用龙胆泄肝汤加减。复诊患者热证不显，患病日久，肝肾不足表现明显，以半身不遂，

舌强语謇、舌质淡，舌尖红，脉沉弱无力为主要辨证要点。故治以滋肾养肝，活血通络，选用一贯煎加减。本例患者从患病初期的实证转变为后期的本虚标实之证，根据症候的变化，治疗的侧重也从祛邪转变为补虚。

（二）决明子配火麻仁，润肠通便

决明子性质滋润，能润肠通便，用于肠燥便秘之症。单用或合用火麻仁效果更佳。

【病案举例】

患者张某，女，60岁。2008年2月20日就诊。发作性头晕4年。

患者2004年乘飞机时出现头晕，当时查头颅CT：腔隙性脑梗死。2006年劳累生气后又出现头晕，在积水潭医院查颈椎MRI：颈椎管狭窄。此后头晕时有发作，紧张、生气可诱发。无视物旋转，无耳鸣，无恶心呕吐，头晕与体位改变有关。平素心烦，失眠，急躁，心慌，视物昏花，便秘，手心热。舌红，少苔，脉细数。西医诊断：神经症。中医诊断：眩晕。证属：肝肾阴虚，风阳上扰。治疗法拟：平肝熄风。方用：天麻钩藤饮加减。

天麻 10g	钩藤 30g	益母草 12g	丹皮 10g
茯神 30g	川芎 12g	生地 20g	全当归 12g
赤芍 12g	粉葛根 30g	北柴胡 10g	黄芩 12g
炒栀子 12g	白菊花 10g	决明子 15g	夜交藤 30g
醋龟板^{先煎}30g	生石决明^{先煎}30g	制香附 10g	炒枣仁 30g
焦三仙 30g	火麻仁 10g		

六、石膏清热泻火

石膏味辛，性甘，大寒。归肺、胃经。具有清热泻火，除烦止渴，收敛生肌的作用。可用于治疗壮热烦渴，肺热喘咳，胃火牙痛，疮疡不敛等症。周教授常用其与滋阴药合用，治疗阴虚有热之证。尤其是因胃阴不足，胃火上逆导致的恶心、呕吐。

【病案举例】

患者毛某，男，77岁。2004年9月24日就诊。左侧视物不能，左侧肢体活动不利9小时。

患者于2004年9月24日8时突然左侧视物不能，左侧肢体活动不利，行走时摔倒，被人扶回家。到北医三院就诊，行头颅 CT 检查：右侧枕叶脑出血。急诊给予静点甘露醇，醒脑静治疗。后来我院就诊，就诊症见：轻度头痛，恶心，呕吐，左侧视物不能，左侧肢体活动不利，不思饮食，大便干。既往史：胃溃疡史 14 年。肺结核史 10 年，已痊愈。头颅 CT：右侧枕叶脑出血。舌质暗红，苔薄白，根黄，脉象弦细。

患者老年男性，气血阴阳亏虚，胃阴不足导致胃气不降，反而上逆，故见恶心呕吐；阴虚火旺，津亏失润则大便干；清阳不升，无力上荣头目则头痛，左侧视物不能；阴虚火旺，炼液为痰，痰浊闭阻经络则左侧肢体活动不利；舌暗红苔薄白根黄脉弦细属阴虚有热，痰浊阻络之象。西医诊断：脑出血。中医诊断：中风 - 中经络。证属：阴虚有热，痰浊阻络。治疗法拟：滋养胃阴，和胃降逆。方用：玉女煎加减。

沙参 12g	生地 30g	生石膏^{先煎}30g	知母 10g
姜半夏 10g	竹茹 10g	牛膝 10g	炒谷芽 10g
炒麦芽 10g	陈皮 10g	炙甘草 10g	旋覆花^{包煎}10g
代赭石^{先煎}15g	伏龙肝 60g^{煎汤取上清液，煎上药}		

二诊：2004 年 10 月 1 日。食欲不佳，不思饮食，仍左侧视物不能，左侧肢体活动不利，无恶心呕吐。舌质暗红，苔薄白根黄，脉弦细。上方加焦三仙助消化。

沙参 12g	生地 30g	生石膏^{先煎}30g	知母 10g
姜半夏 10g	竹茹 10g	牛膝 10g	炒谷芽 10g
炒麦芽 10g	陈皮 10g	炙甘草 10g	旋覆花^{包煎}10g
代赭石^{先煎}15g	焦三仙 30g	伏龙肝 60g^{煎汤取上清液，煎上药}	

本例脑出血病人，阴虚火旺为疾病之本，阳亢化风，风痰上扰闭阻经络为疾病之标。临床上辨证为阴虚兼有痰湿为本病特点，用药上滋阴与化痰并用也是周主任的用药特色。

七、黄芩清热燥湿

黄芩味苦。性寒。归肺、胆、胃、大肠经。本品味苦能燥，寒则胜热，因而可用于多种湿热病证。黄芩味苦性寒，清热泻火，善治肺热咳嗽或气喘，可配合瓜蒌、桑白皮、杏仁等，如《医方考·卷二》清气化痰丸。清热及解毒多用生黄芩，安胎常炒制用，清肺热多用酒芩，清肠热每用生品或子芩，炒炭多用于止血。《药性本草》："能治热毒，骨蒸，寒热往来，肠胃不利，破壅气，治五淋，令人宣畅，去关节烦闷，解热渴，治热腹中痛，心腹坚胀。"

（一）黄芩清上焦肺热

黄芩性味苦寒，以清热燥湿为主，尤能清肺火，对邪热犯肺，身热咳嗽，痰黄黏稠之争最为适宜。常配伍桑白皮，以清泻肺热。

【病案举例】

患者刘某，男，50岁。2012年1月13日就诊。发热3日。

患者3天前外出运动身热汗出时感受风邪，出现发热，周身酸痛，咽干，咽痛，咳嗽。自服感冒清热颗粒未见好转。目前患者发热，T：39.8℃。周身酸痛，咽干，咽痛，咳嗽。舌红，苔黄，脉浮弦。西医诊断：上呼吸道感染。中医诊断：发热。证属：风热犯肺。治疗法拟：疏风清热。方用：银翘散加减。

金银花15g	连翘10g	黄芩12g	知母10g
黄连10g	生石膏[先煎]30g	苦桔梗10g	薄荷[后下]6g
竹叶10g	生甘草10g	荆芥穗10g	淡豆豉10g
芦根30g	淡竹叶10g		

5剂，水煎服。

（二）黄芩清中焦之热

黄芩可清脾胃、肝胆、大小肠诸经之热，或湿热邪气。黄芩配菊花，专清肝火，治疗肝火上炎，或肝阳上亢导致的头痛、头晕，心烦易怒，目赤目痛等症。

【病案举例】

患者王某，男，29岁。2007年7月31日就诊。头昏，倦怠2个月。

患者3个月前出现心烦，多虑，紧张等不适，在外院就诊，口服黛力新治疗。经治疗心烦，多虑，紧张等不适好转，但出现头昏，头沉，耳堵，便溏。饮食正常。舌边尖红，苔黄厚，脉数。患者长期思虑，伤及脾胃，脾气亏虚，健运失司，痰浊内生；痰邪蕴久化热，热灼津液，则肝肾阴虚，肝阳上亢，挟痰火上扰，症见头昏，头沉，耳堵。西医诊断：焦虑状态。中医诊断：眩晕。证属：脾虚湿困，肝肾阴虚，痰热上扰。治疗法拟：健脾补肾，清热化痰，升清降浊。自拟方如下。

党参12g	生黄芪30g	黄芩10g	白菊花10g

莲子心 6g	粉葛根 30g	夏枯草 10g	黄精 30g
枸杞子 10g	覆盆子 12g	益智仁 12g	川芎 10g
菖蒲 10g	郁金 10g	北柴胡 10g	升麻 10g
蔓荆子 10g	黄柏 6g	茯苓 30g	姜半夏 10g
炙甘草 10g			

（三）黄芩配柴胡，清热除烦

周教授常用黄芩配伍柴胡，治疗焦虑状态的患者。两药相配，可和解半表半里之邪，专治往来寒热，胸胁苦满，纳呆，心烦喜呕者。杨士瀛《直指方》："柴胡退热不及黄芩，盖不知柴胡之退热，乃苦以发之，散火之标也，黄芩之退热，乃寒能胜热，折火之本也。……黄芩得酒上行，得猪胆汁除肝胆热，得柴胡退寒热，……"

【病案举例】

患者于某，女，82岁。2008年12月9日就诊。失眠4年，心情急躁半年。

患者4年前因高血压服利血平后，出现心情急躁，平素遇事爱琢磨，情绪低落。曾至北医六院诊为"抑郁症"。伴有自杀念头，后至深圳服中药后症状有所好转。近半年来，心情急躁明显，目前口服安定治疗。刻下症：心情急躁，不能控制思绪，入睡困难，口干，怕热，多虑。既往史：高血压病史十余年。舌质淡暗，舌尖红，苔黄腻，脉左细数，右沉弦数。

患者平素性情急躁，肝气失于调达，肝气郁结，日久郁而化火，炼液生痰，故心情急躁、口干、口苦；肝火亢胜，故怕热；痰热扰心，故入睡困难；肝胆互相表里，胆腑郁热，故易害怕、胆小，胆主决断，胆经有热，故多虑；舌质淡暗，舌尖红、苔黄腻、脉弦数，为肝郁痰热之象。中医诊断：郁证。证属：肝郁痰热。治疗法拟：解郁清热化痰，安神定志。方用：温胆汤加减。

北柴胡 10g	淡竹叶 10g	法半夏 10g	条黄芩 10g
竹茹 10g	胆南星 10g	远志 10g	炒枣仁 30g
化橘红 10g	炒白术 12g	云茯神 30g	浮小麦 30g
炙甘草 10g	大红枣 6g	生龙齿[先煎]30g	炒枳实 10g

牛黄清心丸1丸，2次/日。

二诊：2008年12月23日。心情急躁较前有所好转，多虑好转，口干、口苦消失，无畏寒发热，仍有入睡困难，大便次数增加明显，一日三四行。神色略显

118

紧张，舌暗，苔黄腻，脉弦数。

患者复诊热象较前减轻，故口苦、口干消失；无明显怕热。肝气失于调达，肝气郁结，日久郁而化火，炼液生痰，故心情急躁；痰热扰心，故仍有入睡困难；肝胆互相表里，胆腑郁热，故易害怕、胆小；舌质淡暗，舌尖红、苔黄腻、脉弦数，为肝郁痰热之象。大便次数增加，因枳实有较强的行气导滞之功，故去枳实。牛黄清心丸药性凉，嘱患者暂停用牛黄清心。

北柴胡 10g	淡竹叶 10g	法半夏 10g	条黄芩 10g
竹茹 10g	胆南星 10g	远志 10g	炒枣仁 30g
化橘红 10g	炒白术 12g	云茯神 30g	浮小麦 30g
炙甘草 10g	大红枣 6g	生龙齿^{先煎}30g	

本例郁证患者以痰热实证为主，其中心情急躁、口干、口苦，怕热，入睡困难、多虑，苔黄腻，脉弦数为其主要辨证要点。加之肝气郁结，故治则以清热化痰解郁为主，故选用柴胡竹叶温胆汤加减，其治疗侧重于行气祛邪。

（四）黄芩清热熄风

周教授指出：抽搐多因风邪所致，而热盛动风。故在熄风止痉的同时，加用黄芩等清热药，可达清热熄风之效。

【病案举例】

患者周某，男，60岁。2008年7月29日就诊。发作性抽搐6月。

患者自2008年1月突发一过性手抖，其后出现言语不清，次日发作性抽搐，发热，T：38.0～39.0℃之间。遂住院治疗，诊断为"急性播散性脑脊髓炎"。经治疗（具体不详）并请逐渐稳定。目前症见：周身乏力，行走困难，左下肢不自主抽搐，记忆力减退，夜间有时糊涂，尿失禁，困倦，口干，大便日两次，成形。饮食正常。舌体胖大，舌质暗红，少苔，脉细。西医诊断：急性播散性脑脊髓炎后遗症期。中医诊断：痿证。证属：脾肾两虚。治疗法拟：滋肾养肝，强筋壮骨，佐以补脑益肾。自拟方如下。

醋龟板^{先煎}30g	醋鳖甲^{先煎}30g	炮山甲^{先煎}15g	黄芩 10g
白芍 12g	西洋参^{另煎兑服}10g	丹参 30g	菖蒲 10g
杜仲炭 12g	川牛膝 15g	桑枝 30g	羌活 10g
天麻 10g	地龙 10g	全蝎 3g	木瓜 10g
炙甘草 10g			

119

30 剂，水煎服。

二诊：2008 年 9 月 8 日。尿失禁有好转。左下肢不自主抽搐，周身乏力，行走困难，记忆力减退，汗多，口臭，饮食正常。大便溏。舌红，少苔，中有裂纹，脉细。治宜滋肾养肝，熄风止抽，醒脑开窍。方用：大定风珠合五子衍宗丸加减。

醋龟板^{先煎}30g	醋鳖甲^{先煎}30g	全当归 12g	生地 20g
丹皮 10g	白芍 15g	阿胶珠^{烊化}10g	益智仁 12g
桑螵蛸 10g	枸杞子 10g	菟丝子 10g	五味子 6g
覆盆子 10g	地龙 10g	川牛膝 12g	黄芩 12g
全蝎 3g	僵蚕 10g	天麻 10g	炙甘草 10g

八、黄连泻火解毒

黄连味苦。性寒。归心、肝胃、大肠经。本品是泻火解毒的要药，可用于：①泄心火治心热烦扰不寐，如《内外伤辨惑论·卷中》朱砂安神丸。心火盛而又心血不足以致心烦不眠者，宜与阿胶、白芍等伍用，如《伤寒论·辨少阴病脉证并治》黄连阿胶汤。②热盛火炽，壮热烦躁，甚则神昏谵语等证，常配栀子、黄芩等用，如《外台秘要·卷一》引崔氏方黄连解毒汤。生用长于泻火解毒燥湿，清心与大肠火。酒炒引药上行，并可缓和苦寒之性。姜汁及吴茱萸炒，则苦泄辛开，缓和其苦寒害胃之性，并增强降逆止呕作用。

（一）黄连清心火

黄连苦寒，苦能入心，故长于清心火。周教授在临床实践中，对于一些心烦、急躁、失眠、口苦、舌尖红的症状，辨证为热扰心神证。每用黄连治之。黄连苦寒入心，清热泻火，《本草纲目》谓之"泻心脏火"。

【病案举例】

患者吴某，男，82 岁。2004 年 12 月 7 就诊。左侧肢体活动不利 20 天。

患者 2004 年 11 月 8 日因急性心梗入西苑医院监护病房治疗，住院期间于 2004 年 11 月 18 日出现言语不清，左侧肢体活动不利，口角歪斜，约 5 分钟言语功能恢复，但仍左侧肢体活动不利，此后逐渐出现欣快，自言自语，言语多，幻视等精神症状，22 日查头颅 CT 示：右基底节区、左放射冠及桥脑腔梗。治疗后症状无缓解。目前症见：左侧肢体活动不利，欣快，自言自语，言语多，幻视等。既往史：高血压病，冠心病，陈旧性下壁心梗，房颤2年。舌质红，舌苔黄厚，脉象结代。中医诊断：中风－中脏腑。证属：风痰阻络，热扰心神。治疗法拟：清热化痰，安神定志。方用：黄连黄芩温胆汤加减。

黄连6g	黄芩12g	法半夏12g	橘红10g
胆星10g	竹茹10g	茯苓30g	沉香末^{冲服}2g
炒远志10g	石菖蒲10g	生甘草10g	瓜蒌30g
合欢皮30g	生龙齿^{先煎}30g	青礞石^{先煎}15g	琥珀粉^{冲服}1.5g

牛黄清心丸1丸，日二次。

二诊：2004年12月14日就诊。幻视好转，心烦未减，且夜寐不安，易醒。舌质红，舌苔黄厚，脉象结代。守上方继服。

本例以肢体活动无力和烦躁不安，幻觉为主症，心有热则喜，急则治其标，以清热化痰，安神定志为主。选用黄连黄芩温胆汤清热化痰，并加入礞石、远志、胆星、合欢皮、沉香、琥珀粉等，合用牛黄清心丸以加强清热化痰，解郁，安神，开窍之效。

（二）黄连清中焦湿火

黄连归肝、胃经，清热燥湿。《本草正义》："黄连大苦大寒，苦燥湿，寒胜热，能泄降一切有余之湿火，而心、脾、肝、肾之热，胆、胃、大小肠之火，无不治之。上以清风火之目疾，中以平肝胃之呕吐，下以通腹痛之滞下，皆燥湿清热之效也。……且连之苦寒，尤以苦胜，故燥湿之功独显。"

周教授在临床应用中，将黄连配吴茱萸使用。功效清肝泻火，降逆止呕。专门治疗肝火犯胃证，症见胁肋疼痛，嘈杂吞酸，呕吐口苦，舌红苔黄，脉弦数。

此证是由于肝气郁于本经，郁而化火，肝火犯胃而成。厥阴经气不畅，则见胁肋疼痛；肝火犯胃而胃失和降，故嘈杂吞酸，甚则上逆而见呕吐；肝火循经上炎，故见口苦。舌红苔黄，脉弦数皆为肝经郁火之象。治法为清肝泻火，降逆止呕。

《素问·至真要大论》说："诸逆冲上，皆属于火"；"诸呕吐酸，暴注下迫，皆属于热"。黄连味苦性寒，一者清泻心火以泻肝火，所谓"实则泻其子"，肝火得清，自不横逆犯胃；二者清胃火，胃火降则其气自降，标本兼顾，一举两得，对肝火犯胃之呕吐吞酸尤为适宜。

纯用苦寒又恐郁结不开，故又少佐辛热疏利之吴茱萸，取其下气之用，可助黄连和胃降逆；吴茱萸其性辛热，开郁力强，反佐于大剂寒凉药中，非但不会助热，且使肝气条达，郁结得开；又能制黄连之苦寒，使泻火而无凉遏之弊。

【病案举例】

患者李某，女，66 岁。2008 年 1 月 22 日就诊。失眠，胃酸 2 个月。

患者 2 月前出现失眠，易惊醒，恶梦多，醒后再睡困难，每晚只睡 2～3 小时；胸闷，心悸，有早搏；胃胀，反酸，嗳气；潮热，汗多，全身关节疼痛，腿酸，咽干，口苦，遇热则头晕，恶心。舌暗红，苔黄根厚，舌边有齿痕，脉弦数，尺脉弱。西医诊断：焦虑状态。中医诊断：郁证。证属：痰热内蕴。治疗法拟：清热化痰，安神降逆。方用：温胆汤加减。

橘红 12g	清半夏 10g	茯神 30g	竹茹 10g
枳实 10g	炒枣仁 30g	炒远志 6g	肥知母 10g
生龙齿^{先煎}30g	菖蒲 10g	黄连 6g	吴茱萸 12g
北柴胡 10g	桂枝 10g	羌活 12g	怀牛膝 15g
细辛 3g			

14 剂，水煎服。

（三）黄连清下焦之火

黄连配肉桂。治疗心肾不交导致的怔忡不寐。肉桂辛甘大热，辛热而散寒力雄，甘热则温里助阳，能既入肾经而助阳补火，又归脾经而温脾散寒。黄连、肉桂寒热并用，交通于心肾。失眠一证，多由心火上亢所致。而心火上亢，可因肾水亏耗或肾阳虚衰所为。前者属于阴虚火旺，后者属于火不归源，两者虽有不同，但都属于心肾不交。黄连泻心火，配以肉桂温其肾阳，引火归源，使心火得降，肾阳得复，心肾相交，故治心火旺盛，肾阳虚弱之失眠，怔忡，下肢不温，不能入睡者。

【病案举例】

患者董某，女，60 岁。2006 年 2 月 18 日就诊。焦虑 1 年。

患者于 2005 年开始出现心烦，焦虑，喜悲伤，情绪低落，失眠，多梦，尿频，尿急，尿痛，耳鸣，头晕，汗出，肠鸣，大便干，胆怯，面色萎黄。舌暗红，苔黄，脉细。患者思虑过度，耗伤心脾，心脾两虚，心神失养则见心烦，焦虑，喜悲伤，情绪低落，失眠，多梦；又兼肾虚，水火不济，虚火上炎，症见尿频，尿急，尿痛，耳鸣，头晕。中医诊断：郁证。证属：心脾两虚，心肾不交。

治疗法拟：健脾益心，佐以交通心肾。方用：归脾汤合交泰丸合甘麦大枣汤加减。

炙黄芪 30g	炒白术 12g	党参 12g	全当归 12g
制香附 10g	柴胡 10g	炒栀子 10g	炒枣仁 30g
炒远志 6g	川厚朴 10g	香橼皮 10g	浮小麦 30g
炙甘草 10g	大枣 6 个	生龙齿^{先煎}30g	紫石英^{先煎}30g
肉桂 3g	川黄连 10g	琥珀粉^{分冲}1.5g	

60 剂，水煎服。

二诊：2006 年 4 月 25 日。症状大减，治疗效果明显，目前患者心情好转，睡眠好转，仍诉尿频，尿急，尿痛，肠鸣，眼干。舌暗红，苔薄黄，脉弦细。证属：肝郁气滞。治宜疏肝理气。方用：逍遥散加减。

柴胡 10g	炒栀子 12g	制香附 10g	炒白术 10g
茯苓 30g	白菊花 10g	薄荷^{后下}3g	浮小麦 30g
炙甘草 10g	大枣 6 个	淡豆豉 10g	砂仁^{后下}5g
炒远志 10g	炒枣仁 30g	生龙齿^{先煎}30g	紫石英^{先煎}30g
黄柏 10g	海金砂 10g	车前子^{包煎}10g	苍术 12g

九、黄柏清热燥湿

黄柏味苦，性寒。归肾、膀胱、大肠经。黄柏有清热燥湿，泻火解毒，退热除蒸之功，以降泻相火，清下焦湿热为其特点。用于湿热带下，热淋脚气，泻痢黄疸。用于疮疡肿痛，湿疹湿疮。用于阴虚发热，盗汗遗精。为使黄柏更好入肾经，常选用盐炒应用。

周教授在黄柏的应用上，一是用来清下焦湿热，二是用来清虚热。

（一）黄柏配苍术，清下焦湿热

黄柏苦寒，清热燥湿，泻火解毒，善清下焦湿热。

周教授常将黄柏配苍术，治疗湿热下注导致的下肢痿痹不用。其意义在于：黄柏苦寒，入主肾、膀胱、大肠经。因寒能清热，苦以燥湿，且偏走下焦，对骨关节走痛，足膝酸痛无力有很好的治疗效果。其散阴分之火，清下部之热，除足膝之湿，为治下焦湿热之要药。苍术苦温，善能燥湿。

但是苍术偏温，既为湿热下注之证，何以用苦温之苍术？其一，因诸湿肿满，皆属于脾，湿邪为患，健脾可以燥湿，苍术苦温香燥，燥湿健脾，使脾之健运功能恢复，则湿无由生，湿去则热无所附，热易消除，此治本之图。张秉成云："湿热之邪，虽盛于下，其始末尝不从脾胃而起，故治病者，必求其本，清流者，必洁其源。"（《成方便读》卷3）其二，黄柏、苍术乃治痿要药，凡去下焦湿热，肿胀作痛，当清热燥湿，不宜应用强筋壮骨之品。用苦寒之黄柏清热燥湿，以避免过燥损液，使清热而无寒凝之弊；以苦温之苍术燥湿运脾，健运而无克伐肠胃之害，苦温而无动火之虞。二药配伍，阴阳相济，寒温协调，合成清热燥湿，标本兼顾，使热祛湿除，诸证自愈。

【病案举例】

患者塔某，女，19岁。2007年7月31日就诊。双下肢无力6年。

患者自2001年8月出现走路姿势异常，伴肉跳。在协和医院及宣武医院就诊，诊断为：腓骨肌萎缩症。肌电图：神经源性损害。目前患者足下垂，走路需高抬腿，下肢发凉。伴便秘。舌尖红，苔黄，脉沉细。西医诊断：腓骨肌萎缩症。中医诊断：痿证。证属：湿热下注。治疗法拟：清下焦湿热，佐以强筋壮骨。方用：四妙汤加味。

苍术12g	盐黄柏6g	生薏仁12g	怀牛膝15g
全当归12g	杜仲炭12g	锁阳12g	肉苁蓉12g
川续断12g	巴戟天12g	生地30g	鹿角胶[烊化]10g
阿胶珠[烊化]10g	白芍15g	天麻10g	全蝎3g
僵蚕12g	吴茱萸10g	黄连6g	佛手10g
党参12g	白菊花10g	柴胡10g	炙甘草10g

90剂，水煎服。

（二）黄柏配知母，清虚热

黄柏配知母，滋阴降火，主治肝肾阴虚，虚火上炎而致骨蒸潮热，盗汗遗精，腰酸腿软，眩晕耳鸣等症。《本草纲目》："古书言知母佐黄柏滋阴降火，有金水相生之义，黄柏无知母，犹水母之无虾也。盖黄柏能制膀胱命门阴中之火，知母能清肺金，滋肾水之化源。故洁古、东垣、丹溪皆以滋阴降火要药。"

【病案举例】

患者苗某，男，42岁。2007年10月30日就诊。左侧肢体力弱2个月。

患者2个月前出现左侧肢体力弱，行走不稳，走路向左偏斜，耳鸣时作，无头晕。在外院就诊，诊断为"脑梗死"，经治疗病情稳定。目前症见：行走不稳，走路向左偏斜，左腿抖动，耳鸣时作，有时胸闷。饮食、睡眠二便均正常。舌暗红，苔根黄，脉左沉细数，右滑数。西医诊断：脑梗死。中医诊断：中风－中经络。证属：肝肾阴虚，瘀热阻络。治疗法拟：滋阴清热，强筋壮骨。方用：知柏地黄丸加减。

知母 10g	盐黄柏 10g	生地 20g	山萸肉 10g
丹皮 10g	茯苓 30g	泽泻 12g	山药 12g
怀牛膝 15g	杜仲炭 12g	丹参 30g	党参 12g
麦冬 12g	五味子 6g	延胡索 10g	制香附 10g
淡竹茹 10g	化橘红 10g		

14 剂，水煎服。

十、龙胆草泄肝定惊

龙胆草味苦。性寒。归肝、胆、胃经。本品泄肝定惊，用于肝经热盛，热极生风所致之高热惊厥，手足抽搐，本品清泄肝火之力甚强，故亦可用于肝火上炎所致的胁痛、头痛、口苦、目赤、耳聋及肝胆湿热下注等证，常与柴胡、黄芩、木通等伍用，如以本品为主药的《兰室秘藏·阴痿阴汗门》龙胆泄肝汤，即是治疗上的名方。《药品化义》："胆草专泄肝胆之火，主治目痛项痛，两肋疼痛，惊痫邪气，小儿疳积。凡肝经热邪为患，用之神妙。其气味厚重而沉下，善清下焦湿热。"

周教授应用龙胆草治疗因肝胆实火导致的头痛目赤，胁痛，口苦，耳聋，耳鸣；亦用于治疗因肝胆实火，热扰心神，导致的心烦、失眠，甚则谵语等精神症状。龙胆草大苦大寒，入肝、胆经，为"凉肝猛将"（《笔花医镜》卷2），"厥阴、少阳之正药"，且"大能泻火，但引以佐使，则诸火皆治"（《景岳全书·本草正》卷48）。可见龙胆草在上能清肝胆之实火，在下则泻肝胆之湿热，两擅其功，切中病情，为泻厥阴热之要药。

（一）龙胆草泄肝定惊，治疗神经症

神经症中医称之为"郁证"，包括抑郁症及焦虑症。多因七情失调，导致肝气郁滞，肝郁日久化火生痰，痰热扰心，故而症见心烦，急躁易怒，郁闷不舒，失眠，多虑等症。龙胆草可泻肝经实火，又可清泻肝胆湿热，对于因肝郁化火生

痰引起的郁症，有很好的疗效。

【病案举例】

患者姜某，女，32岁。2007年2月6日就诊。头痛，心慌1个月。

患者近1个月出现头痛，以头顶、后枕、后背部疼痛为主。心慌，失眠，入睡困难，眠浅易醒，纳少，恶心，口苦，腹胀，左胁胀痛，腰痛，双手麻木。舌红，苔黄厚，脉细弦。中医诊断：郁证。证属：肝胆湿热。治疗法拟：清肝胆湿热，佐以和胃。方用：龙胆泻肝汤加减。

龙胆草10g	夏枯草10g	炒栀子12g	炒白术12g
黄芩12g	砂仁^{后下}5g	白菊花10g	全当归12g
川芎12g	藁本10g	鸡血藤30g	丹参30g
姜半夏10g	陈皮10g	车前子^{包煎}10g	粉葛根30g
炒远志6g	合欢皮20g	炙甘草10g	

（二）龙胆草清泻肝火，治疗眩晕

周教授应用龙胆草治疗因肝火上炎，肝阳上亢导致的头晕等症。

【病案举例】

患者刘某，女，68岁。2003年4月8日就诊。头晕1个月。

患者从3月12日起，无明显诱因出现头晕，无旋转感，静点克栓酶、灯盏花、贺斯等药，症状无好转。昨晚头晕发作剧烈，恶心，呕吐清水，发病时出汗，无视物成双，无耳鸣，头晕与体位改变有关。平素长期失眠，易怒，心烦急躁，心慌。头颅MRI：双侧基底节区腔梗，脑白质病。目前症见：头昏蒙，纳差，倦怠，乏力，目涩。既往有长期高血压病史。舌质正常苔黄，脉沉细稍数。中医诊断：眩晕。证属：肝胆湿热。治疗法拟：清肝胆湿热，佐以和胃止呕。方用：龙胆泻肝汤合二陈汤加减。

龙胆草10g	炒栀子10g	条黄芩10g	炒白术10g
夏枯草10g	北柴胡10g	车前子^{包煎}10g	建泽泻12g
姜半夏10g	广陈皮10g	云茯苓30g	粉葛根30g
白菊花10g	生甘草10g	石菖蒲10g	

7剂，水煎服。

二诊：2003年4月15日。头晕有好转，诉腰酸腿软，行走不稳，四肢麻木，记忆力下降。舌红苔薄黄。治宜平肝熄风，滋阴潜阳。方用天麻钩藤饮合四物汤加减。初诊用龙胆泻肝汤，头晕有好转，二诊舌苔薄了，症见四肢麻木，为肝阴不足表现；腰酸腿软，行走不稳，记忆力下降病在肾。故改用天麻钩藤饮合四物汤。

明天麻10g	双钩藤30g	益母草12g	云茯苓30g
干生地30g	抚川芎10g	全当归12g	夜交藤30g
条黄芩12g	白菊花10g	草决明30g	炒杜仲12g
川牛膝12g			

十一、金银花清热解毒，疏散风热

金银花味甘，性寒。归肺、心、胃经。芳香升散，既可散热邪，又可解热毒，为清热解毒之佳品。用治外感风热，温病初起，取其疏散风热之功；用治痈肿疮毒初起，红、肿、热、痛，取其清热解毒之效；用治热入营血，神昏谵语，取其芳香透达，便热邪透达气分而解。《名医别录》言："治寒热身肿。"《本草药性备要》曰："能消痈疽疔毒，止痢疾，洗痔疮，去皮肤血热。"

（一）金银花配玄参，治疗下肢静脉血栓形成

周教授用金银花配玄参，治疗下肢静脉血栓形成，糖尿病坏疽等病。

此证古称"脱疽"。早在《内经》中已有记载。如《灵枢·痈疽》曰："发于足趾，名曰脱痈（即脱疽）。其状赤黑，死不治；不赤黑，不死。不衰，急斩之，不则死矣。"脱疽乃因寒湿久郁，蕴而化热，或食膏粱厚味，辛辣炙煿而致火毒内生，阴血暗耗，热毒蕴结，气血瘀滞，经络不通，症见患处黯红，微热微肿，痛甚；热毒内扰心神，伤及阴液，故烦热口渴，舌红脉数。经脉闭阻，日久肢端失去濡养，加之局部热毒燔灼，四末肉腐血败，故见肢端溃烂，脓水淋漓。

金银花味甘性寒，有清热解毒的功效。《本草正义》："金银花，善于化毒，故治痈疽、肿毒、疮癣、杨梅、风湿诸毒，诚为要药。毒未成脓能散，毒已成脓者能溃，但其性缓，用须倍加，或用酒煮服，或捣汁掺酒顿饮，或研烂拌酒厚敷。"《本经逢原》："金银花，解毒祛脓，泻中有补，痈疽溃后之圣药。但气虚脓清，食少便泻者勿用。"玄参甘苦咸寒，甘寒以养阴，苦寒以泻火解毒，咸寒质润以软坚散结。有清热凉血，滋阴解毒的作用。与金银花两药合用，既清气分邪热，又解血分热毒，活血止痛。

【病案举例】

患者谭某，男，75 岁。2004 年 10 月 10 日就诊。右下肢红肿疼痛 9 月。

患者自 2004 年 1 月出现右下肢水肿，继之出现略有疼痛，此后症状逐渐进展，出现红肿疼痛较剧，曾用中西药治疗未见效果。舌质淡红，苔白而润，脉象细数。西医诊断：下肢静脉血栓形成。中医诊断：痹证。证属：湿热壅盛，邪侵脉络。治疗法拟：清湿热，通脉络。方用：四妙勇安汤加减。

金银花30g	连翘12g	玄参10g	公英30g
赤芍12g	全当归12g	川牛膝12g	桑枝30g
紫花地丁20g	生甘草10g	野菊花20g	

7 剂，水煎服。

（二）金银花配连翘，治疗皮疹

周教授在治疗因风热犯肺所致的皮疹时，用金银花配连翘。金银花甘寒，归肺、心、胃经，芳香升散，疏散风热。《重庆堂随笔》："清络中风火实热，解瘟疫秽恶浊邪。"连翘味苦性微寒，"能透肌解表，清热逐风，为治风热要药"（《医学衷中参西录》）。两药气味芳香，既有轻宣透表，疏散风热的作用，又有清热解表，避秽化浊的功用。在透散卫分表邪的同时，也兼顾了热邪蕴而成毒，热入营血的特点。

【病案举例】

患者李某，女，48 岁。2003 年 12 月 3 日就诊。全身皮疹 3 日。

患者因脑梗死入院治疗，在治疗期间出现全身皮疹，为红色丘疹，分布于胸腹及四肢，遇热加重，患者烦躁不安，瘙痒难忍。西医诊断：过敏性皮炎。中医诊断：斑疹。证属：风热犯肺。治疗法拟：祛风止痒，清热解毒凉血。方用：麻黄连翘赤小豆汤加减。

炙麻黄10g	连翘12g	金银花15g	桑白皮12g
赤小豆10g	牡丹皮10g	土茯苓30g	苦参10g
防风10g	蝉蜕5g	黄芩12g	地肤子10g
白鲜皮10g	赤芍10g	生甘草10g	

十二、生地黄滋阴清热

生地黄味甘、苦。性寒。归心、肝、肾经。生地黄质润多汁，其养阴生津之功可用于：温热病后期，余热未尽，津液已伤。而夜热早凉，以及某些慢性病由于阴虚内热所致的潮热证，可与知母、青蒿、鳖甲等滋阴清虚热药伍用，如《温病条辨·卷三》青蒿鳖甲汤。

生地古代分细生地、大生地等。细生地滋阴力较弱，但不甚滋腻。大生地滋阴之力较强。现代已不再细分。生地酒炒可减弱寒凉腻滞之性，炒炭多用于止血，但二者清热凉血之力较弱。

生地黄包括鲜地黄与干地黄两种，但鲜地黄因受产地及季节限制而较少用，故处方生地主要系指干地黄而言。上二者性效略同，均为甘苦而寒，皆能清热凉血，养阴生津。不过也有区别，即干地黄甘重于苦，故养阴及清虚热作用较好，尤宜于热病后期阴液已伤及虚热证；鲜地黄则苦重于甘，其性大寒，故清热凉血之力较大，较宜于热病热入营血之证。《本经》："主折跌绝筋，伤中，逐血痹，填骨髓，长肌肉，做汤除寒热积聚，除痹。生者尤良。"

（一）生地配当归，补肝阴，养肝血

肝藏血，肾藏精，乙癸同源，精血相生，故生地滋肾养阴，籍肾水之充以涵养肝木，并可清虚热，生津液；当归功擅养血补肝，因属血中气药，故养血之中有调血之能，补肝之中寓疏达之力，二药补肝阴，养肝血之效显著。周教授常用其治疗肝肾阴虚，虚火内生之证。

【病案举例】

患者杨某，男，62岁。2008年11月12日就诊。左侧肢体活动不利伴言语不利9小时。

患者于2008年11月1日早4时许无明显诱因出现左侧肢体活动不利，不能站立，左手持物乏力，左口角歪斜，言语不利，无头晕、头痛，无恶心呕吐，无意识障碍，至急诊查头颅CT示：①右侧额叶、双侧小脑半球梗塞，大部分软化灶；②双侧基底节-丘脑区、半卵圆中心多发腔隙灶；③老年脑改变。收入住院治疗。入院症见：左侧肢体活动不利，不能站立，左手持物乏力，左口角歪斜，言语不利，进食、饮水呛咳，大便干。既往史：高血压病10年，1997年曾患脑梗死。查体：Bp：145/98mmHg。神清，构音障碍，近期记忆力差，定向力减退，伸舌左偏，左侧肢体肌力Ⅳ级，腕、指关节肌力差，左侧肌张力增高，左侧膝腱反射较对侧活跃，左侧巴氏征可疑阳性。头颅CT示：右侧额、顶叶梗塞，多发脑内缺血灶。舌暗红，苔黄燥少津，脉滑数。

患者平素性情急躁，肝失条达，加之患者年老体衰，肝肾不足，肝肾阴虚，阴虚生内热。虚火上炎，上冲犯脑，瘀结脑脉，故见肢体活动不利；肾阴不足，水不涵木，肠道失于濡润，故大便干。舌质暗红，黄燥少津，为阴虚有热之象，脉弦为肝火上炎之象。西医诊断：脑梗死。中医诊断：中风-中经络。证属：肝肾阴虚。治疗法拟：滋阴养肝，活血通络。方用：一贯煎加减。

北沙参 10g	生地 30g	当归 12g	枸杞子 10g
赤白芍^各 12g	地龙 10g	川牛膝 15g	麦冬 15g
桑枝 30g	羌活 12g	炙杷叶 10g	浙贝 10g
黄芩 12g	黄连 6g		

赤白芍各12g

7剂，水煎服。

二诊：2008年11月19日。左侧肢体活动不利好转，言语不利好转，进食、饮水呛咳。舌暗红，苔黄少津，脉弦滑。守上方继服。

（二）生地配知母，滋阴清热

"生地黄性大寒"（《本草经疏》），《本经逢源》曰："生地黄性禀至阴，功专散血，如手足少阴厥阴，泻丙丁之火。"知母味苦、甘。性寒，质柔润。归肺、胃、肾三经。知母苦寒以清热泻火，甘寒以滋阴润燥。上可清肺热，中可泻胃火，下可降相火，又可润肺燥，补胃阴，滋肾阴。故常用其滋阴降火。两药相配，增强滋阴清热的力量。为周教授常用对药。

【病案举例】

患者李某，男，53岁。2008年12月3日就诊。左侧肢体活动不利伴言语不清3小时。

患者3小时前无明显诱因出现左侧肢体活动不利，伴言语不清，遂至我院就诊。目前症见：左侧肢体活动不利，言语不清，头晕，口干，左侧肢体麻木感。神经系统查体：Bp：150/90mmHg。伸舌左偏，左侧腕力、指力Ⅳ级，左侧下肢肌力Ⅳ⁺级，左侧上肢肌张力正常，下肢肌张力较对侧增高，左侧腱反射较对侧活跃，左侧腹壁反射减弱，左侧痛觉较对侧减弱。头颅CT示：多发脑内缺血灶。面色晦暗。舌暗红，苔黄燥，脉细。

患者肝肾阴虚，阴不制阳，肝阳上亢，则见头晕；挟瘀走窜，闭阻经络，则见肢体活动不利伴麻木；瘀热闭阻清窍，则见言语不清；舌质红，苔黄燥，脉细为阴虚内热之象。西医诊断：脑梗死。中医诊断：中风-中经络。证属：肝肾阴虚，肝阳上亢。治疗法拟：滋阴平肝潜阳，佐以活血通络。方用：镇肝熄风汤加减。

川牛膝15g	醋龟板[先煎]30g	知母10g	牡丹皮10g
葛根20g	白菊花12g	当归12g	天麦冬[各]12g
草决明20g	生龙牡[各先煎]30g	生地30g	炙杷叶10g
地龙10g	桑枝30g	羌活12g	赤白芍[各]12g

7剂，水煎服。

二诊：2008年12月10日。左侧肢体活动不利，头晕，口干均好转。左侧上肢麻木，下肢酸软，心烦。舌暗红，苔薄黄，脉沉弦细。面色晦暗。复诊患者头晕好转，阴虚阳亢症状不明显。左侧上肢麻木，下肢酸软为脉络空虚所致。辨证为气血亏虚，痰热阻络。方改用大秦艽汤以养血活血，清热化痰通络。

秦艽10g	当归12g	赤芍12g	生地30g
川芎10g	桑枝30g	羌活12g	川牛膝15g
黄芩12g	生石膏[先煎]30g	鸡血藤30g	生甘草10g
清半夏10g	威灵仙12g		

（三）生地配芍药，清热凉血

生地甘苦性寒，入心、肝、肾经。清热凉血，养阴生津，《本经逢源》曰："干地黄，内专凉血滋阴，外润皮肤荣泽，病人虚而有热者宜加用之。"芍药苦酸微寒，《注解伤寒论》曰："酸，收也，泄也，芍药之酸，收阴气而泄邪气"，用之养血敛阴，且助生地凉血和营泄热，主治热盛出血诸症。周教授也用其治疗高热神昏谵语者，其病机为热毒内生与营血，故身热；心主血藏神，热入血分，扰乱心神，则神昏谵语。

【病案举例】

患者薛某，女，77岁。2004年4月26日就诊。左下肢瘫痪，神志不清4天。

患者于2004年4月22日饭后出现意识不清，呼之不应，无恶心，无呕吐，急送外院ICU病房就诊，经查头颅CT：脑梗死。因经费问题故来我院行中医治疗。刻下症：意识不清，呼之不应，右侧肢体瘫痪，左侧肢体可见不自主运动，发热，口臭。既往史：高血压病20年。冠心病20年。糖尿病10年。T：38.9℃，HR：88次/分，Bp：125/90mmHg。舌质红，苔薄黄，脉象滑数。

患者出现意识不清属中医"中脏腑"范畴；风火痰热之邪闭阻经络故见肢体瘫痪，发热，口臭；痰热闭阻清窍而出现神昏，呼之不应。舌红，苔薄黄，脉滑数亦见热象。西医诊断：脑梗死。中医诊断：中风－中脏腑。证属：闭证－阳闭。治疗法拟：清热养阴，化痰开窍。方用：羚羊角散加减。

羚羊角粉^{分冲}2g	生地30g	丹皮10g	知母10g
白芍12g	连翘12g	石菖蒲10g	郁金10g
人工牛黄^{分冲}2g	胆星10g	竹茹10g	麦冬12g
玄参12g			

7剂，水煎服。

安宫牛黄丸1丸，日一次。

二诊：2004年5月3日。神志清楚，右侧肢体瘫痪，口臭，发热，舌质红，苔薄黄，脉滑数，T：38.0℃，HR：86次/分，Bp：130/85mmHg。仍用羚羊角散，加用生地，丹皮，清营分热；加麦冬，龟板以养阴生津，以免苦寒伤阴。

羚羊角粉^{分冲}2g	生地30g	丹皮10g	知母10g
白芍12g	连翘12g	石菖蒲10g	郁金10g
人工牛黄^{分冲}2g	胆星10g	竹茹10g	麦冬12g
玄参12g	白菊花10g	青礞石^{先煎}30g	龟板^{先煎}30g

十三、玄参滋阴凉血，清热解毒

玄参甘苦咸寒，性质柔润，主入肺、胃、肾经。其甘寒以养阴，苦寒以泻火解毒，咸寒质润以软坚散结，凉润滋肾以制浮游之火。常用治疗热病伤阴，心烦口渴；肾水不足，虚火上炎之咽痛，目赤，劳热骨蒸。

（一）玄参滋阴清火，治疗咳嗽

《医学衷中参西录》："玄参，味甘微苦，性凉多液，原为滋补肾经之药。又能入肺以清肺家烁热，解毒消火，最宜于肺病结核。"《本草正义》："玄参，此物味苦而甘，苦能清火，甘能滋阴。以其味甘，故降性亦缓。本草言其唯入肾经，而不知其尤走肺脏，故能退无根浮游火之，散周身痰结热痈。"周教授常用玄参治疗肺燥伤阴引起的咳嗽，咽喉肿痛，口干诸症。

【病案举例】

患者陈某，男，62岁。2005年6月24就诊。咳嗽4月。

患者于 2005 年 2 月开始出现咳嗽，后背痛，胸痛，咽干，咽痒，汗出，伴有搏动性头痛。舌红，苔薄黄，脉细。中医诊断：咳嗽。证属：风热袭肺。治疗法拟：疏风清热，化痰止咳。方用：百合固金汤加减。

百合 30g	生地 30g	元参 10g	川贝 10g
炙杷叶 10g	桔梗 10g	白芍 12g	全当归 12g
瓜蒌仁 12g	黄芩 10g	紫菀 10g	炒杏仁 10g
生石膏^{先煎}30g	火麻仁 10g		

（二）玄参滋阴清热，治疗眩晕

周教授取玄参滋阴清热之功，用以治疗因肾阴不足，阴不制阳，肝阳上亢，虚火上炎之证，临床表现为头晕，五心烦热，视物昏花等症。《本草纲目》言："肾水受伤，其阳失守，孤阳无根，发为火病，法宜壮水以制火，故玄参与地黄同功。"临床应用时，常配伍牛膝、麦冬、代赭石、生龙牡。牛膝原为益肾之品，而善引气血下注，为引经药，可缓解气血上冲之势。代赭石、生龙牡其质重坠，重镇潜阳，可平肝降逆。玄参配麦冬，有清金以治木之意，《医学衷中参西录·医方》谓之："玄参、麦冬以清肺气，肺中清肃之气下行，自能镇制干木。"

【病案举例】

患者杜某，男，66 岁。2004 年 12 月 1 日就诊。发作性头晕 2 年，走路不稳 2 周。

患者于 2002 年 6 月无明显诱因出现头晕，视物旋转，恶心，无呕吐，肢体活动不利，在北医三院就诊，行头颅 MRI 检查未见异常。予对症处理后症状缓解，此后头晕反复发作。2 周前患者头从卧位到立位时自觉头晕，无视物旋转，无耳鸣，无耳聋，伴走路不稳。刻下症：头晕，伴行走不稳。无视物旋转，无耳鸣耳聋。舌质红，舌苔黄燥少津，脉象滑。Bp：125/90mmHg。西医诊断：眩晕综合征。中医诊断：眩晕。证属：痰热上扰。治疗法拟：滋阴平肝潜阳，兼清热化痰。方用：镇肝熄风汤加减。

怀牛膝 15g	天冬 12g	麦冬 12g	元参 10g
炒麦芽 10g	白芍 15g	醋龟板^{先煎}30g	葛根 30g
生地 30g	胆星 10g	竹茹 10g	生石膏^{先煎}30g
生龙骨^{先煎}30g	生牡蛎^{先煎}30g	磁石^{先煎}30g	草决明 20g
杜仲 12g	菊花 10g		

133

7 剂，水煎服。

二诊：2004 年 12 月 8 日。头晕缓解，仍走路不稳。舌质红，舌苔黄，脉滑。守上方继服。

（三）玄参清热解毒，治疗下肢静脉血栓形成

下肢静脉血栓形成系因下肢血管闭塞，引起下肢皮肤红、肿、热、痛。此病呈急性发病，有因血栓脱落导致肺栓塞的危险。此病病机，或因肝肾阴亏，热毒蕴结；或因寒湿久郁，蕴而化热；或久食膏粱厚味，辛辣炙烤之品而致火毒内生，阴血暗耗，热毒蕴结，气血瘀滞，经络不通，导致患处黯红，微热微肿，痛甚；热毒内扰心神，伤及阴液，故烦热口渴，舌红脉数。本病证因热毒内蕴，气血瘀滞，阴血亏损所致，而三者之中尤以热毒炽盛为主。治宜清热解毒，活血养血，通络止痛。

周教授常用玄参与金银花合用，治疗下肢静脉血栓形成。两药合用有清热解毒的作用，既清气分邪热，又解血分热毒，况玄参尚有养阴散结之效。《本草正义》云"玄参禀至阴之性，专主热病，味苦则泄降下行，故能治脏腑热结等证。味又辛而微咸，故直走血分而通血瘀。亦能外行于经隧，而清散热结之痈肿。"

【病案举例】

患者崔某，男，57 岁。2002 年 12 月 4 日就诊。左下肢疼痛 2 月。

患者 2 月前出现左下肢疼痛，皮肤红肿热痛，西医诊断：血栓闭塞性脉管炎。中医诊断：痹证。证属：瘀热阻络。治疗法拟：清热凉血，活血通脉。方用：四妙勇安汤合桃红四物汤加减。

玄参 12g	生地 30g	忍冬藤 30g	丹皮 10g
当归 12g	赤芍 12g	草红花 10g	川牛膝 15g
桑枝 30g	川芎 10g	鸡血藤 30g	桂枝 10g
生甘草 10g			

（四）玄参养阴增液，治疗津亏便秘

周教授认为，老年人习惯性便秘大多并非是实证便秘。便秘有热结与津枯之分，患者可能阴液素虚，或便秘过用攻下，导致胃肠阴液耗伤，肠道糟粕转输因失去津液之润滑而停滞，造成"无水行舟"。治疗应当增液润燥以通便。玄参苦咸而凉，具有养阴增液，软坚润下，泻火散结之功。吴瑭曰："味苦咸微寒，壮水制火，通二便，启肾水上潮于天，其能治液干，故不待言，《本经》称其主治

腹中寒热积聚，其并能解热结可知"。（《温病条辨》卷二）

【病案举例】

患者李某，男，59岁。2008年12月24日就诊。右侧肢体活动不利伴言语不利3月，加重3天。

患者今年9月因右侧肢体活动不利、言语不利在我院住院治疗，诊为"脑梗死"。经治疗后病情好转出院。3天前出现右侧肢体活动不利加重，伴头晕、无视物旋转，无意识障碍，无恶心、呕吐。故来我院就诊。目前症见：言语不能，右侧肢体活动不能，轻微头晕，无恶心、呕吐，食欲差，眠安，大便三日未行，小便频数，量少，色黄。既往史：高血压病史十余年。神经系统查体：神清，不完全性混合性失语，右侧上下肢肌力0级，左侧上下肢肌力V级，双侧巴氏征阳性，右侧偏身浅感觉减退。神色淡漠，平卧于床。舌红，苔薄黄，少津，脉缓。言语不能，口臭明显，口气酸腐。

患者素体阳盛，加之嗜食肥甘厚味，热盛引动内风，挟痰闭阻经络，故肢体活动不利；风阳上扰，闭阻清窍，故言语不利；内热偏盛，耗伤阴液，津液不足，不能濡养肠道，无水行舟，故大便不通；腹气不通，食滞肠胃，故食欲差；饮食腐败，腹气不降反升，故口臭明显；舌质红，苔薄黄少津，脉缓为阳热亢胜，阴液耗伤之象。西医诊断：脑梗死。中医诊断：中风－中经络。证属：阳明热盛。治疗法拟：滋阴通腑泄热。方用：增液承气汤加减。

麦冬12g	玄参10g	生地30g	大黄^{后下}10g
枳实12g	川厚朴10g	元明粉^{冲服}6g	炙甘草10g

3剂，水煎服。

牛黄清心丸1丸，日2次。

二诊：2008年12月31日。服用前方后，患者大便已解，现大便日二行，时有腹泻、腹痛。食欲明显好转，可正常进食。言语不利较前略有好转，右侧肢体活动不利同前。小便频数，尿量明显增加，色淡黄。舌淡红，苔薄白。脉弦滑。

复诊患者大便已解，腹气已通，气虚气滞症候明显，患者脾气虚弱，传导失司，故腹泻；气滞胃肠，不通则痛，故腹痛；气为血之帅，气血不能行血，故血瘀经络，肢体活动不利；肝风内动，上扰清窍，故言语不利；气虚固摄失司，故小便频数。舌质淡红，苔薄白，脉弦滑也是气虚血瘀，肝风内动之象。证属：气虚血瘀，肝风内动。治宜：益气活血，熄风解语。方用：补阳还五汤加减。

135

生黄芪30g	嫩桂枝10g	川羌活12g	川牛膝15g
白附子10g	石菖蒲10g	广郁金10g	全当归12g
草红花10g	川芎10g	广地龙12g	明天麻15g
白僵蚕10g	赤白芍^各12g	木香10g	炒白术12g

赤白芍各12g

14剂，水煎服。

参苓白术丸1袋，日二次。

本例中风患者随病程变化，证型也有所变化。初诊患者以实证为主，为阳明热盛。其中舌强语謇、半身不遂，食欲差，大便不通，舌红，苔薄黄少津为其辨证要点。患者虽主症为中风，以半身不遂、舌强语謇为主要表现。但腹气不通明显。急则治其标，故选用增液承气汤急下存阴。复诊患者大便已通，以气血虚弱，肝风内动为主，故缓则治其本，选用补阳还五汤，益气活血，熄风解语。本例患者的治疗充分体现了，中风治疗过程中随证变化的治疗原则。

十四、丹皮清热凉血

丹皮味苦、辛。性微寒。归心、肝、肾经。①本品善清血中伏热，可用于清虚热治无汗骨蒸，阴虚内热，或温热病后期阴分伏热，夜热早凉，此时多与知母、生地、鳖甲等伍用，如《温病条辨·卷三》青蒿鳖甲汤。②肝郁火旺及肝阳上亢（包括高血压病）烦热，可配栀子、柴胡、白芍等用，如《校注妇人良方·卷二十四》丹栀逍遥散。用法：生用长于清热凉血，酒炒长于活血散瘀，炒炭多用于止血。《本经》："主寒热，中风瘛疭，痉，惊痫邪气，皆肝气所发之疾。除症坚瘀血留舍肠胃，安五脏，疗痈疮。"

（一）丹皮凉血，治疗热入营血之发热

牡丹皮苦辛性寒，苦寒以清血热。《本草汇言》云："牡丹皮清心，养肾，和肝，利包络，并治四经血分伏火，血中气药也。……凡一切血气为病，统能治之。"《本草经疏》曰："牡丹皮，其味苦而微辛，其气寒而无毒，辛以散结聚，苦寒除血热，入血分，凉血热之要药也。……热去则血凉，凉则新血生，阴气复，阴气复则火不炎而无因热生风之证矣。"

周教授常用其治疗发热之热入营血证。由于热毒炽盛于血分，故发热。心主血藏神，热入血分，扰乱心神，则神昏谵语。心主血脉，开窍于舌，血分热盛，故见舌绛起刺，脉细数。热盛则致口渴喜饮。

【病案举例】

患者刘某，男，65 岁。2002 年 11 月 13 日就诊。神志不清 3 日。

患者突发神志不清，恶心呕吐。头颅 CT：蛛网膜下隙出血，继发左额叶出血，左硬膜下出血。予以脱水降颅压，止血等治疗。目前患者深度昏迷状态，发热，T：39.8℃。口臭。舌红，少苔，脉缓弦。西医诊断：蛛网膜下隙出血。中医诊断：中风 – 中脏腑。证属：闭证 – 阳闭。治疗法拟：气血两清。方用：清营汤加减。

羚羊角粉^{分冲}2g	白芍 12g	丹皮 10g	生地 30g
淡竹叶 10g	连翘 10g	金银花 15g	黄芩 12g
知母 10g	黄连 10g	生石膏^{先煎}30g	麦冬 12g
天竺黄 10g			

5 剂，水煎服。

（二）丹皮清虚热，治疗中风

牡丹皮气味芳香疏散，善除阴分之伏火。《本草求真》："世人专以黄柏治相火，而不知丹皮功更胜。该黄柏苦寒而燥，初则伤胃，久则伤阳，苦燥之性徒存，而补阴之功绝少。丹皮泻阴中之火，使火退而阴生，所以入少阴而佐滋补之用。"

周教授在应用牡丹皮清虚热时，常与青蒿配伍使用。青蒿味苦微辛而性寒，气味芳香，为清热透邪之要药。丹皮治血中伏火，使火退而阴生，以助青蒿透泄阴份之伏热。

【病案举例】

患者王某，女，80 岁。2008 年 12 月 17 日就诊。左上肢麻木力弱、眩晕 20 天。

患者 20 天前无明显诱因出现一过性言语不利，1 小时后缓解，次日出现头晕，视物旋转，不能站立，左上肢麻木，持物不稳，左下肢力弱，走路左偏，在当地治疗后效果不明显，行走时反复出现眩晕、视物不清。既往史：1980 年患肾炎，已治愈。血压偏高 1 年，未治疗。神经系统查体：复视（＋），左鼻唇沟浅，伸舌左偏，左侧肢体肌力 V 级，左侧肢体痛觉减退，左巴氏征（＋）。舌红，苔薄黄少津，脉左沉细，右弦细，右脉大。

患者年老，髓海不足，肝肾阴虚，阴不制阳，肝阳上亢，肝风内动；兼之虚火煎灼津液，炼液成痰，则虚火夹风夹痰，阻滞经络，故见偏身不遂，头晕；脉细主虚证，弦主肝，舌红少津主阴虚。中医诊断为：中风 - 中经络。证属：肝肾阴虚，夹风夹痰。治疗法拟：滋阴潜阳，化痰通络。方用：镇肝熄风汤加减。

川牛膝 15g	天麦冬^各12g	醋龟板^{先煎}30g	白菊花 12g
炙杷叶 10g	胆南星 10g	嫩青蒿 15g	牡丹皮 10g
黄芩 12g	当归 12g	赤芍 12g	桑枝 30g
羌活 12g	草决明 15g	生龙牡^{先煎各}30g	地龙 10g

二诊：2008 年 12 月 24 日。头晕缓解，能自己行走，左侧肢体麻木好转。舌红，苔黄少津，脉弦细。证属：肝肾阴虚，夹痰夹风，阻滞脉络。治宜镇肝熄风，化痰通络。方用：镇肝熄风汤。

川牛膝 15g	天麦冬^各12g	醋龟板^{先煎}30g	白菊花 12g
嫩青蒿 15g	牡丹皮 10g	黄芩 12g	当归 12g
赤芍 12g	桑枝 30g	羌活 12g	草决明 15g
生龙牡^{各先煎}30g	地龙 10g	知母 10g	

本患者舌红苔黄主热，脉细主虚证，弦脉主肝主痰，四诊合参，证属肝肾阴虚，夹风夹痰，以镇肝熄风汤滋阴潜阳，方中川牛膝补肝肾，强腰膝，活血通络，天麦冬、醋龟板、生龙牡、青蒿滋阴潜阳，白菊花清热平肝熄风，黄芩清热，牡丹皮清热凉血通络，当归、赤芍活血化瘀通络，加炙杷叶、胆南星、草决明化痰，配合桑枝、羌活、地龙等祛风通络。二诊时头晕缓解，无咳嗽，无痰，痰象减轻，故去炙杷叶、胆南星，加知母加强滋阴之力。全方共奏滋阴潜阳，化痰通络作用。

（三）丹皮凉血活血，治疗风疹

周教授在治疗风疹时，多用牡丹皮配合地肤子、蝉衣，以凉血活血，透疹止痒。

【病案举例】

患者李某，女，56 岁。皮疹 2 日。

患者以"脑梗死"入院治疗，在输液过程中，出现四肢及胸腹皮疹，皮疹为红色，细小，凸起于皮肤，瘙痒，遇热加重。舌红，苔薄黄，脉沉细。西医诊断：过敏性皮炎。中医诊断：斑疹。证属：风热郁表。治疗法拟：祛风止痒，清热解毒凉血。方用：麻黄连翘赤小豆汤。

炙麻黄 10g	连翘 10g	桑白皮 10g	赤小豆 10g
牡丹皮 10g	土茯苓 30g	苦参 10g	防风 10g
蝉蜕 5g	银花 10g	黄芩 12g	地肤子 10g
白鲜皮 10g	赤芍 12g	生甘草 10g	

十五、青蒿清虚热

青蒿芳香苦寒，入肝胆经，寒以清热，芳香透达，常与清透暑热和阴分热邪，可使阴分之邪热外透而解。常用于治疗阴虚发热，潮热盗汗，五心烦热诸症。《本草述钩玄》曰："凡苦寒之味，能除热而不能益阴；甘寒之味，能益血而不能泄热。青蒿既苦寒矣，乃其望春而发，得少阳春生之气，有从阴引阳以出之义焉，卢子由谓为阴中之阳，阳中之枢象，不谬也。且其气芬芳，快入于生血之地，以化育真阴，是能致肝之用于脾，更达脾之化于肝，而最宜于血虚有热者。"

周教授将青蒿与醋鳖甲合用，以清虚热，除骨蒸。鳖甲咸寒，直入阴分，既可滋补阴液，又擅入络搜邪，清深伏阴分之热；青蒿味苦微辛而性寒，气味芳香，为清热透邪之要药。二药相伍，鳖甲专入阴分滋阴，青蒿可出阳分透热，使养阴而不恋邪，透热而不伤正，相得益彰。吴瑭曰："此方有先入后出之妙，青蒿不能直入阴分，有鳖甲领之入也；鳖甲不能独出阳分，有青蒿领之出也。"（《温病条辨》卷三）

【病案举例】

患者刘某，男，67 岁。2002 年 10 月 30 日就诊。右侧肢体无力，言语不能 12 日。

患者 12 天前突然出现右侧肢体无力，言语不能，伴困倦多寐。遂来我院就诊，收入院治疗。入院后查头颅 CT：左侧大脑中动脉梗塞。经脱水降颅压等治疗，病情逐渐稳定。目前症见：发热，右侧肢体无力，言语不能。查体：T：38.8℃，双肺闻及痰鸣音。嗜睡，完全性混合性失语，查体不合作，右上肢肌力 0 级，右下肢肌力Ⅱ级，右侧肢体肌张力较对侧减低，右侧腱反射较对侧活跃，右侧巴氏征阳性。舌红绛，少苔，脉弦滑。本着急则治其标的原则，先治疗发热。西医诊断：脑梗死。中医诊断：中风–中脏腑。证属：阴虚有热。治疗法拟：清肺热，养肺阴。方用：青蒿鳖甲汤加减。

嫩青蒿 15g	醋鳖甲^先煎30g	白薇 10g	地骨皮 12g
丹皮 10g	知母 10g	生石膏^先煎30g	寒水石 15g
连翘 10g	黄芩 10g	胆星 10g	淡竹茹 10g
银柴胡 10g	甘草 10g		

十六、灯心草清心降火

灯心草味甘淡。性微寒。归心、肺、小肠经。灯心草能清心降火，治疗心烦失眠或小儿夜啼，均可单味煎服。治心烦失眠，常用朱砂拌用，并配伍枣仁、茯苓等安神之品。《药品化义》："灯心草，降心火，通气，为此味专长。心火降，则肺气行而气通，故曰泻肺。心主血，火降气通，则血和而水源畅矣。小肠以下水分穴，下合膀胱水府，使气化出焉，故主五淋，利阴窍。"

周教授利用灯心草清心降火除烦的作用，治疗因心火上炎，热扰心神所致的失眠，心烦。临床常配伍淡竹叶，莲子心同用。

【病案举例】

患者周某，女，41 岁，2003 年 3 月 11 日就诊。失眠加重 3 个月。

患者过去经常失眠，恐惧，焦虑，无耳鸣，无腰酸腿软，月经量少，近日因教育孩子，劳累而使失眠加重。舌红苔薄黄，脉沉细。中医诊断：郁证。证属：心肾不交。治疗法拟：交通心肾，清心除烦。方用：酸枣仁汤合甘麦大枣汤加减。

炒枣仁 30g	肥知母 10g	川芎 10g	云茯苓 30g
炒远志 10g	生龙齿^先煎30g	浮小麦 30g	炙甘草 10g
大红枣 6 枚	合欢皮 30g	灯心草 3g	炒栀子 12g

7 剂，水煎服。

二诊：2003 年 3 月 18 日。精神略好，失眠无改善，恐惧焦虑好转。有时心慌，记忆力下降。月经延迟。舌红苔薄黄，脉细。治宜：养心安神，清心热除烦。方用：天王补心丹合甘麦大枣汤加减。

柏子仁 10g	麦门冬 12g	紫丹参 30g	北沙参 12g
潞党参 12g	五味子 6g	炒栀子 12g	炒枣仁 30g
炒远志 10g	炙甘草 12g	浮小麦 30g	大红枣 6 枚
合欢皮 30g	灯心草 3g		

十七、羚羊角清热解毒，凉血止血

羚羊角咸，寒。归肝、心经。具有平肝熄风，清肝明目，清热解毒的作用。用于治疗肝风内动，惊痫抽搐。肝阳上亢，头晕目眩。肝火上炎，目赤头痛。温热病壮热神昏，热毒发斑。此外，羚羊角还用治肺热咳喘，能清肺热止咳。

（一）羚羊角清热解毒，治疗发热神昏

周教授治疗热入营血症，症见发热，神昏谵语，常用羚羊角清热解毒。羚羊角性寒，清热力强，既能清泻肝火，清热解毒。又能清肺热，治疗肺热咳喘。《冯氏锦囊·药性》："犀角镇心凉心血，羚羊角镇肝凉肝荣。清肺肝解热毒，血热痘证宜之。较之犀角凉心镇心者更无冰伏痘毒之患，故功力尤稳耳。"《医学衷中参西录》言其"最能清大热，兼能解热中之大毒。且既善清里，又善透表，能引脏腑间之热毒达于肌肤而外出。……所最异者性善退热却不甚凉，虽过用之不致令人寒胃作泄泻"。《药性赋》载："羚羊清乎肺肝。"故羚羊角退热效果显著。

【病案举例】

患者薛某，女，77岁。2004年4月26日就诊。左下肢瘫痪，神志不清4天。

患者于2004年4月22日饭后出现意识不清，呼之不应，无恶心，无呕吐，经查头颅CT：脑梗死。来我院行中医治疗。刻下症：意识不清，呼之不应，右侧肢体瘫痪，左侧肢体可见不自主运动，发热，口臭。既往史：高血压病20年。冠心病20年。糖尿病10年。T：38.9℃，HR：88次/分，Bp：125/90mmHg。舌质红，苔薄黄，脉象滑数。

患者出现意识不清属中医"中脏腑"范畴；风火痰热之邪闭阻经络故见肢体瘫痪，发热，口臭；痰热闭阻清窍而出现神昏，呼之不应。舌红，苔薄黄，脉滑数亦见热象。西医诊断：脑梗死。中医诊断：中风-中脏腑。证属：闭证-阳闭。治疗法拟：清热养阴，化痰开窍。方用：羚羊角散加减。

羚羊角粉^{分冲}2g	生地30g	丹皮10g	知母10g
白芍12g	连翘12g	石菖蒲10g	郁金10g
人工牛黄^{分冲}2g	胆星10g	竹茹10g	麦冬12g
玄参12g			

7剂，水煎服。

安宫牛黄丸1丸，日1次。

二诊：2004年5月3日。神志清楚，右侧肢体瘫痪，口臭，发热，舌质红，苔薄黄，脉滑数，T：38.0℃，HR：86次/分，Bp：130/85mmHg。仍用羚羊角散，加用生地，丹皮，清营分热；加麦冬，龟板以养阴生津，以免苦寒伤阴。

| 羚羊角粉^{分冲}2g | 生地30g | 丹皮10g | 知母10g |

羚羊角粉^{分冲}2g　　生地30g　　　丹皮10g　　知母10g

白芍12g　　　　　连翘12g　　　石菖蒲10g　郁金10g

人工牛黄^{分冲}2g　　胆星10g　　　竹茹10g　　麦冬12g

玄参12g　　　　　白菊花10g　　青礞石^{先煎}30g　龟板^{先煎}30g

（二）羚羊角清热凉血，治疗肌衄

羚羊角为高寒动物羚羊之角入药，其性寒，具有泻火解毒的作用，周教授用以治疗热毒炽盛、热毒发斑者。

【病案举例】

患者张某，女，52岁。2003年3月4日就诊。就诊症见：皮肤出血点，口干，皮肤干燥，紧张着急时加重，大小便正常，喜凉食。舌红苔黄少津液。有糖尿病史。西医诊断：干燥综合征。中医诊断：肌衄。证属：阴虚内热，血热妄行。治疗法拟：清热凉血。方用：玉女煎加味。

北沙参12g　　　干生地30g　　麦冬12g　　　肥知母10g

生石膏^{先煎}30g　寒水石^{先煎}20g　白芍12g　　　牡丹皮10g

羚羊角粉^{分冲}1g　白茅根30　　　藕节30g

十八、牛黄清热化痰，开窍解语

牛黄味苦，性凉。归肝、心经。具有熄风止痉，化痰开窍，清热解毒的功效。周教授常用牛黄治疗中风病合并高热神昏，惊厥抽搐等症。亦用于中风病痰热蒙蔽心窍所致之失语等症。牛黄可清心热，又擅化痰开窍。心开窍于舌，对于因痰热蒙蔽心窍，导致的舌强言謇，可奏清热化痰，开窍解语的作用。《药性切用》载：牛黄"清心利窍，豁痰安神，为惊痫入脏专药。"周教授常用人工牛黄粉分冲，并配合胆南星、天竺黄等清热化痰药，增强效果。

【病案举例】

患者路某，女，53岁。2004年6月26日就诊。言语不利11天。

患者于 2004 年 6 月 15 日晨起时出现言语不利，口角歪斜，无肢体麻木无力，无头晕，无头痛，无饮水呛咳。次日在清河医院诊断为"脑梗死"，给予对症处理，症状无明显改观。刻下症：言语不利，口角歪斜，右侧面肌痉挛。既往史：高血压病 10 年。脑梗死病史 6 年，经治疗无后遗症。右面肌痉挛 2 年。头颅 CT：脑梗死。舌质暗红，苔黄厚，脉象沉细。

患者患病多年，脾虚水湿不化，聚而生痰；兼有肝肾阴虚，阴虚内热，痰热上扰，上蒙清窍故言语不利；肝主血主风，血虚生风故面肌痉挛；舌苔黄厚，脉沉细为痰热之象。西医诊断：脑梗死。中医诊断：中风 - 中经络。证属：痰热阻络。治疗法拟：清热化痰，熄风解语。方用：温胆汤合四物汤加减。

黄连 6g	人工牛黄^{分冲}1g	法半夏 10g	橘红 10g
茯苓 30g	胆星 10g	石菖蒲 10g	郁金 10g
当归 12g	白芍 12g	天麻 10g	白附子 10g
全蝎 3g	僵蚕 12g	远志 10g	生甘草 10g
黄芩 10g			

7 剂，水煎服。

二诊：2004 年 7 月 3 日。言语不利有所好转。舌暗红，苔黄厚，脉沉细。上方加桃仁 10g，杏仁 10g 润便；礞石^{先煎}20g 化顽痰。

周教授治疗中风 - 中经络，症见言语謇涩，口角歪斜，舌红苔黄厚，辨证为痰热证者，多以解语丹、温胆汤等清热化痰，熄风解语治疗。在此基础上，加用人工牛黄，熄风清心开窍，配合以上两方治疗取得良效。

第四讲
补益药在神经精神系统的应用

一、人参大补元气

人参味甘、微苦。性微温。归脾、肺经。元气充足，心气得养，则神安智聪，人参能大补元气，并有安神增智作用。治疗失眠多梦，惊悸健忘，单用即效。证属心肾不足，阴亏血少者，则与生地、麦冬、丹参、柏子仁等同用，以滋阴养血安神，如《摄生秘剖·卷一》天王补心丹。气血互生。人参通过补气而滋养阴血，可治血虚或气血双亏之证，常与当归同用，如《景岳全书·古方八阵》参归汤。

人参，因产地、加工方法及药用部位的不同，功效不同。一般认为野山参补力较大，其中生长年代久远者，功效最佳但产量小、价昂贵，非病情严重者，一般不用。而园参补力较弱，但药源广，价较廉，病情一般者多用。产于吉林、辽宁及朝鲜者，补力较优。参须力量较弱。生晒参适用于气阴不足者，红参性偏温，适用于气弱阳虚者。

《名医别录》："调中、止消渴，通血脉，……令人不忘。"

（一）红人参益气温阳，治疗厥证

周教授治疗厥证常用红人参。人参味苦，微温不燥，具大补元气之功能。元气衰微，体虚欲脱，用之可以益气救脱。蒸制后干燥者，称为红人参。红人参性偏温，更宜于气虚阳弱者，故阳气虚之证，宜选用红参。

厥证是以突然昏倒，不省人事，四肢厥冷为主要表现的一种病证。主要是由于气机突然逆乱，升降乖戾，气血运行失常造成的。气机逆乱又有虚实之分。大凡气盛有余者，气逆上冲，血随气逆，或挟痰挟食，壅滞于上，以致清窍暂闭，发生厥证气虚不足者，清阳不升，气陷于下，血不上达，以致精明失养，也可发生厥证。周教授治疗厥证气虚阳衰者，必用红人参。

【病案举例】

患者成某，男，76 岁。2003 年 3 月 18 日就诊。主因"晕厥 4 年"入院。

患者于 4 年前时感头晕，多于站立时出现，伴有视物昏花，四肢无力等证，当时未予重视。此后症状逐渐加重，头晕，时常心神不宁。3 年前出现发作性晕厥，行走偏斜，时常摔倒，动做笨拙，并有尿急、尿失禁、阳痿等症状。在北医三院诊为"多系统变性"。近 2 年来出现肌僵直，运动减少，双手及下颌震颤。入院检查：立位 Bp：75/40mmHg，卧位 Bp：165/105mmHg。神清，慌张步态，面具脸，构音障碍，颅 N（－），双手及下颌震颤，四肢肌力 Ⅴ 级，双侧上下肢肌张力呈齿轮样增高，双侧上下肢腱反射对称活跃，病理征未引出，共济运动欠稳准。中医诊断：厥证。西医诊断：多系统变性。主要临床表现为头晕、晕厥时作、视物模糊、耳鸣、五心烦热、口干、小便失禁、便溏、阳痿、震颤，舌红无苔中有裂纹，脉细数。

从其视物模糊、耳鸣、五心烦热、口干的症状和舌苔脉象来看，应证属阴虚内热。故开始予以一贯煎等滋阴之品，但服药后无明显效果。站立仍晕厥，立位血压无改善，舌脉如前。周教授查看病人后认为：此患者虽然从舌苔脉象及某些症状上看为阴虚内热之证，但实际从病史分析，其病程经过了从气虚到气血虚，到阳虚，到阴阳两虚的过程。目前的阴虚证候是阳损及阴的结果。实际上患者在病情后期已是阴阳俱虚——小便失禁、便溏、阳痿是脾肾阳虚的表现，耳鸣、五心烦热是肾阴虚的表现。故一味滋补肾阴效果不好，应"阳中求阴"，用益气温阳法，通过温煦肾阳化气行水，以达到阴阳双补的功效。拟方如下：

红人参^{另煎兑服}10g　　鹿茸^{另煎兑服}2g　　锁阳 12g　　肉苁蓉 12g

制附子^{先煎10分钟}10g　　酒熟地 30g　　炒杜仲 12g　　补骨脂 10g

黄精 30g　　巴戟天 12g　　韭菜籽 10g　　葫芦巴 10g

炙甘草 10g

10 剂，水煎服。

二诊：2003 年 3 月 28 日。患者立位血压从服药前的 Bp：75/40mmHg 升至 Bp：100/80mmHg，卧位血压变化不大，仍保持在 Bp：165/105mmHg 左右。10 天来晕厥未犯，但诉口干、燥热，仍便溏、倦怠。周教授将处方做如下调整：前方去肉苁蓉、补骨脂、巴戟天、韭菜籽。患者目前仍便溏、倦怠，故增加健脾益气的作用，加怀山药 12g，云茯苓 30g，炒白术 12g，炙麻黄 6g，怀牛膝 12g。

| 红人参^{另煎兑服}10g | 鹿茸^{另煎兑服}2g | 锁阳 12g | 制附子^{先煎10分钟}10g |

红人参^{另煎兑服}10g　　鹿茸^{另煎兑服}2g　　锁阳 12g　　制附子^{先煎10分钟}10g

酒熟地 30g　　炒杜仲 12g　　黄精 30g　　葫芦巴 10g

炙甘草 10g　　怀山药 12g　　云茯苓 30g　　炒白术 12g

炙麻黄 6g　　怀牛膝 12g。

周教授指出：此病因脾气亏虚引起，此后又发展为脾阳虚，再到脾肾阳虚，再到阴阳两虚。脾与肾的关系是后天与先天的关系。脾运化水谷精微，化生气血，为后天之本；肾藏精，源于先天，主生殖繁衍，为先天之本。先天与后天又相互滋生，脾的运化，必须借助肾阳的温煦蒸化，始能健运肾中精气，又赖脾运化的水谷精微补充，才能不断充足。故《医门棒喝》说："脾胃之能生化者，实由肾中之阳气之鼓舞而元阳以固密为贵，其所以能固密者，又赖脾胃生化阴精以涵育耳。"这充分说明了先天温养后天，后天补养先天的相互关系。

在病理方面，脾肾病变常相互影响，互为因果。若脾气虚弱，运化不健，导致肾精不足，表现为腹胀、便溏、消瘦、腰酸、耳鸣等病症。若肾阳不足，不能温煦脾阳，或脾阳久虚，损及肾阳，形成脾肾阳虚证，表现为腹部冷痛、下利清谷、腰膝酸冷、五更泄泻等病症。因此，在补肾的同时应佐以补脾，补后天以充先天。

二诊时加山药以益气健脾。正如龚居中在《红炉点雪·卷三》中所说："山药者，则补脾之要品，以脾气实则能运化水谷之精微，输转肾脏而充精气，故有补土益水之功也。"现代医学研究表明麻黄具有升血压的作用，辨病与辨证相结合，加炙麻黄 6g。

三诊：2003 年 4 月 7 日。继服 10 剂后，患者舌苔出现薄白苔，起立时无晕厥发生，立位血压达到 Bp：120/80mmHg。

（二）人参益气健脾，治疗痿证

周教授用人参治疗痿证。痿证是指肢体筋脉弛缓，软弱无力，肌肉萎缩的一种病症。脾胃为后天之本，若素体脾胃虚弱，或久病成虚，中气受损，则受纳、运化、输布的功能失常，气血津液生化之源不足，无以濡养五脏，运行血气，以致筋骨失养，关节不利，肌肉瘦削，而肢体痿废不用。人参益气健脾，为虚劳内伤第一要药，凡一切气血津液不足之证，皆可应用。

【病案举例】

患者王某，男，65 岁。2004 年 6 月 11 日就诊。右上肢无力 2 年半，加重伴左上肢无力半年。

患者于 2002 年 1 月无明显诱因出现右上肢肩痛，活动不利，此后症状渐渐加重。于 2004 年 1 月当地医院就诊，诊断为"颈椎病"，行颈椎手术治疗，治疗后效果欠佳，术后出现左上肢无力，且渐渐加重。刻下症：双上肢无力，双手大小鱼际肌及双肩胛带肌肌肉萎缩。可见肉跳。既往史：脑梗死 4 年，经治痊愈，未遗留后遗症状。舌质暗，舌体胖，苔薄黄，脉沉细无力。

患者肝肾亏虚，精血不能濡养筋骨经脉故渐成痿证；筋脉弛缓不运而见肌肉萎缩；舌暗体胖，苔薄黄，脉沉细无力属气血亏虚之象。西医诊断：运动神经元病。中医诊断：痿证。证属：脾胃亏虚，精微不运。治疗法拟：益气养血，健脾通络。方用：八珍汤合止痉散加减。

黄芪 30g	红人参^{另煎兑服}10g	白术 10g	茯苓 30g
甘草 10g	熟地 30g	白芍 10g	川芎 10g
杜仲 10g	牛膝 12g	天麻 10g	全蝎 6g
蜈蚣 3 条	僵蚕 15g	黄精 30g	紫河车 10g
当归 12g	羌活 12g	鹿角霜 10g	

7 剂，水煎服。

二诊：2004 年 6 月 18 日。双侧上肢无力好转，双手大小鱼际肌及双肩胛带肌肉萎缩。舌质暗，舌体胖，苔薄黄，脉沉细无力。上方加菟丝子温补肾阳。

黄芪 30g	红人参^{另煎兑服}10g	白术 10g	茯苓 30g
甘草 10g	熟地 30g	白芍 10g	川芎 10g
杜仲 10g	牛膝 12g	天麻 10g	全蝎 10g
蜈蚣 3 条	僵蚕 15g	黄精 30g	紫河车 10g
当归 12g	羌活 12g	鹿角霜 10g	菟丝子 15g

二、党参益气健脾，养心安神

党参性味甘、平，归脾、肺经。不燥不腻，既能补益脾肺之气，又可养血生津，故常用于脾胃虚弱，食少便溏肺气不足，气短倦怠，津液亏耗，口渴喜饮气血不足，面色萎黄等症。党参补力较人参薄弱，无大补元气之功，故一般脾肺气虚之证，可以党参代人参之用，但如属气虚之脱证，则用人参。

（一）党参健脾安神，治疗郁证之心脾两虚证

周教授应用党参健脾安神，治疗郁证。

郁证可因思虑过度，劳伤心脾所致。心主神明，赖血以养之，心血不足，神失所养，神明不安则见失眠、健忘、心悸、心烦、急躁。张介宾在《景岳全书》中说道："血虚则无以养心，心虚则神不守舍，故或为惊惕，或为恐畏，或若有所系恋，或无因而偏多妄思，以致终夜不寐及忽寐忽醒而为神魂不安等证。"脾为气血生化之源，《灵枢·决气》篇说："中焦受气取汁，变化而赤，是谓血"，脾气健旺，可化生营血，调和五脏，洒陈六腑，营运周身脾气不足，运化失健，则便溏、腹胀、口干四肢百骸失其濡养，故倦怠乏力。此均为气血亏虚的表现。治疗宜益气补血，健脾养心。

党参甘平，归脾、肺经，既能补益脾胃，又能助精养神，脾气充足，则气血生化有源，起到补五脏，安精神，定魂魄之功效。

【病案举例】

患者樊某，女性，38 岁，于 2003 年 7 月 1 日初诊。心烦、恐惧 1 个月。

患者无明显原因感焦虑、心烦、坐卧不安、急躁、手抖，失眠，气短、活动后加重，恐惧、怕声，记忆力减退，纳差、恶心、便溏。舌质正常，苔薄黄。脉弦细。证属：心脾两虚，方用：归脾汤合甘麦大枣汤加减。

生黄芪 30g	炒白术 10g	全当归 12g	潞党参 12g
云茯苓 30g	酒熟地 20g	缩砂仁[后下] 5g	炒枣仁 30g
炒远志 10g	浮小麦 30g	炙甘草 12g	大红枣 6 枚
北柴胡 10g	广郁金 10g	合欢皮 30g	

14 剂，水煎服。

二诊：2003 年 7 月 14 日。服上方诸症皆有好转，上方加琥珀粉[分冲] 1.5g，继服 14 剂，诸症皆愈。

从症状上分析，患者气短、活动后加重，纳差、恶心、便溏等症属脾气亏虚表现；其焦虑、心烦、失眠、记忆力减退等症属心血不足，血不养心的表现；而急躁不安为热扰心神所致。故证属心脾两虚兼加虚热，治宜法拟健脾养心佐以清热安神，方选归脾汤合甘麦大枣汤加减。

（二）党参补心胆之气，治疗郁证之心胆气虚证

周教授认为郁证可因心胆气虚所致。

此证多因劳倦等因而致气血亏虚，伤及心胆，心血亏虚，心神失养则见入睡困难、易醒、健忘；胆气不足则表现为恐惧不安、胆小、紧张感、多虑、多疑；

阴血虚而生内热，热扰心神则表现为心烦、急躁、易怒；"神不宁则悲"故见易哭、易动感情；气虚则全身乏力；阴血亏虚，血不养筋，筋脉失养则见各个部位的疼痛。此证主要特征在于胆气不足所致的害怕症状，治疗法拟补心胆之气，佐以除烦。

党参可益胆气安心神。心胆气足，则神自安。

【病案举例】

患者付某，男，48岁。2003年5月27日就诊。心烦、失眠2年。

患者于2年前开始出现失眠，心烦，心慌。多因不良事件刺激引起，眠中易醒，睡眠不足，多梦，饮食正常，二便调。舌体胖，苔薄水滑，脉细。中医诊断：郁证。证属：心胆气虚。治疗法拟：补心胆之气，疏肝解郁。方用：安神定志丸加减。

炒枣仁 30g	党参 15g	茯苓 30g	川芎 10g
石菖蒲 12g	炒远志 10g	生龙齿^{先煎}30g	郁金 10g
北柴胡 10g			

三、太子参益气养阴

太子参性味甘平，归脾、肺经。既可补气，又可生津，为清补之品，故适用于脾肺亏虚、气阴不足之证。但其补气之力不及人参、党参，养阴生津之力不及西洋参，因其药力薄弱，一般须大剂量连续服用，方能见效。清·赵学敏《本草纲目拾遗》引《百草镜》明确指出："太子参即辽参之小者"，其性能功用与人参同。而今之太子参指石竹科异叶假繁缕的块根，功善补气生津。周教授应用其治疗气阴两虚证导致的心悸、不寐。

【病案举例】

患者杨某，女性，50岁，于2006年5月16日初诊。患者发作性心悸5个月。

患者发作性心悸伴胸闷、气短、乏力、喜太息、失眠、易醒、恐惧、急躁易怒、耳鸣、耳聋、自汗、怕冷、健忘等症，舌红，苔薄黄少津，脉沉弱。中医诊断：心悸。证属：心阴不足证。治疗法拟：滋阴清热、养血心安神。方用：天王补心丹合甘麦大枣汤加减。

| 柏子仁 10g | 太子参 12g | 黑元参 10g | 北沙参 10g |

麦门冬 12g	紫丹参 30g	五味子 6g	抚川芎 10g
北柴胡 10g	制香附 10g	炒栀子 10g	炒枣仁 30g
炒远志 10g	浮小麦 30g	炙甘草 10g	大红枣 6 枚
生龙齿^{先煎}30g			

四、黄芪益气健脾

黄芪甘，微温。归脾、肺经。为补气要药，具有补气升阳，益卫固表的作用。周教授用于治疗脾胃气虚及气虚下陷诸证。也用于肺气虚及表虚自汗，气虚外感诸证。

（一）黄芪益气健脾，治疗郁证

周教授常用黄芪治疗郁证之心脾两虚之证。

此证多因思虑过度，劳伤心脾。心主神明，赖血以养之，心血不足，神失所养，神明不安则见失眠、健忘、心悸、心烦、急躁。脾为气血生化之源，脾气健旺，可化生营血，调和五脏，洒陈六腑，营运周身，脾气不足，运化失健，则便溏、腹胀、口干；四肢百骸失其濡养，故倦怠乏力。治宜健脾益气，养心安神。黄芪甘温，能益气健脾，使气血得以生化荣养，心脉得以濡养，则神明自安。

【病案举例】

患者董某，男，56 岁。2006 年 4 月 18 日就诊。失眠，心烦 2 个月。

患者因劳累思虑过度引起失眠、心烦、郁闷、多梦、耳鸣，胃中烧灼感，肠鸣，大便时干时稀，易紧张，有厌世思想，头蒙，胆小，面色萎黄，消瘦。舌质暗红，苔薄黄，脉沉细。

患者思虑劳累过度，耗伤心脾，导致气血两虚，脾气虚则运化失司，症见纳呆，便溏，肠鸣；心血亏虚，心神无以所养，则致失眠，心烦，多梦；心血不足无以下济肾水，则心肾不交而见耳鸣，头鸣；心阳上扰而致消极，情绪低落厌世；舌红苔黄亦为血虚生内热的表现。中医诊断为：郁证，证属：心脾两虚，治疗法拟：调理心脾，清心除烦，佐以交通心肾。方用：归脾汤合交泰丸合甘麦大枣汤。

炙黄芪 30g	炒白术 12g	党参 12g	当归 12g
制香附 10g	北柴胡 10g	炒栀子 10g	炒枣仁 30g
炒远志 6g	厚朴 10g	香橼皮 10g	浮小麦 30g

炙甘草 10g　　　大枣 6 枚　　　生龙齿^{先煎}30g　　　紫石英^{先煎}30g

肉桂 3g　　　黄连 6g　　　琥珀粉^{分冲}1.5g

二诊：睡眠好转，心情较前舒畅，无肠鸣。仍有腹胀，目涩，近日尿急，尿频，尿痛。经初诊治疗主症明显好转，腹胀、目涩应为肝气郁滞之表现。肝失条达则腹胀；肝开窍于目，肝郁化火，则致目涩；其尿频、尿急、尿痛应为下焦湿热之象；舌红苔黄亦为内热表现。辨证属：肝郁气滞兼下焦湿热。治疗法拟：疏肝理气，清热安神。方用：逍遥散合甘麦大枣汤加减。

北柴胡 10g　　　炒白术 12g　　　茯苓 30g　　　薄荷^{后下}3g

制香附 10g　　　炒栀子 10g　　　白菊花 10g　　　浮小麦 30g

大枣 6 枚　　　淡豆豉 10g　　　砂仁^{后下}5g　　　炒远志 6g

炒枣仁 30g　　　生龙齿^{先煎}30g　　　紫石英^{先煎}30g　　　苍术 10g

黄柏 10g　　　海金沙 10g　　　车前子^包10g

本案症状主要可归纳为两类：一是心血虚证的表现，如失眠，心烦；二是脾气虚的表现，如便溏，纳呆，肠鸣，腹胀。另外还兼有心肾不交虚火上炎的表现，如耳鸣头鸣，属虚证。故用归脾汤益气养心佐以交泰丸及甘麦大枣汤，疗效显著。

（二）黄芪益气健脾，治疗痿证

周教授常将黄芪应用于痿证的治疗中。

脾胃为后天之本，素体脾胃虚弱，或久病成虚，中气受损，则受纳、运化、输布的功能失常。气血津液生化之源不足，无以濡养五脏，运行气血，以致筋骨失养，关节不利，肌肉瘦削，产生肢体痿废不用。《医宗必读·痿》云："阳明者胃也，主纳水谷，化精微以资养表里，故为五脏六腑之海，而下荣宗筋……阳明虚则血气少，不能润养宗筋，故驰纵，宗筋纵则带脉不能收引，故足痿不用。"黄芪健脾益气，以助气血运化输布，可使四肢筋脉得其濡养。

【病案举例】

患者王某，男，65 岁。2004 年 6 月 11 日就诊。右上肢无力 2 年半，加重伴左上肢无力半年。

患者于 2002 年 1 月无明显诱因出现右上肢肩痛，活动不利，此后症状渐渐加重，于 2004 年月在当地医院就诊，进行颈椎手术治疗，效果欠佳，术后出现左上肢无力，且渐渐加重。刻下症：双上肢肢体无力，双手大小鱼际肌及双肩胛带肌肌肉萎缩。既往史：患脑梗死 4 年，未遗留后遗症。舌暗，体胖，苔薄黄，脉沉细无力。西医诊断：运动神经元病。中医诊断：痿证。证属：脾胃亏虚，精微不运。治疗法拟：益气养血，健脾通络。方用：八珍汤合止痉散加减。

黄芪 30g	党参 15g	白术 10g	茯苓 30g
甘草 10g	熟地 30g	白芍 10g	川芎 10g
杜仲 10g	牛膝 12g	天麻 10g	全蝎 6g
蜈蚣 3 条	僵蚕 15g	黄精 30g	紫河车 10g
当归 12g	羌活 12g	鹿角霜 10g	

7 剂。水煎服。

二诊：2004 年 6 月 18 日。双侧上肢无力好转，舌暗，体胖，苔薄黄，脉沉细无力。上方加菟丝子增加补肾作用。

黄芪 30g	党参 15g	白术 10g	茯苓 30g
甘草 10g	熟地 30g	白芍 10g	川芎 10g
杜仲 10g	牛膝 12g	天麻 10g	全蝎 6g
蜈蚣 3 条	僵蚕 15g	黄精 30g	紫河车 10g
当归 12g	羌活 12g	鹿角霜 10g	菟丝子 15g

本案因肝肾亏虚，精血不能濡养筋骨经脉，故渐成痿证。筋脉弛缓不运而见肌肉萎缩；舌暗，体胖，苔薄黄，脉沉细无力属气血亏虚之象。治疗特点在于脾肾同治，气血双补。

五、白术益气健脾

白术味苦、甘，性温。归脾、胃经。有补气健脾，燥湿利水，止汗，安胎的作用。其长于补气健脾，燥湿利水，与脾主运化，喜燥恶湿之性相合，故为补脾健脾之要药。《本草求真》："白术味苦而甘，既能燥湿实脾，复能缓脾生津，且其性最温……为脾脏补气第一要药也。"周教授常用其治疗因脾气亏虚导致的各种病症。如痿证，郁证，中风等。

【病案举例】

患者张某，女，50 岁。2004 年 4 月 15 日就诊。失眠 2 月，头晕、手麻 1 日。

患者于 2004 年 4 月 14 日晨起感头晕，转头时加重，无视物旋转，无耳鸣，无恶心，卧床休息后减轻，伴小腿外侧麻木，按摩后头晕缓解，4月15日出现双手麻木。平素失眠，易醒，心烦，委屈。既往史：颈椎病8年，糖尿病6年，高血压2年。舌质暗尖红，舌体胖，有瘀点，苔黄厚，脉沉细无力。

患者中年女性，劳心思虑，耗伤心脾，致心脾两虚。心血不足，心失所养故见失眠易醒，心烦委屈；阴血亏虚，虚阳上浮而致头晕；血虚生风，脉络失养而致肢体麻木。其舌脉象为气虚血瘀兼有内热之征。中医诊断：郁证。证属：心脾两虚。治疗法拟：调理心脾，清心除烦，活血通络。方用：归脾汤合甘麦大枣汤加减。

党参10g	炒白术15g	炙黄芪30g	当归12g
炒远志6g	茯苓30g	炒枣仁30g	制香附10g
北柴胡10g	炒栀子10g	葛根30g	羌活10g
川牛膝15g	赤芍10g	炙甘草6g	大枣6枚
浮小麦30g			

7剂，水煎服。

二诊：2004年4月22日。头晕，心烦有所缓解，仍诉有失眠易醒，双手麻木。舌质暗，尖红，苔黄厚，脉沉细无力。服药7剂后主症缓解，舌脉象无明显变化，故仍辨为心脾两虚证，效不更方，继用归脾汤合甘麦大枣汤。加郁金、木香增强理气解郁作用，柏子仁养心安神。

党参10g	炒白术15g	炙黄芪30g	当归12g
炒远志6g	茯苓30g	炒枣仁30g	制香附10g
北柴胡10g	炒栀子10g	葛根30g	羌活10g
川牛膝15g	赤芍10g	炙甘草6g	大枣6枚
浮小麦30g	郁金10g	木香6g	柏子仁10g

本案临床表现为气虚血亏之象。脾气不足无以摄血，血运不畅而致脉络阻滞。血虚日久又生内热，热扰心神，上扰清空，故致头晕失眠，心烦。心脾两虚为其辨证特点。为虚证。

六、扁豆健脾化湿

扁豆味甘，微温。归脾、胃经。具有健脾，化湿，消暑之功效。可用于治疗脾虚湿盛，运化失常，而见食少便溏或泄泻，及脾虚而湿浊下注，白带过多等证。亦可用于治疗暑湿吐泻。扁豆甘温，补脾而不滋腻，芳香化湿而不燥烈，故为补脾、化湿、解暑之佳品。《药品化义》："扁豆，味甘平而不甜，气清香而不窜，性温和而色微黄，与脾性最合。"

周教授用其治疗脾虚有湿之证，用其健脾化湿。多用于治疗痿证，腹泻等症。

【病案举例】

患者张某，女，52岁。2005年1月19日就诊。四肢无力21个月，加重2天。

患者于2003年4月开始无明显诱因出现眼睑无力，未予重视，于2003年7月出现吞咽困难，四肢无力，朝轻暮重，在北京医院做新斯的明试验阳性，诊断为"重症肌无力"，开始服用溴吡斯的明30mg tid，症状有好转。2003年8月因呼吸肌麻痹住301医院，期间数次因腹泻发热导致病情加重。经治疗后缓解，溴吡斯的明增量为60mg tid。今日因腹泻3次，自觉乏力，心慌来我院就诊。刻下症：腹泻，腹胀，纳呆，四肢无力加重，朝轻暮重。既往史：颈椎病5年。高脂血症6年。舌暗，苔黄，脉细。

患者老年女性肾精亏虚，水亏火旺，筋脉失其营养而成痿证。脾胃虚弱，运化无权，水谷不化，清浊不分故大便溏泻；脾阳不振则纳呆。西医诊断：重症肌无力。中医诊断：痿证。证属：脾胃亏虚。治疗法拟：健脾化湿，佐以清热。方用：参苓白术散加减。

党参10g	白术10g	扁豆10g	炒薏米10g
陈皮10g	砂仁[后下]5g	枳壳12g	莲子肉10g
木香10g	黄连6g	炙甘草10g	山药12g

口服知柏地黄丸1丸，日二次。

二诊：2005年1月26日。腹泻消失，仍四肢无力，食纳可，睡眠佳。舌暗红，苔黄，脉细。治宜健脾化湿，佐以清热。上方加附子、肉蔻加强温脾阳之力。

党参10g	白术10g	扁豆10g	炒薏米10g
陈皮10g	砂仁[后下]5g	枳壳12g	莲子肉10g
木香10g	黄连6g	炙甘草10g	山药12g
制附子[先煎]10g	肉豆蔻10g		

本患者以四肢无力，腹胀腹泻为突出表现，临床症状集中在中焦，为脾胃亏虚，水湿内蕴的表现，虽舌暗红，苔黄有血瘀和热象，但与症状不符，故选方时舍舌脉从症，以健脾为主，又因首诊腹泻明显，故选择健脾祛湿之参苓白术散。二诊腹泻好转，原方加附子、肉蔻加强温脾阳之力。

七、大枣益气养血安神

大枣味甘，温。归脾、胃经。功在补中益气，养血安神，缓和药性。可治脾胃虚弱，气短乏力，食少便溏，血虚萎黄，妇人脏躁。因其味甘，尚具缓和药性之效，与猛药同用，可使药力缓和，且不伤正气。《名医别录》曰其："补中益气，强力，除烦闷，疗心下悬，肠澼。"

周教授治疗失眠，心烦时常用大枣，配甘草、浮小麦，即甘麦大枣汤，用以治疗因思虑悲伤过度，心肝失养，导致的心神不安，失眠等症。大枣甘平，质润而性缓，补血调营，养心安神，即可协助浮小麦缓急柔肝，调和阴阳；又助甘草补中益气，以助生化之源。三药共达养心缓肝，和中安神之效。

【病案举例】

患者王某，女，49岁。2007年8月28日就诊。失眠1年。

患者1年前出现失眠，入睡困难，早醒，此后症状逐渐加重，出现焦虑、紧张，纳少、胃脘胀、恶心、消瘦，坐卧不安，怕风怕光，风吹后头剧痛，咽干，注意力不集中，服罗拉及罗赛特无效。近日出现便溏，委屈，不愿交往，情绪低落，健忘，多虑，自汗，强迫思维。目前症见：失眠，入睡困难，早醒，焦虑、紧张，坐卧不安，情绪低落，纳少，胃胀，便溏，消瘦，委屈，自汗。

患者气血亏虚，脾气亏虚，健运失司则致纳呆，腹胀，便溏，脾气不升，胃气不降则致恶心，气虚卫表不固则自汗多。心血不足，心神失养则致失眠，健忘血虚日久生内热，热扰心神，则致心神不宁，坐卧不安，焦虑心阳不振则委屈情绪低落。其舌红苔黄有阴血不足，渐生内热之象。西医诊断：神经症。中医诊断：不寐。证属：心脾两虚，治疗法拟：调理心脾，清心除烦。方用：归脾汤合甘麦大枣汤加减。

炙黄芪30g	炒白术12g	茯神30g	姜半夏10g
五味子6g	制香附10g	炙杷叶10g	丹参30g
佛手10g	北柴胡10g	麦冬10g	炒枣仁30g

| 炒远志6g | 合欢皮30g | 浮小麦30g | 炙甘草10g |
| 大枣6枚 | 覆盆子12g | 炒谷麦芽各10g | |

7剂，水煎服。

二诊：2007年9月4日。失眠早醒有好转，潮热好转，仍心烦，急躁紧张，食欲略好，但食后腹胀满，咽干，舌质紫暗，苔黄燥。此次就诊症状略有好转，但心烦焦虑，且出现咽干，当属心阴虚，阴虚生内热的表现，其舌紫暗，苔黄燥亦为阴虚内热之象。证属：阴虚内热。治宜：养心血安心神，佐以除烦。方用：天王补心丹加减。

柏子仁10g	麦冬10g	五味子6g	北沙参12g
太子参10g	丹参30g	炒栀子10	炒白术12g
姜半夏10g	陈皮10g	炒枣仁30g	炒远志6g
合欢皮30g	浮小麦30g	生黄芪30g	白菊花10g
北柴胡10g	制香附10g	焦三仙30g	

7剂，水煎服。

三诊：2007年9月11日。失眠好转，心烦、急躁均好转，仍腹胀肠鸣，汗多。经二诊治疗失眠心烦均有好转，仍有腹胀等消化道症状，仍为脾气亏虚的表现。自汗亦为气虚之象。证属心脾两虚。治宜调理心脾，清热除烦。方用归脾汤加减。

炙黄芪30g	炒白术12g	党参12g	当归12g
制香附10g	茯神30g	厚朴10g	桔梗10g
麦冬12g	北柴胡10g	炒栀子10g	焦三仙30g
炒枣仁30g	炒远志6g	夜交藤30g	浮小麦30g
枳壳12g	升麻10g	沉香末分冲2g	炙甘草10g

同病异治，随症而变是本案特点。周教授重视辨证论治，在四诊的基础上根据当时的表现判断疾病的病机，根据辨证遣方用药。初诊症状有脾气亏虚表现，故辨证为心脾两虚。用药后初显效果。二诊突出表现变为心血不足，虚热内扰，故更方以养血清热。周教授重视辨证施治，从不拘泥于一病一方，立法用药随症而变，十分灵活。

八、鹿茸温补肾阳，强筋健骨

鹿茸味甘、咸。性温。归肝、肾经。具有壮肾阳，益精血，强筋骨，调冲任，托疮毒的作用。本品甘咸温补，入肝肾经，温肾壮阳之力颇强，为补肾壮阳之要药。既大补肾阳，充填精髓，用于肾阳虚衰，精血不足所致的阳痿早泄，宫寒不孕，头晕耳鸣，又温补肝肾，强壮筋骨，治疗小儿发育不良，囟门不合，齿迟，行迟，语言迟缓等。《纲目》："生精补髓，养血益阳，强健筋骨。治一切虚损，耳聋，目暗，眩晕，虚痢。"周教授用其治疗脾肾阳虚导致的痿证及厥证。

【病案举例】

患者穆某，女，42岁。2003年7月1日就诊。头晕、晕厥1年。

患者主要表现为直立性低血压，头晕、有晕厥史、伴排尿困难、大便不畅、耳鸣、口干、皮肤干燥、上身多汗、下身无汗，在外院诊断为：急性全植物神经功能不全。应用激素治疗。就诊时口服泼尼松60mg，日一次。查体：立位血压80/50mmHg。NS（－）。中医治疗开始时辨证为肝肾阴虚、肝阳上亢，用镇肝熄风汤加减，服药效果不显。舌红少津无苔，脉细。西医诊断：急性全植物神经功能不全。中医诊断：厥证。证属：脾肾阳虚。治疗法拟：益气养阴，温补脾肾。自拟方见下。

红人参^{另煎兑服}10g	鹿茸^{另煎兑服}2g	麦门冬12g	五味子10g
制附子^{先煎10分钟}10g	全当归12g	锁阳12g	巴戟天12g
补骨脂10g	炙甘草10g	肉苁蓉12g	火麻仁10g
麸枳壳12g			

14剂，水煎服。

二诊：2003年7月15日。服药2周后，患者头晕有所好转，口干减轻，仍有耳鸣、便秘，舌苔出现少量薄黄苔，脉细。无烦热等不适。守上方继服7剂。

三诊：2003年7月22日。服药3周后，立位血压100/50mmHg，口干明显减轻，舌红苔薄白，脉大而有力。但感腹胀、便秘，故在上方基础上加小承气汤合用，继服7剂。

四诊：2003年7月29日。立位血压100/70mmHg，腹胀好转。守此方继服约1个月。

五诊：2003年8月28日。除便秘外患者无其他不适主诉，无头晕、晕厥、无口干、耳鸣、小便通畅，立位血压稳定在105～100/70～60mmHg左右，且泼尼松逐渐减量至10mg，日一次。考虑到患者便秘并非大便干结，而是排便无力，因此停用此方，改用补中益气汤健脾益气，加强脾胃运化能力，加速糟粕排泄。

服药后排便通畅。随访 3 个月，均无头晕及晕厥发作。

九、紫河车补精养血益气

紫河车味甘、咸。性温。归肺、肝、肾经。具有温肾补精，益气养血之功效。肾为先天之本。先天不足，肾气亏损，精血衰少。引起腰膝疲软、头晕耳鸣等症。周教授指出本品为血肉有情之品，禀受人之精血，为补精血、益阳气之上品，故用以治疗肾阳衰弱、精血亏损所致诸症，如运动神经元病、重症肌无力等。《本草纲目·卷五十二·人胞》引吴球曰："治男女一切虚损劳极，癫痫失志恍惚，安心养血，益气补精。"《本草再新》："大补元气，理血分，治神伤梦遗，能壮阳道，能滋阴亏，调经安产。"

【病案举例】

患者王某，女，58 岁，2003 年 4 月 23 日就诊。就诊症见：气短、活动加重、胸闷、憋气。夜尿多、腿肿。左半身不适。服百忧解 1 年。舌体胖，边有齿痕，脉细。中医诊断：郁证。证属：脾肾两虚。其气短、活动加重、胸闷、憋气属脾气虚。夜尿多、腿肿为肾虚表现。治疗法拟：健脾补肾。方用：补中益气汤加补肾药。

生黄芪 30g	炒白术 10g	潞党参 12g	广陈皮 10g
绿升麻 10g	全当归 12g	北柴胡 10g	广郁金 10g
补骨脂 10g	紫河车 10g	制香附 10g	菟丝子 12g
胡黄连 10g	覆盆子 10g	炙甘草 10g	嫩桂枝 10g

第五讲
安神药在神经精神系统的应用

一、磁石潜阳安神，聪耳明目

磁石味辛、咸。性寒。归肝、心、肾经。应用：①磁石咸寒质重，功能护真阴，镇浮阳，安心神。若肾虚肝旺，心肝失养，肝火上炎，扰及心神，则心悸怔忡，头晕头痛，健忘失眠，精神躁动。医疗时，常与平肝潜阳，镇静安神药同用，以增强其重镇安神作用。②肝开窍于目，肾开窍于耳，若肝肾阴虚，则浮阳上扰；阴精亏损，则无以奉养耳目，以至出现耳鸣、耳聋、目昏、视物模糊等症，本品能养肾益阴，故有聪耳明目之效。用治肝肾阴虚。耳鸣、耳聋者，常与熟地、山茱萸、山药等同用，如耳聋左慈丸。

生磁石，质重沉降，镇惊纳气的功效较好，但生品药汁难出，疗效欠佳。煅磁石，需经火煅醋淬多次，其成分多为三氧化铁及醋酸铁，磁力明显降低或消失，但其镇静、抗惊厥等药理作用却较磁力强的生磁石显著提高。且经醋淬后质地松脆，其味较酸，长于入肝，平肝潜阳功胜，且易于煎出汁，疗效较好。有害元素的含量经煅制后也有一定程度的降低。

周教授专用磁石治疗耳鸣。磁石味咸入肾，能护真阴、镇浮阳，收平肝潜阳之效，且有聪耳明目之效。用治素体阳盛，或肝肾阴亏，肝阳上亢所致耳鸣、耳聋。《药性切用》谓其可："引肺金之气入肾而补肾益精，镇坠虚热，为阴虚火炎镇坠之专药。"《本草经疏》："诸石药皆有毒，且不宜久服，独磁石性禀冲和，无猛悍之气，更有补肾益精之功，大都渍酒，优于丸、散，石性体重故尔。"

【病案举例】

患者秦某，女，66岁。2004年12月1日就诊。头痛，脑鸣1个月，加重2天。

患者于2004年11月无明显诱因出现头晕，呈阵发性，无发热，伴持续脑鸣、耳鸣。2 天前症状加重。目前症见：脑鸣，耳鸣。情绪压抑，心烦，失眠，倦怠。舌红，苔黄腻，脉数。患者女性，肝气郁结化痰，痰热扰心，心主神明故神不守舍出现心烦；心肾不交则失眠；肾气不足则脑鸣，倦怠；舌红，苔黄腻，脉数属痰热扰心之象。西医诊断：神经症。中医诊断：郁证。证属：痰火扰心。治疗法拟：解郁安神，清热化痰。方用：温胆汤加减。加用青礞石、栀子、胆星清热，远志、合欢皮解郁安神。

北柴胡 10g	淡竹叶 10g	炒栀子 12g	法半夏 10g
橘红 10g	茯苓 30g	胆星 10g	竹茹 10g
炒枳实 10g	青礞石[先煎]20g	生龙齿[先煎]30g	磁石[先煎]30g
炒远志 6g	合欢皮 30g	生甘草 10g	

7 剂，水煎服。

二诊：2004 年 12 月 8 日。脑鸣有所缓解，仍情绪压抑，失眠。舌红，苔黄腻，脉数。上方加炒枣仁养心安神。

北柴胡 10g	淡竹叶 10g	炒栀子 12g	法半夏 10g
橘红 10g	茯苓 30g	胆星 10g	竹茹 10g
炒枳实 10g	青礞石[先煎]20g	生龙齿[先煎]30g	磁石[先煎]30g
炒远志 6g	合欢皮 30g	生甘草 10g	炒枣仁 30g

二、龙骨平肝潜阳，镇静安神

龙骨为古代多种大型哺乳动物的骨骼化石。其味甘、涩。性微寒。归心、肝、肾经。肝为刚脏，体阴而用阳，其性喜动，若肝阴不足，则肝阳易亢阳亢则易生风，而见头目眩晕，烦躁易怒，或肢体不利，口眼歪斜。龙骨能平肝而潜敛浮阳，故可用于上述病症，常与生赭石、生牡蛎、生白芍等同用，如《医学衷中参西录·医方·治内外中风方》镇肝熄风汤。另外，龙骨质重有镇静安神作用，可用治神志不安、心悸怔忡、健忘、失眠、惊痫、癫狂等症。常与远志、石菖蒲等同用，如《备急千金要方·卷十四》孔圣枕中丹。《名医别录》："汗出，夜卧自惊……阴蚀，止汗，小便利，溺血，养精神，安五脏。"

（一）龙骨重镇潜阳，治疗头晕

龙骨质重沉降，入肝、肾经，潜敛上浮之肝阳，有平肝潜阳之效。周教授用其治疗肝肾阴虚，阴不制阳，阳升风动，上扰清空之眩晕；亦用于因肝肾阴亏，肝阳亢极，上扰清空，蒙蔽清窍导致的中风，口眼㖞斜、半身不遂之证。诚如张锡纯《医学衷中参西录》云："龙骨既能入气海以固元气，且能入肝敛肝木，愚于忽然中风，肢体不遂之证，其脉甚弦硬者知系肝火，肝风内动，恒用龙骨同牡蛎加于所服药中以敛戢之，至脉象柔和，其病自愈。"《本草逢原》载："其性收阳中之阴，专走足厥阴经，兼入足少阴经，……为收敛精气要药。"

周教授常将龙骨与牡蛎同用为对药。牡蛎味咸，性微寒，入肝肾，有平肝潜阳之效，善于平肝阳，清肝热，养肝肾阴。对肝肾阴虚，水不涵木，阴虚阳亢之眩晕；或肝火上炎，肝阳亢盛之头晕均有效果。《伤寒来苏集·伤寒附翼》："龙骨重能镇静而平木；蛎体坚不可破，其性守而不移，不特静可以镇惊，而寒可以除烦热，且咸能润下，……又能软坚，……"两药合用，既可养肝阴，清肝热，又可重镇潜阳，相得益彰。

【病案举例】

患者姚某，男，33岁，2003年3月11日就诊。患者诉头昏，头胀，头摇，恶心，纳差，手抖，四肢麻木，大便时干时稀。舌红苔黄有裂纹，脉细。证属：肝肾阴虚，肝阳上亢。治疗法拟：滋阴平肝潜阳，佐以和胃。方用：镇肝熄风汤合玉女煎加减。

川牛膝12g	天麦冬^各12g	黑元参10g	嫩青蒿12g
醋龟板^{先煎}30g	杭白芍12g	生麦芽10g	陈皮10g
白菊花10g	粉葛根30g	夏枯草10g	生龙牡^各30g
合欢皮30g	太子参12g	姜半夏10g	

（二）龙骨安神定志，治疗失眠

龙骨亦有质重镇怯之性，入心、肝二经，收镇惊安神之效。《名医别录》载："养精神，定魂魄，安五脏。"故可用治心悸失眠、心神不安、烦躁、癫狂等神志失常病证。《药性论》云其："逐邪气，安心神。"《本草汇言》："龙骨，其体坚重，其质黏着，其性收涩，故本草主精物鬼魅为患，小儿惊痫，大人癫狂神志浮越不宁之证，以此坚重以镇之，所以能安心神、定魂魄，而惊痫狂乱之证，宜其专用之也。"

周教授在用其安神作用时，多用生龙齿。《医学衷中参西录》曰："龙齿与龙骨性相近，而（龙齿）又饶镇降之力，故《神农本草经》谓主小儿、大人惊痫癫疾狂走，心下结气，不能喘息也。"

【病案举例】

患者梁某，女性，50 岁。2004 年 4 月 20 日就诊。患者诉失眠、易惊醒、恐惧、胆小、心烦、心悸、胸闷、喜太息、耳鸣、食纳可、口苦、喜冷饮、手脚发凉、五心烦热。舌红，苔薄黄燥，脉细数。辨证属：心肾不交，方用：酸枣仁汤合生脉饮加减。

炒枣仁 30g	肥知母 10g	抚川芎 12g	云茯苓 30g
潞党参 15g	五味子 6g	麦门冬 12g	生龙齿^{先煎}30g
紫石英^{先煎}30g	炒远志 10g	炒栀子 10g	北柴胡 10g

7 剂，水煎服。

二诊：2004 年 4 月 27 日。服上方 7 剂，心烦、心悸、胸闷好转，仍入睡困难，但易惊醒好转，睡眠较踏实，仍恐惧不安，上方去潞党参、五味子、麦门冬，加甘麦大枣汤合用。

炒枣仁 30g	肥知母 10g	抚川芎 12g	云茯苓 30g
生龙齿^{先煎}30g	紫石英^{先煎}30g	炒远志 10g	炒栀子 10g
北柴胡 10g	浮小麦 30g	炙甘草 10g	大红枣 6 枚

7 剂，水煎服。

三诊：2004 年 5 月 4 日。服上方 7 剂，诸症皆有好转，守方继服 20 剂，诸症皆愈。

患者头昏、耳鸣、健忘、恐惧不安、五心烦热为肾精不足，肾阴亏虚之表现，肾水不能上济于心，心火内盛，热扰心神则致心烦不寐、急躁易怒。故此证属心肾不交，本为肾阴亏虚，标为心火内盛。其舌红、苔薄黄燥，脉细数正是阴虚有热的表现。治拟交通心肾、清心除烦，故方用酸枣仁汤合生脉饮加减。复诊时合用甘麦大枣汤增加养脏阴之功，诸症皆愈。

三、琥珀定惊安神

琥珀味甘，性平，归心、肝、膀胱经。为古代松科植物的树脂埋藏地下，经年久变化而成的化石样物质，亦有质重沉降之性。能安心神，定魂魄，可收镇惊安神之效，用于惊风、癫痫、惊悸失眠等症。如《杂病源流犀烛·脏腑门·卷十》琥珀定志丸，即以本品配伍人参、茯神、远志、菖蒲等同用，治神志不宁、心悸失眠、健忘等症。

周教授用其治疗失眠症。他指出琥珀专入血分。心主血，肝藏血，琥珀入心肝经，且能活血散瘀，则五脏自安而魂魄自定。正如《国药诠证》云："五脏有血积则不安，魂魄因气阻而不定，则精魅至而邪鬼作矣。琥珀有破血利气之效，故能安五脏，定魂魄，杀精魅邪鬼也。"

【病案举例】

患者林某，男，34 岁。2008 年 11 月 18 日就诊。失眠，情绪低落 8 个月余。

患者今年三月因丢失一辆电动自行车后，受刺激出现言语错乱，彻夜不眠，全身疼痛，不欲饮食，有妄想及幻觉，曾在回龙观医院诊为"抑郁状态"、"精神分裂"，曾服用黛力新、氟伏沙明、奥氮平等药，症状稍有缓解，目前仍失眠，须服用镇静药物方可入睡。目前症见：失眠，心慌心悸，头晕，恶心，注意力不集中，记忆力减退，交流障碍。既往史：六年前曾有过精神异常。其堂弟有精神病史。舌红，苔薄黄少津，脉弦细数。中医诊断为：郁证。证属：心阴不足，心神失养。治疗法拟：养心安神。方用：天王补心丹加减。

柏子仁 10g	天麦冬^各12g	黑元参 10g	北沙参 12g
五味子 6g	川黄连 6g	太子参 10g	北柴胡 10g
制香附 10g	条黄芩 12g	炒远志 6g	姜半夏 10g
合欢皮 30g	煅瓦楞 15g	珍珠粉^{分冲}0.6g	炒枣仁 30g
琥珀粉^{分冲}1.5g			

14 剂，水煎服。

复方酸枣仁膏 25g，tid。

二诊：2008 年 12 月 2 日。失眠较前好转，目前已经停服西药，仍感心慌，心悸，恶心，注意力不集中，心烦，纳食少，大便次数多，质稀。舌暗红，苔薄黄，边有齿痕，脉弦细数。失眠较前好转，故去珍珠粉、琥珀粉。去柴胡、香附、黄连，加白菊花、夏枯草，以清肝热。加莲子心清心热。舌暗为有瘀之象，加丹参、川芎活血化瘀。加焦三仙改善食欲。

柏子仁 10g	天麦冬^各12g	黑元参 10g	北沙参 10g
太子参 12g	紫丹参 30g	五味子 6g	条黄芩 12g
莲子心 6g	牡丹皮 10g	白菊花 10g	夏枯草 10g
姜半夏 10g	抚川芎 12g	炒枣仁 30g	炒远志 6g
合欢皮 30g	焦三仙 30g		

本案源于丢失东西后受到刺激，情志不畅伤及心血，血不养心而出现心烦，心悸，失眠，多虑等症状，其舌红，脉细亦支持阴虚之象，因此治疗上采用了天王补心丹以滋补心阴。

四、酸枣仁养心益肝，安神定志

酸枣仁味酸、甘。性平。归心、肝、胆经。心主血，肝藏血，心肝血虚，神不守舍，故心悸不安，多梦易醒，头目眩晕。酸枣仁甘平，功能养心益肝，为滋补性安神之品，是治血虚烦躁不眠的要药。如《金匮要略·血痹虚劳病脉证并治》酸枣仁汤，以本品配伍甘草、知母、茯苓等，治虚烦不得眠之证。若心肾不足，阴亏血少，所致的心悸、失眠、健忘、口燥咽干者，可与生地黄、五味子、当归、柏子仁等养心滋肾药同用，如《摄生秘剖·卷一》天王补心丹。酸枣仁生用性偏凉，宜于阴虚失眠有热象者；炒用性偏温，适于心脾两虚，心悸、纳少、多汗者。《本草图经》："睡多，生使；不得睡，炒熟。"

（一）酸枣仁养肝血安心神，治疗虚烦不眠症

酸枣仁为种仁入药，入心、肝二经，能补养心、肝之阴血，可养心益肝，安神定魄，属滋养性安神药物。用于治心肝血虚，心悸失眠，及阴血不足，虚火内扰而见虚烦不眠者。

周教授将酸枣仁用于治疗心肾不交，阴虚有热之失眠症。周教授认为此病多因情志不遂，肝气郁滞，郁久化火易伤阴血。肾阴亏虚，肾水不能上济于心，心火内盛，热扰心神则致心烦不寐、急躁易怒；肾虚髓海失养则兼见头昏、耳鸣、健忘、恐惧不安；肝气郁滞，故见情绪低落、易哭、易动感情、多虑、多疑。

由此可见，周教授认为此证系因情志不舒，肝郁日久，而致心肾不交之证，本为肾阴亏虚，标为心火内盛。病位应在心、肝、肾。正如喻昌在《医门法律》中曰："虚劳虚烦，为心肾不交之病，肾水不上交心火，心火无制，故烦而不得眠，不独夏月为然矣。方用酸枣仁为君，而兼知母之滋肾为佐，茯苓、甘草调和其间，川芎入血分，而解心火之躁烦也。"治疗宜法拟交通心肾、清心除烦、佐以疏肝解郁。

酸枣仁敛液藏魂，专治因阴液不足，心不藏神，肝不藏魂，神魂不藏之虚烦不得眠。《名医别录》曰：酸枣仁"补中，益肝气，坚筋骨，助阴气"；主治"烦心不得眠"。《本草经疏》："酸枣仁，实酸平，仁则兼甘，专补肝胆，亦复醒

脾。熟则芳香，香气入脾，故能归脾。能补胆气，故可温胆。母子之气相通，故亦主虚烦、烦心不得眠。"周教授还指出，治疗失眠用炒枣仁为宜。《本经逢原》："酸枣仁，熟则收敛精液，故疗胆虚不得眠，烦渴虚汗之证；生则导虚热，疗胆热好眠，神昏倦怠之证。"

【病案举例】

患者刘某，女，30岁。2003年3月25日就诊。失眠5年。

患者从1997年开始，因学习压力大，出现失眠，多梦，继之伴有心烦，委屈，想哭，急躁，易激惹，心情压抑，紧张，有时耳鸣，腰膝酸软等症状。症状时轻时重，近1个月来有加重的趋势。舌红苔薄黄润。中医诊断：郁证。证属：肝血不足，热扰心神之证。治疗法拟：交通心肾，佐以除烦。方用：酸枣仁汤合甘麦大枣汤。

炒枣仁 10g	知母 10g	川芎 10g	茯苓 30g
炒远志 10g	菖蒲 10g	生龙齿^{先煎}30g	浮小麦 30g
炙甘草 12g	大枣 6 枚	合欢皮 30g	炒栀子 12g
北柴胡 10g	百合 30g		

14剂，水煎服。睡眠时间延长，心烦，急躁等症状明显好转。

（二）酸枣仁养心安神，治疗心悸

周教授治疗心悸时常用到酸枣仁。心悸之为病，常因久病体虚，或房劳过度，损伤肾阴，肾水亏虚，水不济火，虚火妄动，上扰心神，则发为心悸。酸枣仁味酸，有收敛之效，可养心阴，安心神。专治阴虚血少导致的心悸不安证。

【病案举例】

患者方某，女，65岁。2008年12月9日就诊。心悸、心情烦躁半年余。

患者因长期睡眠不足，于半年前出现心悸、心情烦躁，遇事易急，心情低落，不愿与人交流，少兴趣。曾在我院口服中药30剂，并奥氮平口服治疗，效果不明显。目前症见：心悸，失眠，入睡困难，胆怯，小事犹豫不决，自责，伴心烦，口干，怕冷，食欲可，二便正常。既往史：高血压1年，可疑冠心病史。氧氟沙星过敏史。舌红，边有齿痕，苔白，脉弦滑，尺脉弱。神色紧张。

患者年老体衰，心胆之气不足，心神失养，故入睡困难，失眠；加之平素胆小，惊恐伤肾，肾水不足，不能上济心火，心肾不交，故情绪急躁，心烦；阴液不足，故口干；胆主决断，胆气不足，故遇事犹豫不决，自责；舌质红，边有齿痕，苔薄白，脉弦滑，尺脉弱为心胆气虚之象。中医诊断：郁证。证属：心胆气虚，心肾不交。治疗法拟：补益心胆之气，交通心肾。方用：安神定志丸加减。

炒枣仁 30g	潞党参 12g	川芎 12g	云茯苓 30g
石菖蒲 12g	五味子 6g	全当归 12g	炒远志 6g
生龙齿^{先煎}30g	紫石英^{先煎}30g	北柴胡 10g	上肉桂 6g
川黄连 3g	夜交藤 30g		

14 剂，水煎服。

二诊：2008 年 12 月 23 日。心悸好转，心情烦躁略好，仍有口干，胆怯、办事犹豫、自责明显好转，入睡困难明显好转，已停服奥氮平，服佐匹克隆 3.75mg 能入睡。语声正常，神色自若。舌淡红，苔薄黄，脉沉细。

患者心胆气虚好转，故睡眠情况明显好转，仍有心神阴虚，故口干明显，且伴情绪急躁。舌质淡红，苔薄黄，脉沉细为心胆气虚、心肾阴虚之象。证属：心胆气虚，虚火扰心。治宜：养心安神定志解郁，佐以养阴。上方加用麦冬 12g 滋补阴液，并加用凌霄花 10g 行血中之滞。继服 14 剂。

三诊：2009 年 1 月 8 日。心悸不明显，无心情烦躁，仍有胆小怕事，办事犹豫，口干好转，时有耳鸣。神情自如，语声正常。舌质红，边有齿痕，苔薄白，脉弦滑，尺脉弱。本次复诊患者仍有遇事胆小、犹豫不决为心气不足之象。耳鸣为阳亢于上的表现，加用灵磁石^{先煎}20g 平肝潜阳。

本例郁证患者以本虚为主，具体为心胆之气虚，其中兼夹有阴虚之证。其中初诊以情绪急躁、失眠、口干、遇事犹豫不决、尺脉弱为主要辨证要点。故治以补益心胆之气，佐以交通心肾，选用安神定志丸益气镇静、安神定惊。并选用交泰丸，使心肾相交，水火既济，神得安宁。

此患者以胆小怕事，遇事犹豫不决为主要特征。因胆主决断，心胆之气不足则遇事多疑，此外，还伴有情绪急躁、口干，为肾水不足，阴虚不能制约心火。故临床多采用"补益心胆"法治疗。方中党参益气，龙齿镇惊为主，配茯苓、茯神、石菖蒲补气益胆安神。共奏益气镇惊、安神定志之功效。并合用交泰丸，方中用大热之肉桂，温补肾间命门相火，鼓舞肾水化气上升；又用黄连之苦寒直折心火，引心火下行。如此一清一温，一补一泻，使心肾相交，水火既济，神得安宁。在此基础之上，再加用川芎、当归活血养血，加用炒枣仁、五味子、夜交藤养阴安神，紫石英镇惊安神，佐以柴胡疏肝行气。

五、柏子仁养心安神

柏子仁甘，平。归心、肾、大肠经。具有养心安神，润肠通便的作用。用于治疗心悸失眠及肠燥便秘。

周教授多应用柏子仁治疗心悸。多用于因心经阴血不足，虚热内扰，心失所养而致的心悸。若素体阴虚或思虑劳心过度，耗伤心经阴血，心失所养，不能藏神，故心悸怔忡。阴血不足，虚热内生，热扰心神则兼见虚烦不寐；心血不足，亦可兼有神疲、健忘。

柏子仁甘，平。归心、肾、大肠经。味甘能补，性平而不寒不燥，种仁入药，故有滋养之效，有养心安神之功。适用于阴血不足，心神失养之心神不宁。《药品化义》谓："柏子仁香气透心，体润滋血。主治心神虚怯，惊悸怔忡，颜色憔悴，肌肤燥痒，皆养心血之功也。"又主入心、肾经，养心滋肾，更适于心阴虚、心血虚、心肾不交之心悸怔忡，虚烦不眠。《本草纲目》："柏子仁，性平而不寒不燥，味甘而补，辛而能润，其气清香，能透心肾，益脾胃，盖上品药也，宜乎滋养之剂用之。"

【病案举例】

患者杨某，女，37岁。发作性心悸5个月。

患者发作性心悸，胸闷，经心电图等检查未见明确异常。平素心悸、心慌、失眠、多梦、易醒，乏力，喜太息，恐惧，胸闷，气短乏力，急躁，有耳鸣耳聋，自汗，身冷，后背沉重，健忘，食纳正常。舌红，苔薄黄少津，脉沉弱。

患者以发作性心悸为主要症状，为心经阴血不足，心失所养所致；阴血不足，虚热内生，扰动心神，则症见心烦，急躁，易怒，坐卧不安；肝阴不足，肝失条达，肝气郁滞则胸闷喜太息；其耳鸣为虚火上炎的表现；舌红苔薄黄少津为阴虚有热之象。中医诊断：心悸。证属：心阴不足，肝气郁滞。治疗法拟：养心安神，佐以解郁清热除烦。方用：天王补心丹合甘麦大枣汤加减。

柏子仁10g	麦冬12g	元参10g	北沙参10g
丹参30g	太子参12g	五味子10g	川芎10g
北柴胡10g	制香附10g	炒栀子10g	炒枣仁10g
炒远志10g	浮小麦30g	炙甘草10g	大枣6枚
肉桂5g	黄连3g	生龙齿^{先煎}30g	白菊花10g

14剂，水煎服。

二诊：诸症均明显好转，无心悸，耳鸣好转，睡眠仍易醒，大便不畅。其舌红，苔黄，中有裂纹仍为阴虚有热之象。故仍守原法。上方加黄芩10g以增加清热作用，以党参10g易太子参以增强益气之力以助津液疏布运化。

本案特点在于心阴亏虚，虚火上扰，多因劳心过度，耗伤心阴，心失所养，无以藏神导致心悸失眠。治疗重点在于养心阴清虚热。然此病人亦兼有肝阴不足的表现，故合用甘麦大枣汤以补心养肝。在临床实践中，周教授常将此两方合用，以养心阴补肝血，以平虚热。

六、远志宁心安神，祛痰开窍

远志味辛、苦。性微温。归肺、心经。远志辛苦微温，性善宣泄通达，既能交通心肾，又能助心气，开心郁，故有安神益智之功。用于心神不安，惊悸，失眠，或心肾不交，梦遗滑精，健忘等症。常于茯神、龙齿、朱砂等镇静安神药同用，以加强宁心安神的作用。另外，本品有良好的祛痰作用，并有通利心窍之功。用于痰阻心窍所致的精神错乱，神志恍惚，惊痫等症。常与菖蒲、郁金、白矾等同用，以增强祛痰开窍之力。《药性本草》："治健忘，安魂魄，令人不迷。"

用法：生远志（去芯），祛痰开窍作用较强；炙远志，认为炮制后可解其毒性，性较平和，胃气虚弱者宜之；蜜远志，性较滋润，安神宁心作用较佳。

（一）远志宁心安神，治疗失眠

周教授治疗失眠时，常用远志安神定志。远志主入心、肾经，能开心气而宁心安神，通肾气而强志不忘。多用于治疗心肾不交导致的失眠健忘，心神不宁，惊悸不安等症。《本草正义》指出："远志，味苦入心，……其专主心经者，心本血之总汇，辛温以通利之，宜其振作心阳，而益人智慧矣。"历代本草中亦载其"定心气，止惊悸，益精，去心下膈气"，"治健忘，安魂魄，令人不迷"。

【病案举例】

患者王某，男性，36岁，于2003年10月14日初诊。心烦、失眠2年。

患者2年前再受惊吓后出现心烦、失眠、多梦、易惊醒、急躁易怒、紧张、焦虑、做事缺乏魄力，曾服用罗拉、安定、黛安神等药物，效果不明显。偶有耳鸣、夜尿频。舌质暗淡、舌尖红，苔薄白，脉细数。西医诊断：神经症。中医诊断：郁证。证属：心胆气虚，兼有肾虚。方用：安神定志丸合交泰丸加减。

炒枣仁 30g	炒远志 10g	潞党参 15g	抚川芎 12g
云茯苓 30g	北柴胡 10g	石菖蒲 10g	广郁金 10g
生龙齿^{先煎}30g	紫石英^{先煎}30g	上肉桂 6g	川黄连 3g

14 剂，水煎服。

二诊：2003 年 10 月 28 日。服上方 14 剂，失眠、多梦、易惊醒明显好转，紧张感减轻，夜尿不频。但仍心烦、急躁易怒。在上方基础上加炒栀子 10g、莲子心 10g、淡豆豉 10g。

继服 14 剂，诸症悉减，恢复工作。

患者失眠、多梦、易惊醒、紧张、做事缺乏魄力，均为胆气亏虚的表现，故方用安神定志丸以补心胆之气，安神定志。其耳鸣、夜尿频考虑为肾精亏虚，舌尖红考虑为心火内盛，故方用交泰丸以下济肾水上清心火。

（二）远志祛痰开窍，治疗癫痫

周教授治疗痫证及癫狂多从痰治，二者均可因先天因素，或七情失调等原因，导致脏腑功能失调，痰浊内蕴，或痰邪郁久化火；或肝风内动，挟痰上扰，蒙蔽心窍而为病。而远志辛行苦泄温通，既利心窍又祛痰阻，能"镇惊，宁心，散痰涎"（《滇南本草》），所以常用于痰阻心窍之癫痫抽搐及痰迷癫狂、精神错乱、神志恍惚等症。

【病案举例】

患者关某，女，65 岁。2006 年 8 月 1 日就诊。发作性抽搐 4 年。

患者自 2002 年起出现发作性抽搐，发作时有意识丧失，四肢抽搐，舌咬破，小便失禁。此后每年发作三次左右。多于睡眠时发作。服用得理多半片，日二次。今年发作次数略增加，到目前三月发作二次，五月、七月各一次。平素头昏，乏力，纳呆，急躁，大便干。舌淡，舌体胖，有瘀点，苔黄，脉细。既往史：年轻时有头部外伤史。糖尿病史。西医诊断：继发性癫痫。中医诊断：痫证。证属：脾气亏虚，风痰闭阻。治疗法拟：健脾益气，熄风化痰止抽。方用：四君子汤合二陈汤合止痉散加减。

党参 12g	炒白术 10g	茯苓 30g	法半夏 10g
橘红 10g	胆星 10g	黄芩 10g	皂角刺 6g
郁金 10g	浙贝母 10g	天麻 10g	地龙 12g
全蝎 3g	僵蚕 12g	北柴胡 10g	炒远志 6g

生龙齿^{先煎}30g　　炙甘草 10g

七、合欢皮安神解郁

合欢皮味甘。性平。归心、肝经。善解肝郁而安神，适用于情志不遂、忿怒、忧伤、郁闷等所致烦躁不宁、失眠、健忘、多梦之证。

《神农本草经》谓其"主安五脏，利心志，令人欢乐无忧。"五脏安合，心志欢悦，神明有主。《本草经疏》云："合欢，味甘气平，主养五脏。心为君主之官，本自调和，脾虚则五脏不安，心气躁急，则遇事怫郁多忧。甘主益脾，脾实则五脏自安。甘可以缓，心气舒缓，则神明自畅而欢乐无忧；神明畅达，则觉圆通，所欲咸遂矣。"

周教授在临床应用中，合欢皮的剂量多用至 30g，且多配伍柏子仁、酸枣仁、龙齿、琥珀等养心安神或重镇安神药同用，以增强其镇静安神作用。《本草求真》："合欢，气缓力微，用之非止钱许可以奏效，故必重用久服，方有补益怡悦心志之效矣，若使急病而求治即欢悦，其能之乎？"

【病案举例】

患者高某，女，68 岁。2006 年 5 月 30 日就诊。失眠，心境低落 10 年。

患者 2002 年起失眠，心烦，情绪低落，在外院诊断为"中度抑郁"，服用帕罗西汀，博洛欣，佳静安定等，疗效欠佳。目前失眠、心烦、急躁、易怒、恐惧怕声，情绪低落，委屈、厌世、紧张、多虑，纳少，消瘦，便秘。舌淡暗，尖红，苔黄厚，脉细滑。

患者七情所伤，肝失条达，肝气郁滞，故情绪低落，委屈。肝郁化火生痰，痰热扰心，则心烦急躁，易怒；肝胆湿热则恐惧胆小；肝郁乘脾，脾失健运则纳呆便秘；其舌暗为肝郁表现；舌红苔黄厚为痰热内蕴之象。中医诊断：郁证。证属：肝郁化火，夹痰夹瘀。治疗法拟：疏肝解郁，清热化痰。方用：温胆汤加减。

北柴胡 10g	党参 12g	全当归 12g	黄连 6g
法半夏 10g	陈皮 10g	茯苓 30g	炒枳实 10g
胆星 10g	炒栀子 12g	炒远志 6g	砂仁^{后下}5g
炒枣仁 30g	合欢皮 30g	制香附 10g	浮小麦 30g
炙甘草 10g	大红枣 6 枚	生龙齿^{先煎}30g	紫石英^{先煎}30g

火麻仁 10g

7剂，水煎服。

二诊：2006年6月6日。仍诉心烦易怒，早醒，疲倦乏力，恐惧怕声，心境低落，无便秘，无头晕，纳食正常。

患者七情所伤，肝失条达，肝气郁滞。经初诊治疗其脾虚症状有所好转；苔黄厚好转。故二诊减少健脾益气之品，专攻疏肝解郁，佐以清热安神。辨证属：肝郁化火生痰。治宜：疏肝解郁，清热化痰。

北柴胡 10g	制香附 10g	全当归 12g	苏子 10g
茯苓 30g	炒栀子 12g	薄荷^{后下}3g	川芎 10g
郁金 10g	炒枣仁 30g	知母 10g	合欢皮 30g
炒远志 10g	生龙齿^{先煎}30g	琥珀粉^{分冲}1.5g	

本案特点在于肝气郁结之后的病机演变。一方面肝气郁久化热，热扰心神而致失眠，心烦诸症；另一方面肝木亢盛横逆犯脾，导致脾气亏虚，健运失司，水谷精微聚而成痰，肝火挟痰邪走串，演变为肝郁化火生痰之证。

八、紫石英镇静安神

紫石英，味甘，性温，归心、肝、肺、肾经。为温润镇怯之品，治疗惊悸怔忡，失眠。周教授常用其与生龙齿等其他重镇之品同用，镇静安神，治疗失眠症。

【病案举例】

患者毕某，男，54岁。2007年7月10日就诊。心悸、失眠14年。

患者1993年因工作压力大，写文章过多引起心慌，此后症状逐渐加重，心悸、心慌、讲话声音颤抖，倦怠乏力，消瘦，失眠，健忘，易惊醒，胸部发麻疼痛，气短、声音嘶哑，咳嗽，怕声音；舌尖麻，坐卧不安，早醒，注意力不集中；腹胀，有时腹泻，汗多。阳痿。现服用黛力新半片/日，初服时症状有好转，日久疗效下降。目前症见：心烦，心悸，失眠，早醒，消瘦，阳痿，气短乏力，易惊。舌质暗，苔白根黄，脉弦数。

此证因劳伤心脾，导致气血双亏。心血亏虚，心神失养，则见入睡困难，易醒、健忘；胆气不足则表现为胆小怕声易惊；气虚则倦怠乏力气短，胸阳不振而致胸口发闷麻痛；心气不足则心悸，坐卧不安，注意力不集中；"舌为心之苗"，心血虚则舌尖麻木。此病病在心、胆，属气血双亏之虚证。心火不足不能下济肾阳，故下焦湿热而致阳痿，其苔根黄为下焦有热之象。西医诊断：神经症。中医诊断：心悸。证属：心胆气虚。治疗法拟：补心胆之气，佐以解郁除烦，安神定志。方用：安神定志丸。

炒远志6g	党参12g	川芎10g	炒枣仁30g
茯神30g	麦冬12g	五味子6g	制香附10g
北柴胡10g	炒栀子10g	炒白术12g	生龙齿^{先煎}30g
紫石英^{先煎}30	浮小麦30g	炙甘草10g	大红枣6枚
淡竹叶10g	法半夏10g	琥珀粉^{分冲}1.5g	珍珠粉^{分冲}1.5g

14剂，水煎服。

二诊：2007年7月24日。服药后消瘦好转，体重有所增加，阳痿好转，仍有早醒，但醒后能再入睡。仍紧张，有痰，胃胀，食欲好，二便正常。服上药后症状有所好转，故辨证同前，效不更方。但其下焦湿热减轻，故去竹叶、半夏，针对有痰加苏子、沉香降气化痰。

炒远志6g	党参12g	川芎10g	炒枣仁30g
茯神30g	麦冬12g	五味子6g	制香附10g
北柴胡10g	炒栀子10g	炒白术12g	生龙齿^{先煎}30g
紫石英^{先煎}30	浮小麦30g	炙甘草10g	大红枣6枚
沉香末^{分冲}2g	紫苏子10g	琥珀粉^{分冲}1.5g	珍珠粉^{分冲}1.5g

此证特点主要在于患者劳倦后引起的心悸、失眠、恐惧诸症，具有心胆气虚的证型特点，胆气不足导致恐惧易惊是周教授辨证的关键点。

九、夜交藤养心安神

夜交藤味甘，性平，入心、肝二经，能补养阴血。《本草正义》载其"治夜少安寐"；《饮片新参》言其能"养肝肾，止虚汗，安神催眠。"故夜交藤有养心安神之效，多适用于阴血不足，心神失养之虚烦不眠、心神不安、多梦、多汗等症。

周教授将夜交藤应用于阴血亏虚之失眠症。《本草正义》："夜交藤，濒湖止称茎叶治风疮疥癣，作浴汤甚效，今以治夜少安寐，盖取其能引阳入阴耳。然不寐之源，亦非一端，苟不知从病源上着想，而唯以此为普通用品，则亦无效。但止堪供佐使之助，因是调和阴阳者，故亦有利无害。"

【病案举例】

患者傅某，女，32岁。腹胀，失眠3个月。

患者因心情不畅出现心烦，急躁，继而失眠，靠服用安定入睡。近日腹胀，纳呆，呃逆时作，口苦，口淡无味，头昏沉。舌红，苔黄，舌体胖大，脉细数。患者思虑劳累过度，导致心脾两虚，兼有肝经郁热。中医诊断：不寐。证属：心脾两虚。治疗法拟：调理心脾，清热除烦。方用：栀子豉汤合归脾汤。

炒栀子 10g	淡豆豉 10g	生黄芪 30g	炒白术 10g
龙眼肉 10g	丹参 30g	党参 10g	茯苓 30g
木香 10g	枳壳 10g	炒枣仁 30g	炒远志 10g
合欢皮 30g	夜交藤 30g	大红枣 10枚	炙甘草 10g

服药14剂，无心烦，腹胀好转，睡眠时间延长。继服14剂后，停用安定亦可入睡。

第六讲
引经药的应用

引经药是指能导引诸药直达病所，增强疗效的药物。即某些药对某些脏腑经络有特殊的亲和作用，因而对这些部位的病变起着主要或者特殊的治疗作用。引经是归经与配伍的结合，通过引经可改变其他药物的作用方向或部位，或使其作用侧重或集中于特定的方向和部位。引经药又称引经报使药，其源远流长，起源于药物的归经理论。清·尤在泾说："药无引使，则不通病所。"病有病所，药有药位，辨证上加入引经药可以提高疗效。

易水学派张洁古依据《内经》理论，对药物的引经进行了深入的探讨，他认为取各药性之长，使之各归其经，则力专效宏。如泻火药中，黄连偏泻心火，黄芩偏泻肺火，木通偏泻小肠火，石膏偏泻胃火等。张氏又认为，用柴胡泻下焦之火，必佐以黄芩；用柴胡泻肝火，必佐以黄连，可见黄芩、黄连为引经药。又如太阳、小肠、膀胱经病，在上用羌活，在下用黄柏；阳明胃与大肠经病，在上用升麻、白芷，在下用石膏；太阴脾和厥阴肝经病用白芍引之，少阴心和肾经病用知母引之等，张氏强调遣药的专司。古人云："引经之药，剂中用为向导，则能接引众药，直入本经，用力寡而获效捷也。"临床在辨证的基础上，酌情加入引经药，常能取得事半功倍的效果。

引经药有以下几种：

（1）引药归经脉：据历代医家经验，常用的引经药如桔梗、升麻、葱白、辛夷为手太阴肺经的引经药，白芷、石膏为手阳明大肠经的引经药等。桑白皮是肺经的引经药，在治疗肺燥所致的咳喘方剂中加入桑白皮能引药入肺经；香附、柴胡是肝经的引经药，在治疗肝气郁滞、胁肋胀痛时加入柴胡、香附可引药入肝。

（2）引药至病所：引药达病所的药物，临床使用十分广泛，如桑枝引诸药达臂与手指，羌活引诸药达上肢，独活引诸药达下肢，片姜黄能引药上行通达上肢，常作为上肢痹证的引经药。少阳头痛专用柴胡，巅顶头痛用藁本，太阴头痛选苍术等。

另外，病位深浅用药有别。病在肌肤经络者，一般用防风、麻黄、桂枝、蝉衣等辛散之药；在筋骨者用川芎、草乌、附子及杜仲等药；在脏腑者用补益之药。热在气分用生石膏、知母，在营血用生地、丹皮、玄参等。

（3）引药上行：《本草求真》曰："桔梗系开提肺气之品，可为诸药舟楫，载之上浮。"如参苓白术散，借桔梗载诸药上浮，引归于肺，益肺利气，借肺之布精而养全身，倘若把它当作平喘之品删掉不用，则违背了《太平惠民和剂局方》的立法本义，疗效难著。王清任所创血府逐瘀汤以桔梗载众祛瘀之品上行，以除胸中之瘀；《伤寒论》中三物白散亦用桔梗引巴豆上升，以祛除胸中寒实，有学者通过实验提示了桔梗在该方剂中的"引向"作用，如果去掉桔梗，则仅能涤除腹水而不能荡涤胸水。临床亦有"诸根多降，桔梗能升"之说。

（4）引药下行：《本经逢原》曰："丹溪言牛膝能引诸药下行，筋骨痛风在下者宜加用之"，从历代医家的推崇至现今的高校教材均明确提到牛膝的"引药下行"之功，故牛膝可作为身体下部疾病的引经药使用，临床上治疗多发性神经根炎、坐骨神经痛、半身不遂、下肢肌痿无力等症，常随方加用，疗效颇著。旋覆花是治疗呃逆上气的一味"引药下行"之品，临床有"诸花皆升，旋覆独降"之说。

（5）引火归元：金匮肾气丸中的肉桂即是一味引火归元之品，在虚阳上越的戴阳证、阴盛格阳的格阳证中常用之。

（6）引气上升：升麻、柴胡在补中益气汤中引清气上升，使该方显益气升提之功。日本学者报道，去除升麻、柴胡该方只有补益气血之功，而不能益气升提、升举下陷之脏器。

（7）引血下行：镇肝熄风汤重用牛膝为君，即取其引血下行之功，以防"血之余气，并赶于上"之"气厥"。临床观察，该方删除牛膝而用于高血压病人，对眩晕一症的疗效大为逊色。

（8）引邪外达：柴胡可开邪热内闭，使邪气从内达外，为医家临证所习用。

（9）引邪下行：玉女煎中牛膝引邪热下行，以降上炎之火；四妙丸中的牛膝也起引热下行作用。

周教授十分重视引经药的使用，尤其是在治疗头痛、中风时，强调引药归经，直达病所。现将其常用的引经药介绍如下。

一、羌活解表散寒，祛风胜湿止痛

羌活味辛、苦，性温。归膀胱、肾经。本品上升发散，作用强烈，故有"气雄而散"之说。能散肌表游风及寒湿之邪，通利关节而止疼痛，故可用治外感风寒或风湿而致之头身疼痛，以及风寒湿邪所致的关节疼痛，尤宜于上半身之风寒湿痹所致的疼痛。常与桂枝、防风、细辛、川芎配伍同用。《药性本草》："治贼风，失音不语，多痒血癞，手足不遂，口面歪斜，遍身顽痹。"

（一）羌活擅治太阳经头痛

周教授常用羌活治疗太阳经头痛。羌活气清属阳，其辛散祛风，能直上头面，祛风止痛。羌活入足太阳膀胱经。足太阳膀胱经"循行部位起于目内眦（睛明穴），上达额部，左右交会于头顶部（百会穴）。本经脉分支从头顶部分出，到耳上角部。直行本脉从头顶部分别向后行至枕骨处，进入颅腔，络脑，回出分别下行到项部（天柱穴），下行交会于大椎穴，……"故羌活可治疗太阳经头痛。凡头顶、枕部疼痛皆可治之。《本草正义》："羌活之气尤胜，则能直上巅顶，横行肢臂，以尽其搜风通痹之职。"《汤液本草》："羌活气雄，治足太阳风湿上搏、头痛、肢节痛、一身尽痛者，非此所不能除。"

【病案举例】

患者李某，男，67岁。2004年9月14日就诊。头痛3日。

患者头痛，以后枕部为主，呈跳痛，头痛呈阵发性，无发热，无恶心，无呕吐，头痛无先兆。神经系统查体：无局灶性体征。舌质暗，有瘀斑，苔黄厚，脉弦滑。西医诊断：枕大神经痛。中医诊断：头痛。证属：肝胆湿热，挟瘀挟痰。治疗法拟：清肝胆湿热。方用：龙胆泻肝汤加减。

龙胆草10g	黄芩10g	菊花10g	夏枯草10g
生地15g	车前子^{包煎}10g	泽泻12g	葛根30g
羌活10g	川牛膝15g	杜仲12g	柴胡10g
当归12g			

（二）羌活走上肢，可引药上行

羌活气清属阳，能直上巅顶，横行肢臂，故周教授将其作为引经药，引诸药上达上肢。治疗风寒湿痹，肩臂疼痛，或痿废不用。且羌活有通络作用，《本草汇言》："羌活功能调达肢体，通畅血脉，攻彻邪气，发散风寒风湿。"周教授用其治疗脑血管病导致的上肢瘫痪。尤其是因风邪阻络导致的经络闭阻之证。

【病案举例】

患者祁某，男，74 岁。2006 年 9 月 26 日就诊。发作性右上肢无力，语言不清 9 小时。

患者 2004 年 9 月 26 日上午 8 点，无明显诱因突发右上肢无力伴麻木，10 分钟后症状完全缓解，上午 10 点外出时上述症状再次发作并伴言语不能，约 5 分钟后缓解，下午 2 点及 5 点又各发作一次，最后一次发作症状无缓解。就诊时症见：右上肢麻木无力，活动不利，言语不清。既往史：脑梗死 1 年。神经系统查体：不完全运动性失语，右上肢肌力Ⅳ级，肌张力正常，腱反射活跃，右巴氏征阳性。头颅 CT：左侧基底节区腔隙性梗塞灶。舌质淡，舌体胖有齿痕，苔黄厚，脉沉。

患者老年男性，气血不足，血虚则不能濡养肢体故见麻木；脾气亏虚，水失运化，聚而成痰，痰浊阻络，脉络不畅则肢体活动不利；舌淡，体胖有齿痕，苔黄厚，脉沉属脾虚痰热之象。西医诊断：脑梗死。中医诊断：中风－中经络。证属：痰热阻络。治疗法拟：益气化痰，祛风通络。方用温胆汤加减。

法半夏 10g	党参 12g	茯苓 30g	橘红 10g
桑枝 30g	胆星 10g	羌活 12g	地龙 12g
炒白术 12g	炙甘草 10g	当归尾 12g	牛膝 12g

二诊：2004 年 10 月 3 日。症状同前，大便干。舌质淡，舌体胖有齿痕，苔黄厚，脉沉。上方加桃杏仁，火麻仁润肠通便；加远志清心化痰。

法半夏 10g	党参 12g	茯苓 30g	橘红 10g
桑枝 30g	胆星 10g	羌活 12g	地龙 12g
炒白术 12g	炙甘草 10g	当归尾 12g	牛膝 12g
桃仁 10g	杏仁 10g	火麻仁 10g	炒远志 6g

温胆汤为周教授治疗痰湿阻络的基础方。本病人舌质淡，舌体胖，脉沉为气虚脾虚之本虚的表现，在用药上，用温胆汤为主化痰以外，加用党参益气健脾，起到了标本同治的作用。此外，大便干加用桃仁杏仁润肠通便，而非用寒凉之物，也意在固护脾胃。

二、白芷解表散风，通窍止痛

白芷味辛，性温。归肺、胃、脾经。本品辛散祛风，温燥除湿，芳香上达，又可通窍，能散肺、胃、大肠三经风湿之邪。尤以胃经为主。足阳明胃经，上行头面，故善治外感风邪之头目昏痛、眉棱骨痛及牙痛、鼻渊流涕等症。用于阳明经头痛、眉棱骨痛、头风痛、齿痛等症。《本草求真》："白芷，气温力厚，通窍行表，为足阳明经祛风散湿主药。"

（一）白芷通窍止痛，治疗阳明头痛

《灵枢·经筋》："足阳明之筋，起于中三指……上颈，上挟口，合于九页，下结于鼻，上合于太阳。太阳为目上纲，阳明为目下纲。其之者，从颊结于耳前。"阳明经受邪，症见眉棱骨痛。白芷味辛气厚，能通九窍，行气血而止痛，又专入阳明经，擅治眉棱骨痛。周教授在治疗头痛时，将其作为引经药使用，专治前额疼痛。

【病案举例】

患者纪某，男，65岁。2008年11月4日就诊。头痛7年，加重1年。

患者头痛7年，近1年加重。头痛多发于前额及后枕部，疼痛位置不固定，疼痛较剧，靠服止痛药止痛。头痛发作与劳累、紧张无关。平时多梦，易惊醒，梦中喊叫。无心烦，饮食、二便正常。舌淡，舌体胖，边有齿痕，苔黄，脉弦细数。中医诊断：头痛。证属：气血亏虚，兼夹风热。治疗法拟：益气养血，疏风清热。方用：当归补血汤合四物汤加减。

生黄芪30g	全当归12g	川芎12g	赤芍10g
生地20g	党参12g	茯神30g	柴胡10g
细辛3g	白菊花10g	夏枯草10g	葛根30g
白芷10g	法半夏10g	薄荷后下3g	黄芩10g
炒远志6g	生甘草10g		

（二）白芷解表散风，治疗皮肤瘙痒

周教授认为：白芷归肺经，味辛善行散，芳香走窜，气味浓烈，故可遍通肌肤以至毛窍，可治疗皮肤瘙痒。

【病案举例】

患者李某，女，35岁。全身皮肤瘙痒5天。

患者每年均于秋季出现皮肤瘙痒，抓挠后可见红色片状斑疹，多出现在四肢。伴有口干，口渴，五心烦热，偶有鼻衄。舌红苔薄黄，脉细数。中医诊断：风疹。证属：阴虚血热。治疗法拟：清热熄风，滋阴凉血。方用：麻黄连翘赤小豆汤加味。

炙麻黄 10g	连翘 10g	赤小豆 10g	牡丹皮 10g
赤芍 12g	白芷 10g	沙参 10g	天冬 10g
麦冬 10g	防风 10g	蝉蜕 5g	黄芩 12g
地肤子 10g	白鲜皮 10g	生甘草 10g	

服药 14 剂症状消失。

三、藁本发表散寒

藁本味辛，性温。归膀胱经。本品辛温，味辛能散，性温能通，能够祛风胜湿、散寒止痛，故可用于外感风寒所致头痛及风寒湿痹痛、肢节痛等症。用于外感风寒所致的头痛、尤宜治巅顶疼痛，常与细辛、川芎等同用。《珍珠囊》："治太阳头痛，巅顶痛，大寒犯脑，痛连齿颊。"

周教授常用藁本治巅顶痛。他指出：藁本味辛能散，性温能通，其气芳香雄烈，能上达巅顶，走行足太阳膀胱经，善祛风止痛。在治疗头痛时，在辨证论治的基础上，加用藁本引药上行，直达巅顶。

【病案举例】

患者肖某，女，37 岁。2004 年 2 月 24 日就诊。失眠、头痛半年。

患者从去年 7 月，因工作压力大，出现入睡困难，多梦，恶梦多。且头痛，以头顶为主，头痛呈发作性，发作与月经有关。倦怠，乏力，怕冷。舌淡红，苔薄白水滑，脉细滑数。中医诊断：不寐。证属：心胆气虚。治疗法拟：补心胆之气，安神定志，佐以交通心肾，祛风止痛。方用：安神定志丸合交泰丸加减。

炒枣仁 30g	潞党参 15g	抚川芎 12g	云茯苓 30g
石菖蒲 12g	炒远志 10g	生龙齿^{先煎}30g	紫石英^{先煎}30g
蔓荆子 10g	明天麻 10g	藁本 10g	粉葛根 30g
上肉桂 6g	川黄连 3g	辽细辛 3g	

7 剂，水煎服。

二诊：2004 年 3 月 3 日。头痛好转。失眠同前。舌淡红，苔薄白水滑，脉细滑数。上方去细辛，加夜交藤，珍珠粉安神定志。

炒枣仁 30g	潞党参 15g	抚川芎 12g	云茯苓 30g
石菖蒲 12g	炒远志 10g	生龙齿^{先煎}30g	紫石英^{先煎}30g
蔓荆子 10g	明天麻 10g	藁本 10g	粉葛根 30g
上肉桂 6g	川黄连 3g	夜交藤 15g	珍珠粉^{冲服}0.6g

四、蔓荆子疏散风热

蔓荆子味苦辛，性凉。归肝、胃、膀胱经。本品辛能散风，微寒清热，轻浮上行，主散头面之邪，故常用于外感风热所致的头昏、头痛、齿龈肿痛等证，配伍防风、菊花、川芎等以增强祛风止痛的效果。《本草纲目·卷三十六·蔓荆》："蔓荆子气清味辛，体轻而浮，上行而散，故所主者皆头面风虚之证。"

周教授应用蔓荆子治疗头痛。蔓荆子味辛，行散风邪，且其轻清上扬，上达头目，长于宣散上犯头面的风热邪气，有疏散风热，清利头目的作用。常配伍川芎、细辛等活血通络药物，以增强止痛作用。

【病案举例】

患者郑某，男，26岁，2003年4月1日就诊。头痛2日。

患者发作性头痛，以双颞侧为著，双侧太阳穴跳痛，头痛怕风、不怕热。伴头晕，心悸，心慌，无恶心，无耳鸣，舌尖红，苔薄白，脉弦细。中医诊断：头痛。证属：血虚头痛。治疗法拟：养血疏风。方用：四物汤加味。

干生地 20g	京赤芍 12g	全当归 12g	川芎 10g
苏薄荷^{后下}3g	蔓荆子 10g	北柴胡 10g	白菊花 10g
双钩藤 30g	五味子 10g	辽细辛 3g	生甘草 10g

五、升麻清热解毒，升阳举陷

升麻味辛、甘。性微寒。归肺、脾、大肠、胃经。本品能清热解毒，用于热毒所致多种病证。治阳明热邪所致头痛、牙龈肿痛、口舌生疮等症，可配伍黄连、生地、丹皮等，如《兰室秘藏·口齿咽喉门》清胃散；治风热上壅、咽喉肿痛之证，可与桔梗、玄参等同用。

本品善升阳举陷，用于中气虚弱或气虚下陷的短气、倦怠、久泄脱肛、子宫下垂，以及气不摄血的崩漏不止等，常与柴胡同用，并配伍黄芪、人参等益气健脾之品，如《脾胃论·卷中》补中益气汤。《本医学启源·药类法象》："升麻，若补脾胃，非此为引不能补。若得葱白、香芷之类，亦能走手阳明、太阳，能解肌肉间热，此手足阳明伤风之药也。"

周教授常用升麻升阳举陷。升麻属阳，性升，主入阳明经，善引阳明清气上行，为脾胃引经之要药。可提举清阳，补益中气。用于治疗脾气亏虚，中气不足，气短，乏力之症。尤其常用于重症肌无力的治疗。

【病案举例】

患者杨某，女，64岁。2008年12月16日初诊。眩晕7个月余。

患者7个月前因劳累后出现右侧卧位时眩晕，头部昏沉感，视物旋转，无耳鸣，无听力下降，行走不稳，恶心，无呕吐。为求诊治来我院门诊就诊。目前症见：右侧卧位时眩晕，头部昏沉感，视物旋转，无耳鸣，无听力下降，行走不稳，呃逆，排气多，胃脘胀满，无汗，潮热，胸闷，心慌，肠鸣，纳呆，睡眠不实，易醒，二便正常，健忘，胆怯，焦虑，恐惧，委屈。既往史：耳石症，高血压病，高脂血症，肠易激综合征，慢性胃炎。舌暗红，苔薄白，舌体胖，脉右脉缓，左脉细大。

患者情志所伤，累及脾胃，而运化不健，可见胃脘胀满、肠鸣、纳呆、呃逆；气不化血，血行不畅，可见胸闷、心慌；虚火上扰，耗伤心血，至心神所养，可见失眠、多梦、健忘。西医诊断：焦虑症。中医诊断：眩晕。证属：脾气亏虚。治疗法拟：益气降火，补中气。方用：补中益气汤加减。

炙黄芪30g	蔓荆子10g	升麻10g	葛根30g
黄柏6g	丹皮10g	银柴胡10g	川芎10g
红花10g	五味子6g	炒枣仁30g	生甘草10g

7剂，水煎服。

二诊：2008年12月23日。服药后眩晕程度减轻，能自己行走。双耳堵，潮热减轻，汗出，怕热，前、后心及足底怕凉。舌红边有瘀点，脉细。上方加灵磁石^{先煎}30g，珍珠母^{先煎}30g，肉桂5g。予以补中益气汤以益气降火、补中气治疗后，患者诸症减轻。出现前、后心及足底怕凉，加用灵磁石、珍珠母加强止晕定弦之效，并加用肉桂以温补脾阳，通利血脉。

炙黄芪30g	蔓荆子10g	升麻10g	葛根30g
黄柏6g	丹皮10g	银柴胡10g	川芎10g

| 红花 10g | 五味子 6g | 炒枣仁 30g | 生甘草 10g |
| 灵磁石^{先煎}30g | 珍珠母^{先煎}30g | 肉桂 5g | |

7 剂，水煎服。

三诊：2009 年 1 月 6 日。患者耳堵减轻，无明显眩晕，行走略有不稳，较前减轻，潮热，眼干涩。舌红边有瘀点，脉细滑。经二诊治疗，患者无明显眩晕，行走不稳较前好转，但仍有潮热，并见眼干涩，为肝肾阴虚之象，加之舌边有瘀点，为血瘀之象。证属：脾气亏虚，肝肾阴虚。治宜：益气降火，平肝清虚热。方用补中益气汤加平肝、清虚热之品。

炙黄芪 30g	蔓荆子 10g	升麻 10g	葛根 30g
黄柏 10g	丹皮 10g	银柴胡 10g	柴胡 10g
防风 10g	炒白术 10g	白芍 12g	生龙齿^{先煎}30g
陈皮 10g	紫丹参 30g	白菊花 10g	灵磁石^{先煎}30g

六、威灵仙祛风湿，通经络，止痹痛

威灵仙味辛、咸。性温。归膀胱经。本品辛散而通，性急善走，能祛风除湿，通经活络止痛，可用于风湿痹痛，筋脉拘挛，关节屈伸不利，或肢体麻木，腰脚疼痛诸证。《重修本草》："腰、肾、脚膝、积聚、肠内诸冷病，积年不瘥，服之效。"

威灵仙辛散温通，性猛急，善走窜，由表入里，宣通十二经络，以达祛风除湿，通络止痛之功。其辛散走窜之性烈，善通经络，故对经脉闭阻，"不通则痛"的病症有良好的治疗作用。《本草经疏》云："威灵仙，主诸风而为风药之宣导善走者也。"因此，威灵仙是周教授治疗中风，半身不遂时的常用中药。且威灵仙具有引药走上肢的特性。周教授将威灵仙与活血通络药合用，威灵仙可引诸药上达上肢。

【病案举例】

患者韩某，男，58 岁。2008 年 11 月 19 日就诊。左侧肢体瘫痪 1 月。

患者 1 月前无明显诱因出现左侧肢体瘫痪，伴有头晕，左侧肢体麻木，至北医三院就诊，查头颅 CT 示：多发腔隙性梗塞，右侧额叶不除外新发病灶，后至昌平中医院住院治疗 7 天后，症状无明显好转，至我院二病区住院治疗 3 周，头晕、麻木症状好转，但仍有左侧肢体瘫痪，现至我区就诊。目前症见：左侧肢体瘫痪，口角歪斜，略感头晕，口干，心烦，怕热，汗出较多，失眠。既往史：高血压病史 1 个月余，有冠心病，房颤病史。嗜酒 30 年。神经系统查体：左侧鼻唇沟变浅，伸舌左偏，左侧上肢肌力 IV 级，左侧下肢肌力 0 级，腱反射亢进，肌张力减弱，左侧病理征（+）。头颅 MRI 示：右额叶多发脑梗死，脑内多发缺血灶，老年性脑改变。舌红，黄少津，沉细无力。

患者平素急躁易怒，怒则伤肝，肝失疏泄，气机郁滞，血行不畅，瘀结脑脉而发为中风；风阳上扰，侵犯经脉故见肢体瘫痪；风阳上扰，闭阻脑络，故见头晕；舌质红，苔黄少津，脉沉细无力为阴虚之象；肝阴虚，阴虚生热，热扰心神故见烦热、失眠、汗出。西医诊断：脑梗死。中医诊断：中风 - 中经络。证属：肝肾阴虚，肝阳上亢。治疗法拟：滋阴平肝潜阳，佐以祛风通络。方用：镇肝熄风汤加减。

川牛膝 15g	醋龟板^{先煎}30g	赤芍 12g	牡丹皮 15g
青蒿 15g	白菊花 12g	当归 10g	天麦冬^各12g
炒杜仲 12g	生龙牡^{各先煎}30g	生地 30g	威灵仙 10g
地龙 10g	桑枝 30g	羌活 12g	

合用天王补心丸 1 丸，2 次/日。

二诊：2008 年 11 月 26 日。症状同前。舌暗红，苔薄黄，脉结代。上方加丹参、乌蛇肉活血通络。

川牛膝 15g	醋龟板^{先煎}30g	赤芍 12g	牡丹皮 15g
青蒿 15g	白菊花 12g	当归 10g	天麦冬^各12g
炒杜仲 12g	生龙牡^{先煎各}30g	生地 30g	威灵仙 10g
地龙 10g	桑枝 30g	羌活 12g	紫丹参 30g
乌蛇肉 10g			

本案症候特点为：头晕，肢体瘫痪，烦热，失眠，舌红苔薄少津，脉沉细无力。证属肝肾阴虚，肝阳上亢。治以滋阴平肝潜阳佐以祛风通络。方选镇肝熄风汤以标本兼顾，以治标为主。服用 7 剂后患者脉沉细改善，脉象以结代为主，为阴胜气结、虚衰气血之象，故加以益气之品。

七、牛膝益肾壮骨，活血通络

牛膝味苦、酸。性平。归肝、肾经。应用：①牛膝活血祛瘀力较强，《本草正义》谓之："所主皆气血壅滞之病。"其常与活血通经，祛瘀止痛。②肝主筋，肾主骨，肝肾不足，则筋骨痿软、足膝乏力。牛膝归入肝肾二经，有滋补肝肾、强筋健骨之功。牛膝性善下行，长于治疗腰膝筋骨酸痛。为治疗肝肾不足、腰膝酸痛之要药。《本经》："主寒湿痿痹，四肢拘挛、膝痛不可屈，逐气血，伤热火烂，坠胎。"

周教授对于因产地不同导致功效差异的药材，注意区别对待，合理使用。如川牛膝主产于四川、云贵地区，其功效偏重于活血通络；怀牛膝主产于河南，其功效偏重与补肝肾、强筋骨。

（一）怀牛膝补肝肾，强筋骨

周教授应用怀牛膝治疗因肝肾阴虚引起的头晕等症。

中年以后，精气日亏，若兼后天失养，或病后体虚，阴虚于下，阴不制阳，阳亢于上，或兼烦劳恼怒，酒食不节，起居失调等因素，以致阳亢化风，风阳上扰，血随气逆，上冲于脑，则症见头晕，头痛，目胀耳鸣；若阳亢太过，肝风暴张，气血逆乱，轻则经络受阻，肢体活动不利，口眼歪斜；重则清窍被蒙，昏不识人。此即《素问·至真要大论》所谓"血之与气，并走于上，则为大厥"之意。此证由肝肾阴虚，阴不制阳，肝阳上亢，肝风内动，气血上逆所致，本虚标实而以标实为急，故治宜镇肝熄风为主，辅以滋养肝肾。

怀牛膝味甘苦酸而平，主入肝肾二经，"走而能补，性善下行"（《本草经疏》卷六）。张氏在《医学衷中参西录》"牛膝解"中曾说：牛膝"原为补益之品，而善引气血下注，是以用药欲其下行者，恒以之为引经。"怀牛膝补益肝肾，同时兼引血下行之效，对肝肾阴虚，肝阳上亢之证，有缓解气血上冲之势的作用。

【病案举例】

患者武某，男，58 岁。2008 年 11 月 19 日就诊。左侧肢体活动不能 20 天。

患者于 10 月 26 日外出洗澡时突发左侧肢体活动不能，伴意识障碍，于外院查头颅 CT：右侧基底节脑出血。转入 ICU 住院治疗，经脱水、抗感染、补液等治疗后，患者病情趋于平稳。目前神清，精神弱，言语不能，左侧肢体活动不能，咳嗽、咯痰，痰白质稠，吞咽困难，鼻饲饮食，时有夜间谵妄、大便干结。既往史：高血压病史 10 余年，冠心病病史 5 年。神经系统查体：Bp：150/100mmHg。神清，构音不能，左侧鼻唇沟浅，伸舌不能，左侧上下肢肌力 0 级，右侧上下肢肌力Ⅳ级，左侧偏身感觉减退，右侧巴氏征阳性。舌红，苔黄燥，脉弦滑，面色暗。

患者平素性情急躁，肝郁化火，日久耗伤阴精，阴虚生内热，灼液生痰，挟肝风上扰清窍，故舌强语謇；痰热闭阻经脉故半身不遂、口舌歪斜。痰热蕴肺，故咳嗽、咯痰；痰热扰心，故时有谵妄。舌红，苔黄燥、脉弦滑为阴虚内热，风痰上扰之象。西医诊断：脑出血恢复期。中医诊断为：中风－中经络。证属：阴虚内热，风痰上扰。治疗法拟：滋阴清热，重镇潜阳，化痰通络。方用：镇肝熄风汤加减。

怀牛膝15g	天麦冬^各15g	醋龟板^{先煎}30g	生地30g
京赤芍12g	白菊花12g	炒三仙30g	石菖蒲10g
广郁金10g	人工牛黄^{分冲}1g	水蛭3g	桑枝30g
川羌活12g	生龙牡^各30g	炙杷叶10g	全瓜蒌20g
生大黄^{后下}10g			

7剂，水煎服。

合用天王补心丹1丸，日二次。

二诊：2008年11月26日。言语较前明显流利，咳嗽、咯痰消失，仍有谵妄，右侧肢体活动不利同前，语声低微，大便已解，小便调。Bp：150/80mmHg。面色暗红，舌红，苔黄燥，脉弦。患者痰热症状好转，腹实症状消失，气阴不足明显，故去大黄、减瓜蒌用量，加用太子参、五味子用以益气养阴，并加丹参活血化瘀。

怀牛膝15g	天麦冬^各15g	醋龟板^{先煎}30g	生地30g
京赤芍12g	白菊花12g	炒三仙30g	石菖蒲10g
广郁金10g	人工牛黄^{分冲}1g	水蛭3g	桑枝30g
川羌活12g	生龙牡^各30g	炙杷叶10g	全瓜蒌15g
太子参12g	丹参20g	五味子10g	

合用柏子养心丸。

该患者中风病因为本虚标实，其中阴虚为本，风痰为标。阴虚挟风挟痰上扰清窍所致。舌强语謇、半身不遂、谵妄、舌红、苔黄燥、脉弦滑为其主要辨证要点。

（二）川牛膝活血通经，引热下行

本品性善下行，具疏利降泄之性，长于活血化瘀，又能祛瘀止痛，其性虽平而不寒，但味苦之品善于泄降，能引火（血）下行，以降上逆之火，并治上溢之出血，而常用于肝阳上亢之头晕目眩，血热上溢之头痛、目赤。肝属木，外应风气，内寄相火，体阴而用阳，其性刚劲，主动主升。若因情志不舒，郁怒伤肝，肝失条达，气郁化火，则致肝阳上亢；或因年老体衰，肝肾阴虚，阴不制阳，肝阳偏亢，肝风内动，风阳循经上扰清窍，发为头痛、眩晕。川牛膝活血并引血下行，有利于肝阳平降，为周教授常用引经药。

【病案举例】

患者梁某，女，76岁。2005年10月13日就诊。头晕1年余，加重1个月。

患者于2004年9月无明显诱因出现头晕，无恶心，无呕吐，无视物旋转，Bp：190/70mmHg，送至铁路医院就诊（具体不详），经治疗好转出院。此后头晕偶发。今年9月病情加重，头晕发作频繁，经治疗效果欠佳，故来就诊。目前症见：头晕，耳鸣（如火车声），心烦，失眠，胸闷，善太息，记忆力减退，腰酸，腿软，两目干涩。既往史：高血压病3年。溃疡性结肠炎9个月。舌暗红，苔薄黄，脉细。

患者老年体虚，肝肾渐虚。肾水不足则腰膝酸软，耳鸣；虚火上炎则致头晕；肝血不足以致心血不足，血不养心则失眠健忘；肝阴虚而见两目干涩；肝阴不足，肝气不舒而见胸闷，善太息。中医诊断：眩晕。证属：肝肾阴虚，肝阳上亢。治疗法拟：滋阴平肝潜阳，佐以养心安神，解郁除烦。方用：天麻钩藤饮加减。

天麻10g	钩藤20g	益母草10g	茯苓30g
夜交藤30g	杜仲12g	川牛膝12g	炒栀子12g
黄芩10g	白菊花10g	葛根30g	合欢皮30g
柴胡10g	川芎12g	炒枣仁30g	石决明^{先煎}30g

7剂，水煎服。

二诊：2005年10月20日。头晕减轻，余症同前。舌暗，苔薄黄，脉细。守上方继服。

本例病人以头晕为主诉就诊，因此治疗上以改善头晕为主要目的。辨证以肝肾阴虚为主，治疗予以滋阴平肝潜阳。但患者存在肝阴不足，气机不调，故在滋阴平肝潜阳基础上加用柴胡、合欢皮等疏肝解郁之品。

（三）川牛膝治疗下焦湿热症

周教授还用川牛膝与黄柏合用，治疗下焦湿热症。患者湿热内蕴，循经下

186

注，著于下肢，阻于经脉、筋骨，则见筋骨疼痛，足膝红肿热痛。湿热不攘，筋脉弛缓，则下肢痿软无力，而成痿证。《素问·生气通天论》云："湿热不攘，大筋软短，小筋弛长，软短为拘，弛长为痿。"黄柏苦寒，因寒能清热，苦以燥湿，为清除湿热之要药。且偏走下焦，尤治下肢骨节走痛，足膝酸痛无力。其散阴分之火，清下部之热，除足膝之湿，为治下焦湿热要药。牛膝能强筋骨，祛风湿，引药，引热，引血下行，又能利湿通淋，活血化瘀，导湿热下行，善治下焦湿热之痿痹。古人有"无牛膝不过膝"之说。牛膝与黄柏相配，功效显著。

【病案举例】

患者付某，男，23 岁。2004 年 11 月 4 日就诊。双下肢瘫痪 1 年 6 个月，左侧面部麻木 2 天。

患者于 2003 年 5 月无明显诱因出现双下肢无力，二便潴留，脐以下感觉丧失，北医三院及我院住院治疗，诊断为急性脊髓炎，用激素及中医治疗后，症状略好转，于 2003 年 11 月停用激素。2004 年 8 月出院时能坐，出院后病情稳定坚持服用弥可保，维生素 B_1 等药物。2 天前出现左侧面部麻木，上唇以上部位明显，病前一日有咽部不适，无发热。目前症见：双下肢瘫痪，左侧面部麻木，二便潴留，脐以下感觉丧失。舌红，苔黄厚，脉数。中医诊断：痿证。证属：肝肾阴虚，内有郁热。治疗法拟：养血活血，清热通络。方用：虎潜丸合四物汤加减。

苍术 10g	黄柏 10g	牛膝 12g	当归 12g
杜仲 12g	赤芍 12g	锁阳 10g	肉苁蓉 12g
郁李仁 10g	红花 10g	胆星 10g	生薏米 12g
草薢 10g			

7 剂，水煎服。

二诊：2004 年 11 月 11 日。症状略有好转。舌红苔黄厚，脉数。患者久病，脾胃不足，健运失司，脾主四肢，肌肉失于濡养故见双下肢无力；脾虚气血生化无源，五脏虚损，肾气不足，精关不固则二便潴留；肝主筋主血，肝血不足则面部麻木；舌红苔黄厚脉数，属肝肾阴虚，内有郁热之象。证属：肝肾阴虚，内有郁热。治宜养血活血，清热通络。仍用虎潜丸合四物汤加减。

苍术 10g	黄柏 10g	牛膝 12g	当归 12g
杜仲 12g	赤芍 12g	锁阳 10g	肉苁蓉 12g

| 郁李仁 10g | 红花 10g | 胆星 10g | 生薏米 12g |
| 草薢 10g | 龟板^{先煎}30g | 熟地 20g | 知母 10g |

本患者主要表现双下肢瘫痪，左侧面部麻木，二便潴留，脐以下感觉丧失。舌质红，舌苔黄厚，脉象数。病机为久病，脾胃不足，健运失司，脾主四肢，肌肉失于濡养故见双下肢无力；脾虚气血生化无源，五脏虚损，肾气不足，精关不固则二便潴留；肝主筋主血，肝血不足则面部麻木；舌红苔黄厚，脉数，属肝肾阴虚，内有郁热之象。治宜攻补兼施，标本兼治。

八、桑枝祛风湿，补肝肾，强筋骨

桑枝味苦。性平。归肝、肾经。肝主筋，肾主骨，风湿痹痛（尤其久病者）易伤肝肾；腰又为肾之府，肝肾不足亦易发生腰膝酸软疼痛。本品是有补肝肾、强筋骨作用的祛风湿药，故可用治风湿痹痛，对肝肾不足、腰膝酸软无力者尤为相宜，常与善治腰膝疼痛的独活、杜仲、牛膝等药配伍应用，如以本品为主药的《备急千斤要方·卷八》独活寄生汤，即是治此证的著名方剂。《日华子本草》："助筋骨，益血脉。"

周教授认为桑枝具有走四肢的特性，其入肝经血分，功善祛风邪，通经活而行气血。故在神经系统疾病的治疗中，用桑枝治疗中风导致的上下肢瘫痪。

【病案举例】

患者孙某，男，73岁。2008年11月5日就诊。左侧肢体活动不利伴言语不清1天。

患者1天前无明显诱因出现左侧肢体活动不利，左口角歪斜，言语不清，此后肢体活动不利逐渐加重。刻下症：左侧肢体活动不利，左口角歪斜，言语不清，无头晕、头痛，无视物模糊，咳嗽，咯少量白痰，无发热。既往史：冠心病10年。糖尿病15年，以胰岛素治疗。慢性支气管炎病史20年，青光眼、白内障病史10年。舌暗淡，苔黄，脉弱。西医诊断：脑梗死。中医诊断：中风-中经络。证属：痰瘀互阻。治疗法拟：清热化痰，活血通络。方用：温胆汤加减。

法夏 10g	橘红 10g	茯神 30g	枳实 10g
竹茹 12g	胆星 10g	桑枝 30g	川牛膝 15g
羌活 12g	丹参 30g	当归 12g	黄芩 12g
黄连 6g	菖蒲 10g	郁金 10g	炙甘草 10g

7剂，水煎服。

二诊：2008年11月12日。症状同前。口干，口苦。舌暗淡，苔黄，脉弱。中药上方加麦冬，石膏加强清肺胃之热。

法夏10g	橘红10g	茯神30g	枳实10g
竹茹12g	胆星10g	桑枝30g	川牛膝15g
羌活12g	丹参30g	当归12g	黄芩12g
黄连6g	菖蒲10g	郁金10g	炙甘草10g
麦冬12g	生石膏^{先煎}30g		

患者年老体弱，脾肾亏虚，脾主运化，运化失司，水饮内停而生痰，痰饮闭阻经络，故见半身不遂；脾在窍为口，其华在唇，脾气亏虚，气血不足，口唇失于濡养，故见言语不清，口角歪斜，舌暗淡苔黄为痰瘀之象，脉弱为气血不足之象。

九、萆薢祛风湿，通利关节

萆薢性沉下降，善走下焦，功能利湿，分清去浊。《雷公炮炙论》："萆薢能治阳明之湿而固下焦，故能去浊分清。"萆薢善祛风湿，并且性质平和，对风湿痹痛，无论偏寒偏热皆可使用，尤其适用于湿痹腰膝疼痛，经脉屈伸不利。《本草思辨录》曰："风寒湿之在腰背骨节而痛强者，阴不化也，以萆薢达之而阴化。风寒湿之为阴痿、为失溺、为老人五缓者，阳不伸也，以萆薢导之而阳伸。后世以萆薢为分清浊之剂，亦由阴化阳伸而后清升浊降，即止小便数、除茎中痛，均不出是义耳。化阴非能益阴，伸阳而非能助阳。盖萆薢者，所以祛风寒湿也。"

周教授常将萆薢与牛膝、杜仲等药配合使用，以补肝肾，强筋骨，治疗腰膝酸软，关节疼痛。周教授强调萆薢有通利关节的作用。

【病案举例】

患者宋某，女，65岁。2005年10月12日就诊。言语不利3年，行走困难1年。

患者于2002年9月发生言语不利，数分钟后自行缓解如常，未经治疗。2003年"非典"时期后期症状再次时有发生，且言语不利不能完全缓解。2004年11月无明显诱因言语不利加重，且写字变形，行走费力，双腿沉重而僵硬，偶有腰痛，于活动后症状缓解。曾查颅脑 CT 示：双基底结区、双额顶部放射冠区多发腔梗，刻下症：言语不利时有加重，面部肌肉紧张感，写字不端正，行走困难，双腿沉重而僵硬，饮水呛咳，心烦，喜太息。饮食可，睡眠正常，大小便正常。既往史：高血压病 10 年，血压最高 170/100mmHg，坚持服用硝苯地平 10mg bid。1961 年行肺结核瘤切除术。颅脑 CT 示：双基底结区、双额顶部放射冠区多发腔梗。舌暗红，苔薄少津，脉沉细。

患者老年女性，肾阴素亏，肝失所养，以致肝阴不足，肝阳上亢，内风动越上扰清窍，故而言语不利；内风旋起扰动心神，故而心烦；肾阴亏虚者腰痛；肝阳亢盛，克伐脾土，脾主四肢则写字不端正，行走困难。西医诊断：脑梗死。中医诊断：中风 - 中经络。证属：肝肾阴虚，风阳上扰。治疗法拟：滋阴平肝潜阳，佐以除烦。方用：天麻钩藤饮加减。

天麻10g	钩藤9g	草决明15g	黄芩10g
栀子12g	牛膝12g	杜仲12g	萆薢10g
续断10g	当归12g	生地20g	益母草10g
郁金10g	石菖蒲10g	柴胡10g	

7 剂，水煎服。

二诊：2005 年 10 月 19 日。症状同前。心烦，睡眠不实，易醒。舌暗红，薄白少津，脉弦细。上方加远志、百合安神除烦。

天麻10g	钩藤9g	草决明15g	黄芩10g
栀子12g	牛膝12g	杜仲12g	萆薢10g
续断10g	当归12g	生地20g	益母草10g
郁金10g	石菖蒲10g	柴胡10g	远志6g
百合30g			

第七讲
花类药的应用

花类药物历史悠久，中国第一本药草志《神农本草经》记载了大量的花卉品种。在《本草纲目》52卷篇章中，以花草为代表的植物类药物占有26卷之多，成为全书的核心支柱，可以说，《本草纲目》是我国古代医学著作中对花类药物论述最全面、最丰富、最具特点的典籍。该书中的花类药物至少在80种以上，占植物类药物的十分之一之多。

花类药物是取植物的花蕾、花朵入药，大多具有质轻气香的特点，对此历代医家多有论述。花类药凝本草之精华，轻灵清化，性味平和，长于疏理气机，调达气血。尤适合体质娇嫩，不堪药物偏颇之妇女使用。以往常被用于妇科等的治疗中。

周教授积多年经验，临床中重视使用花类药。尤其常将花类药用于治疗精神系统疾病。周教授指出，花类药物的特点决定了其独特的功效，其轻散的品质尤其适合女性的生理、病理，在女性精神疾病治疗中有广阔的应用前景。

其常用的花类药有：玫瑰花、玳玳花、凌霄花、白菊花、合欢花、白梅花等。这些花药共同的特点就是均归肝经，且质轻气多香，性主升。《神农本草经》曰："香者，气之正，气之正则除邪避秽。"《本草便读》亦认为，"凡花皆散"，是疏肝解郁的佳品。

玫瑰花味甘、微苦。性温。归肝、脾二经。即可入肝经气分，又入脾经血分，既可行肝气，又可调经血，为气中血药，专理血中气滞。《本草正义》："玫瑰花，香气最浓，清而不浊，和而不猛，柔肝醒脾，流气活血，宣通窒滞而绝无辛温刚燥之弊，断推气分药中，最有捷效而最为驯良者，芳香诸品，殆无其匹。"

玳玳花味甘，微苦。性平。能疏肝和胃，理气解郁。其香气浓郁，闻之令人忘倦。经现代研究证明，玳玳花含有多种挥发油类化合物，且含量较高。

凌霄花味辛，微寒。归肝、心包经。本品具有辛散之性，功在破瘀通经、凉血祛风。取其清肝热、平肝风之效。

白菊花味辛、甘、苦。性微寒。归肺、肝经。本品清芳疏泄，善祛风热之邪，且能平降肝阳。菊花《本草正义》云其："能平肝火，熄内风，抑木气之横逆。"

合欢花甘平，入肝、心二经，善解肝郁而悦心安神。临床常重用以安神解郁，治疗心烦不得眠者。

周教授在具体应用中，玫瑰花、玳玳花、白梅花三药主要取其疏肝理气作用，周教授强调，三药气味芳香，理气而不辛燥，和血而不破血，为和缓的理气药。尤其是在治疗存在阴虚的证候时，更加适合，可避免其他理气药因过于辛燥而进一步耗伤阴液的问题。对玫瑰花《本草正义》云其："香气最浓，清而不浊，和而不猛，柔肝醒脾，流气活血，宜通窒滞而绝无辛温刚燥之弊。断推气分药之中最有捷效而最为驯良者，芳香诸品，殆无其匹。"对白梅花《本草纲目拾遗·花类》谓其："开胃散郁，……助清阳之气上升。"

菊花、凌霄花二药均味辛，微寒。周教授取其清肝热、平肝风之效。菊花《本草正义》云其："能平肝火，熄内风，抑木气之横逆。"

合欢花入肝、心二经，善解肝郁而悦心安神。周教授常重用以安神解郁，治疗心烦不得眠者。

一、常用花药

（一）玫瑰花行气解郁

玫瑰花味甘、微苦。性温。归肝、脾二经。本品芳香疏理，药性平和，柔肝醒脾，畅气活血。既能疏肝理气解郁，又能和血散瘀调经。治肝胃不和所致的肋痛脘闷、胃脘胀痛证，可与佛手、香附、郁金等同用。《本草纲目拾遗·卷七·花部》："和血，行血，理气，治风痹。"

周教授指出：玫瑰花即可入肝经气分，又入脾经血分，既可行肝气，又可调经血，为气中血药，专理血中气滞。《本草正义》："玫瑰花，香气最浓，清而不浊，和而不猛，柔肝醒脾，流气活血，宜通窒滞而绝无辛温刚燥之弊，断推气分药中，最有捷效而最为驯良者，芳香诸品，殆无其匹。"

【病案举例】

患者陈某，女，42 岁。2004 年 2 月 24 日就诊。失眠 20 年，加重 1 年。

患者失眠 20 余年，时重时轻。去年母亲去世后病情加重，入睡困难，彻夜不眠，伴心烦，急躁，易怒，委屈，办事缺乏魄力，心悸，倦怠，多疑，记忆力差，胸闷，纳呆。舌尖红，苔薄黄，脉沉细无力。

患者思虑忧伤过度，心阴暗耗，阴血不足，神魂不安，则见心中烦乱、入睡困难、心悸、健忘；阴虚化火，热扰心神，则见急躁易怒；气血衰少，则神失所养而不宁，神不宁则悲，故见情绪低落、易哭；心气不足，脾气亏虚，则见气短、胸闷、纳差。其舌红、苔薄黄，脉细亦为阴虚有热的表现。中医诊断：郁证。证属：肝郁脾虚，阴血不足。治疗法拟：疏肝解郁，清热除烦，佐以安神定志。方用：甘麦大枣汤合逍遥散加减。

浮小麦 30g	炙甘草 10g	大红枣 6 枚	甜百合 30g
北柴胡 10g	全当归 12g	杭白芍 12g	云茯苓 30g
炒白术 12g	炒枣仁 30g	炒栀子 10g	广郁金 10g
合欢皮 30g	灯心草 3g	炒远志 10g	玫瑰花 10g
玳玳花 10g	五味子 6g		

（二）菊花疏风清热，平肝明目

菊花味辛、甘、苦。性微寒。归肺、肝经。首先，本品清芳疏泄，善祛风热之邪，故常用于外感风热及温病初起，发热、头昏等证，常与桑叶相须配伍。其二，本品能清肝明目，用于肝经风热或肝火上攻所致的目赤肿痛，常与桑叶、夏枯草、蝉蜕等配伍。也用于肝肾阴虚之眼目昏花证，常与枸杞子、热地黄、山萸肉、山药、丹皮等同用，如《医级·杂病类方》杞菊地黄丸。其三，本品能平降肝阳。用于肝阳上亢的头晕目眩、头胀头痛等症，常与石决明、白芍、钩藤等同用。外感风热多用黄菊花，清热明目和平肝多用白菊花，解疔疮毒多用野菊花。

1. 白菊花平降肝阳，清泻肝火

周教授善用白菊花平降肝阳，他指出：白菊花苦凉，又入肝经，具有平肝清肝，疏肝理气的功效。常用于治疗因肝气郁滞，或肝郁化火引起的诸症。如心烦，郁闷，急躁，易怒，焦虑，头晕等。

【病案举例】

患者关某，女，42 岁。2005 年 6 月 24 日就诊。郁闷不舒 6 个月。

患者于 2004 年 12 月 24 日因工作压力大出现抑郁不舒，曾服用各种中西药物，治疗无效。目前症见：心情压抑，心烦，委屈欲哭，头晕，倦怠乏力，沉默寡言，不思饮食，胸闷，憋气，善太息，周身关节疼痛麻木。既往有高血压病史。舌质淡红，苔薄黄，脉沉细。

患者思虑过度，劳伤心脾致心脾两虚，故出现头晕，倦怠，乏力，不思饮食；肝气不舒，肝郁气滞则出现情绪低落，心情压抑，心烦，委屈，欲哭，胸闷，憋气，善太息。中医诊断为：郁证。证属：心脾两虚，肝郁气滞。治疗法拟：调理心脾，舒肝解郁。方用：归脾汤合甘麦大枣汤加减。

炙黄芪30g	炒白术10g	党参12g	当归12g
砂仁后下5g	远志10g	炒枣仁30g	浮小麦30g
炙甘草10g	大枣6个	柴胡10g	栀子12g
木香10g	菊花10g	夏枯草10g	茯苓30g

二诊：2005年7月8日。抑郁减轻，心烦减轻，委屈欲哭减轻，头晕，困倦减轻，沉默寡言，不思饮食好转，有时耳痒，阴痒，大便不成形。舌质淡红，苔薄黄，脉弦。证属：肝郁气滞，化火生痰。

患者思虑过度，劳伤心脾致心脾两虚，故出现头晕倦怠乏力，不思饮食肝气不舒，肝郁气滞则出现情绪低落，心情压抑，心烦，委屈欲哭，胸闷憋气，善太息，肝郁脾虚，久而化热生痰生湿，湿热下注而见阴痒，大便不成形。脉弦为湿热之象。治疗法拟：舒肝解郁，佐以清热除烦。方用：逍遥散合甘麦大枣汤加减。

柴胡10g	当归12g	香附10g	栀子12g
石菖蒲10g	郁金10g	白芍12g	薄荷后下3g
砂仁后下5g	浮小麦30g	炙甘草10g	大枣6个
炒白术10g	百合30g	川芎10g	

三诊：2005年7月15日。抑郁减轻，神疲倦怠好转，心烦，委屈欲哭。舌质淡红，苔薄黄，脉弦。肝郁气滞则出现情绪低落，心情压抑，心烦委屈欲哭。治宜舒肝解郁，清热除烦。方用：逍遥散加减。

柴胡10g	当归12g	香附10g	白芍12g
薄荷后下3g	郁金10g	茯苓30g	五味子6g
炙甘草10g			

四诊：2005年7月22日。抑郁明显减轻，心烦减轻，欲哭好转，饮食好转，偶有心烦，疲乏，头痛。舌质淡红，苔薄黄，脉弦。巩固疗效，方用五子衍宗丸

加减。

益智仁 12g	枸杞子 10g	五味子 6g	菟丝子 10g
覆盆子 10g	车前子^包10g	黄精 30g	党参 12g
柴胡 10g	莲子心 3g	郁金 10g	甘草 10g

郁证多从肝郁治，但思虑过度，忧伤心脾，且肝郁脾虚也是郁证常出现的证候。本例病人首诊辨证为心脾两虚为主，先用归脾汤甘麦大枣汤治疗本虚，复诊时再以疏肝解郁为主，治以逍遥散。

2. 白菊花配枸杞子，益阴明目

白菊花体轻达表，气轻上浮，且甘寒益阴。白菊花入肝经，肝为风木之属，开窍于目。故白菊花可益阴明目，为明目之要药。周教授多将白菊花和枸杞子配合使用，清肝滋阴明目，治疗目涩眼干，视物昏花。

【病案举例】

患者何某，女，18 岁。2008 年 11 月 4 日就诊。发作性头痛 1 年。

患者从 2007 年 1 月开始出现发作性头痛，从 2008 年 10 月起发作剧烈。头痛，伴头晕、恶心、呕吐、视物成双、视物模糊，疼痛剧烈时右颞侧偏盲，手指有时跳动，双上肢麻木力弱，头痛发作前怕光。头痛多发于月经前及月经后期。平素失眠，多虑，乏力，有时胸痛。母亲有偏头痛史。舌尖红，苔薄白，根黄，脉沉细。中医诊断：头痛。证属：血虚头痛。治疗法拟：养血疏风清热，佐以和胃止呕。方用：四物汤加减。

全当归 12g	生地 20g	川芎 10g	赤芍 10g
薄荷^{后下}3g	柴胡 10g	黄芩 10g	夏枯草 10g
白菊花 10g	枸杞子 10g	姜半夏 10g	石斛 10g
炒枣仁 30g	合欢皮 30g		

3. 白菊花疏风清热，治头痛

白菊花性味甘苦而凉，可清热泻火，其气清上浮，可清上焦之热。兼之体轻达表，疏散风邪，故可疏散风热之邪。周教授常将其用于治疗风热头痛。

（1）菊花配伍蔓荆子　周教授在使用白菊花治疗头痛时多与蔓荆子合用，以增强疏散风热的效果。

【病案举例】

患者沈某，女，24 岁。2007 年 10 月 9 日就诊。头痛 3 次。

患者"十一"期间发作性头痛 1 次。疼痛剧烈，疼痛以后枕部为主。此后又发作 2 次，疼痛不剧烈。头痛不怕风，发作与月经无关，月经一月行两次。平时饮食正常，睡眠尚可。舌质正常，边有齿痕，苔薄白，脉右细，左弦细。中医诊断：头痛。证属：气虚头痛。治疗法拟：益气升阳，通络止痛。方用：顺气和中汤加减。

炙黄芪 30g	炒白术 10g	党参 10g	陈皮 10g
全当归 12g	茯神 30g	龙眼肉 10g	酒熟地 20g
川芎 12g	细辛 3g	天麻 10g	蔓荆子 10g
葛根 30g	羌活 10g	白菊花 10g	女贞子 10g
旱莲草 10g	白茅根 30g	大枣 6 枚	炒枣仁 30g

（2）菊花配伍夏枯草　在治疗因肝郁化火，肝火上冲头面导致的头痛，目赤肿痛时，周教授将白菊花配伍夏枯草。夏枯草辛苦性寒，入肝经。擅清泻肝火。两药相配，可增强清泻肝火的作用。

【病案举例】

患者池某，女，68 岁，2003 年 4 月 8 日就诊。患者长期失眠，多梦，头晕，头痛，双手胀，健忘，记忆力下降，乏力，倦怠，胸闷，喜太息。病程加重 1 年，服安定药能睡 4 小时/日，醒后不能入睡。既往史：系统性红斑狼疮，干燥综合征。舌红苔薄白，脉迟缓，左肝脉大。中医诊断：郁证。证属：心肾阴虚。患者思虑过度，耗伤阴血，阴虚日久化热，热扰心神，五心烦热。治疗法拟：养心阴，安心神，交通心肾。方用：天王补心丹加减。

柏子仁 10g	麦冬 12g	玄参 10g	丹参 30g
太子参 12g	五味子 10g	北沙参 10g	知母 10g
白菊花 10g	夏枯草 15g	川芎 10g	合欢皮 30g
炒枣仁 30g	炒远志 10g		

白菊花疏风清热治头痛；川芎治血虚头痛；合欢皮清虚热，治心烦治虚烦不眠。

（三）凌霄花清肝熄风，活血破瘀

凌霄花性辛，微寒，归肝经。具有活血破瘀，凉血祛风的功效。凌霄花始载于《神农本草经》，原名紫葳，到唐代《新修本草》始命名为凌霄花。《本草纲目》中记载："俗谓赤艳曰紫葳，此花赤艳，故名。附木而上，高数丈，故曰凌霄。"

凌霄花在《神农本草经》中主要用于妇产科疾病，谓："主妇人产乳余疾，崩中，癥瘕，血闭……"首先提出可治与瘀血有关之症。《药性论》和《日华子本草》补充了凉血祛风的作用，《药性论》曰："主热风，风痫。"此后，《本草经疏》云："紫葳，入肝行血之峻药。"《医林纂要》认为凌霄花能"缓肝风，泻肝热，治肝风巅顶痛"。

周教授主要取其清肝火之功效，结合其活血调经之特点，将之用于治疗妇女肝郁化火导致的情绪抑郁，失眠，心烦，经行不畅诸症。

现代研究表明：凌霄花含芹菜素、β-谷甾醇。芹菜素具有似罂粟碱样的镇痛作用，并有消炎、扩张支气管和增强妊娠小鼠子宫收缩的作用。

【病案举例】

患者熊某，女性，56岁。2008年3月10日诊。心烦1年。

患者本身为医务工作者，退休后逐渐出现心烦，郁闷不舒，情绪低落，倦怠，乏力，胸闷气短，喜太息，时常哭泣，不能看电视，不能接电话，不能看书看报，怕声音，怕吵闹，喜独处，不与人交往，时有急躁易怒，过后又有自责，入睡困难，多梦，易惊醒，纳差，大便时有溏薄。诊其舌脉，舌淡体大，苔黄厚腻，脉弦滑。中医诊断：郁证。证属：脾气亏虚，湿浊内蕴。治疗法拟：益气升阳，佐以清热化湿。方用：补中益气汤加减。

炙黄芪30g	党参6g	苍白术^各10g	茯苓30g
茯神30g	炙甘草10g	柴胡6g	制香附10g
半夏10g	橘红12g	菖蒲10g	郁金10g
黄芩10g	炒栀子10g	凌霄花10g	车前子^{包煎}15g
丹参30g	炒远志10g	炒枣仁30g	莲子肉30g

上方煎汤，冲服沉香粉2g、琥珀粉1.5g，共服14剂。

二诊：症状有所缓解，心烦好转，舌淡，苔黄，脉弦。上方去车前子，加山药30g、薏苡仁30g，继服。

三诊：一个月后再次复诊，患者十分高兴，自述已经恢复正常生活。可以看电视、看报，与人交往也恢复正常。只是睡眠还是多梦，早醒。改用人参归脾丸继续调理。

（四）合欢花疏肝解郁，安神定志

合欢花味甘、性平。归心、肝经。功效在于安神解郁，活血消肿。合欢花首载于宋代寇宗奭《本草衍义》："合欢花，其色如今之醮晕线，上半百，下半肉红，散垂如丝，为花之异。"

合欢花具有与合欢皮相似的解郁安神作用，且理气解郁作用更优于合欢皮。但其活血消肿作用较弱，不及合欢皮。用于治疗情志不畅，肝气不舒之心烦，郁闷，失眠，多梦等症。

【病案举例】

患者田某，女，32 岁。2010 年 8 月 16 日诊。情绪低落 2 个月。

患者近 2 个月来，无明显诱因时常感觉心情不舒畅，不愿做事，少兴趣，以致不能独自照顾孩子，陪孩子玩耍都没有兴趣。伴有倦怠，乏力，入睡困难，早醒，背部感觉有烧灼感从下向上窜，有时心烦，急躁。患者从十几岁时就有心情郁闷的情况，时轻时重，时作时止。其母患有"双相情感障碍"。诊其舌脉，舌淡，苔白根略厚，脉沉细。中医诊断：郁证。证属：脾气亏虚，清阳不展。治疗法拟：益气升阳。方用：补中益气汤加减。

炙黄芪 30g	党参 12g	炒白术 10g	茯苓 30g
茯神 30g	炙甘草 10g	柴胡 6g	制香附 10g
合欢花 15g	升麻 10g	桂枝 10g	当归 12g
五味子 10g	炒远志 10g	炒枣仁 30g	炒栀子 10g
泽泻 10g			

水煎服 14 剂。

二诊：患者心情较前舒畅，倦怠乏力也有改善，能陪伴孩子。舌淡苔薄白根略黄，上方去泽泻，加黄柏 10g，继服 14 剂。

三诊：患者心境低落基本消失，能干家务，能带孩子，并开始上班工作。入睡不困难，有时仍早醒。无心烦急躁。后背烧灼上窜感亦减轻。此后改用黄芪桂枝五物汤继续调理。

（五）旋覆花降气止呕

旋覆花味苦、辛。性微温。归脾、肺、胃、大肠经。本品有较好的降气止呕作用，善治噫气、呕吐诸症。如《伤寒论·辨太阴病脉证并治》旋复代赭汤，用治胃气虚弱，痰浊内阻，胃气上逆，噫气不除等症。治胃肠神经官能症，有脘腹痞闷，消化不良，噫气者，也可用旋覆花配以木香、神曲、白术等同用。《汤液本草》："消坚软痞。治噫气。"可治疗各种恶心、呕吐。

周教授应用旋覆花和代赭石这组对药，治疗真假球麻痹导致的吞咽障碍，以及反流性食道炎等，症见呃逆、呕恶者。

患者或因外邪侵袭，伤及胃腑；或因饮食不节，伤胃滞脾；或因情志失调，郁怒伤肝，肝失调达，横逆犯脾；或因久病，中气虚衰，耗伤胃阴，脾胃失调。诸般因素，伤及脾胃，脾胃升降失司，胃气不得和降反而上逆，故嗳气频作，或反胃呕逆，呕吐涎沫。此病以脾胃气虚为本，痰阻气逆为标，临床表现虽然虚实互见，但以气逆痰阻为主要方面。治疗以降逆化痰为主，兼以益气补中。

旋覆花苦降辛散，其性主降，功擅下气，药味兼咸，咸能软坚，能化胶结之痰，温能宣通，主入肺、胃二经，故能降气化痰，降逆止呕。为治痰阻气逆之证所常用，《本草易读》卷四称之为"下气行水，消痰软坚……除噫气而止呕逆"。代赭石苦甘而微寒，归肝、胃、心经，其性重坠降逆，长于镇摄肺胃之逆气，故张石顽说："赭石之重，以镇逆气。……仲景治伤寒吐、下后，心下痞硬，噫气不除，旋覆代赭石汤，取重以降逆气，涤痰涎也。"（《本经逢原》卷一）旋覆花配代赭石，旋覆花宣通壅滞，降气消痰，代赭石重镇降逆，平肝潜阳，凉血止血，二药配伍，相须为用，共奏降肺胃，镇肝逆，下气消痰之功，宜于痰气交阻，气逆不降之证，可治痰浊中阻，肝胃气逆所致心下痞满，呕吐呃逆，

【病案举例】

患者崔某，女，37岁。2008年11月19日就诊。腹胀，呃逆180天，加重20天。

患者六个月前因怀疑吃错药出现全腹胀满，呃逆，胸闷，右下肢阵发性窜痛，紧张，抑郁，多虑，坐卧不安，有涉死感，记忆力差。服用多潘立酮片效果不佳，目前腹胀，呃逆，紧张，心情压抑，心烦多虑，坐卧不安，濒死感，健忘，失眠，早醒，醒后不能再睡。神经系统查体：颅N（-），四肢肌力Ⅴ级，病理征（-）。腹部B超（-）。舌红，苔黄燥，脉沉细。

患者长期忧思，耗伤心脾，心阴不足，心神失养，故致失眠，健忘，坐卧不安；脾气亏虚，健运失司，则致腹胀、纳呆；脾气不升，胃失和降则致腹胀，呃逆；心阳不振，则症见心慌低落，紧张多虑。其舌红苔黄燥表现出阴虚有热之象。为阴虚日久生内热所致。中医诊断：郁证，证属：阴虚内热，内扰心神，治疗法拟：养心安神，清热除烦。方用：天王补心丹合甘麦大枣汤。

<table>
<tr><td>柏子仁 10g</td><td>天麦冬^各12g</td><td>元参 10g</td><td>沙参 10g</td></tr>
</table>

丹皮 10g	五味子 6g	太子参 12g	丹参 30g
旋覆花^包10g	制香附 10g	凌霄花 10g	玫瑰花 10g
玳玳花 10g	厚朴 10g	炒枣仁 30g	远志 6g
合欢皮 30g	浮小麦 30g	焦槟榔^各10g	黑白丑 6g
炙甘草 10g	琥珀粉^{分冲}1.5g		

7剂，水煎服。

二诊：2008年11月26日。头晕，头胀，胃堵，心烦、失眠有所改善，醒后头昏，腹胀喜按。舌暗红，苔薄黄。经养心安神，清热除烦治疗后，心烦，失眠有所改善，说明辨证论治准确，故继续守原法治疗。加炒栀子10g、淡豆豉10g以增加清热除烦的作用。

患者忧思耗伤心脾，心阴不足，日久化热，虚热扰心，致失眠、心烦，坐卧不安，脾气亏虚，则腹胀、纳呆；此证心脾两虚也可用归脾汤治疗，但此患者舌红苔黄燥表示出阴虚燥热之象，其心虚以阴虚为主，气虚为次，故以天王补心丹以滋心阴清虚热。

（六）红花活血止痛

红花辛、温，归心、肝经。辛主散，温主通。本品专入血分，具有活血通经，祛瘀止痛的功效。

红花少则行，多则破。《药品化义》曰"红花，善通利经脉，为血中气药，能泻而又能补，各有妙义。若多用三四钱，则过于辛温，使血走散，同苏木逐瘀血，合肉桂通经闭，佐归、芍治遍身或胸腹血气刺痛，此其行导而活血也；若少用七八分，以疏肝气，以助血海，大补血虚，此其调畅而和血也；若止用二三分，入心以配心血，解散心经邪火，令血调和，此滋养而生血也。"

周教授应用红花治疗各种疼痛，以及中风病半身不遂、肢体麻木等症。

【病案举例】

患者王某，女，54岁。2008年11月25日就诊。右上肢活动不能6天。

患者于6天前无明显诱因出现右上肢活动不利，伴右侧面部及舌根麻木，伴头痛。无头晕，无视物旋转，无恶心、呕吐。未予重视。次日晨起症状未见好转。来我院急诊就诊，为求进一步诊治，收入我科。入院症见：神清，言语不利，右上肢活动不能，右侧面部麻木，伴头痛，偶有胸闷，倦怠乏力，面色白，二便调。既往有高血压病史10余年。查体：Bp：142/90mmHg。不完全性运动性失语，右上肢肌力0级，右侧肢体浅感觉较左侧减退，双侧巴氏征阴性。头颅CT：左侧额顶叶脑梗死。舌红苔薄黄，左脉弦滑，右脉弦细。

患者素体本虚，后天之本不足，气血生化乏源，气血亏虚，外风引动内风，挟风挟痰，闭阻清窍，故中风不语；痰瘀闭阻脉络，故半身不遂。舌质红，苔薄黄，脉弦细也是气血亏虚，痰热阻络之象。西医诊断：脑梗死。中医诊断：中风－中经络。证属：气血亏虚，痰热阻络。治疗法拟：养血活血，清热化痰，通络解语。方用：大秦艽汤加减。

秦艽10g	当归12g	赤白芍^各12g	川芎10g
生地30g	炒白术12g	茯苓30g	川牛膝15g
川羌活12g	红花10g	桑枝30g	菖蒲12g
郁金12g	人工牛黄^{分冲}1g	黄芩12g	砂仁^{后下}6g
炒枳实10g	生军^{后下}5g	胆南星12g	

合用牛黄清心丸1丸，日二次。

二诊：2008年12月3日。患者可简单应答，右下肢活动不利较前好转，右上肢仍不能活动，右侧肢体仍感麻木，面色较前红润。有痰，痰色稀白，时有气短，食欲好转，小便量多。舌红苔薄黄、润，左脉沉细无力，右脉沉弱无力。

复诊患者气虚痰阻明显，中气不足，故时有气短；血虚生风，不荣经络，故肢体麻木；气化不利，故小便量多；脾气虚，水湿不行，聚而生痰，故略痰，痰色稀白。左脉沉细无力，右脉沉弱无力是气血虚弱，痰湿阻络之象。复诊患者气虚明显，且血虚生风，故加党参益气，加用白附子、白僵蚕祛风。

秦艽10g	当归12g	赤白芍^各12g	川芎10g
生地30g	炒白术12g	茯苓30g	川牛膝15g
川羌活12g	红花10g	桑枝30g	菖蒲12g
郁金12g	人工牛黄^{分冲}1g	黄芩12g	炒枳实10g
生军^{后下}5g	胆星12g	党参12g	白附子10g
白僵蚕10g			

该患者为本虚标实之证，其中气血虚弱为本，痰热阻络为标。言语不利，肢体活动不利，面色白，倦怠懒言，舌苔薄黄，脉弦细滑为四诊主要的观察要点。其中，倦怠懒言，面色白，舌苔薄黄，脉弦细滑为辨证要点，据此辨证为气血虚弱，痰热阻络。治以大秦艽汤，益气养血，化痰清热，标本兼治。

二、花类药治疗精神系统疾病的验案

（一）抑郁障碍

抑郁障碍是一种常见的心境障碍，可由各种原因引起，以显著而持久的、与处境不相称的心境低落为主要特征。属于中医的"郁证"范畴。

【病案举例】

患者范某，女，76岁。2010年5月18日初诊。心境低落伴头晕1年。

患者1年前因精神紧张出现心境低落，时有心烦易怒，对既往喜欢的事情丧失兴趣，善太息，口干，手脚心发热，耳朵发蒙，疲倦，头昏时轻时重，二便正常。刻下症：头晕时轻时重，耳朵发蒙，胆小怕事。舌质红，苔少偏黄，右脉沉细，左脉滑。中医诊断：郁证，证属：心阴不足。治以滋养心肾，安神定志，兼以疏肝解郁。方用天王补心丹加减。

柏子仁 10g	元参 10g	丹参 30g	太子参 12g
天麦冬^各12g	生地 30g	丹皮 10g	生石膏^{先煎}30g
银柴胡 10g	五味子 6g	凌霄花 10g	玫瑰花 10g
草决明 30g	生杜仲 12g	夏枯草 10g	炒枣仁 30g
合欢花 15g	生龙齿^{先煎}30g	生黄芪 30g	

日一剂，连服7天。

二诊：2010年5月25日。服药后症状较前好转，仍有耳朵发蒙，善太息。舌暗红，苔薄白，脉弦。周教授认为目前辨证主要属于肝郁气滞证，故给予疏肝解郁，养心安神之品治疗，方选四逆散合甘麦大枣汤加减。

北柴胡 10g	制香附 10g	当归 12g	赤白芍^各12g
厚朴 10g	五味子 6g	麦冬 15g	党参 12g
苏子 12g	延胡索 10g	川楝子 10g	天麻 10g
合欢花 12g	凌霄花 10g	炒枣仁 30g	夜交藤 30g
浮小麦 30g	炙甘草 10g		

【按】本案患者由于七情失和，损伤心阴，心阴虚，心神失养则心境低落，时有心烦易怒；阴不制阳，肝阳上亢则头昏；火为木之子，子病及母，肝气郁滞，而致善太息；肝经循行于耳，经运不畅则耳朵发蒙。结合舌红、苔薄黄，符合心阴不足证。对此周教授临床多采用"滋补心阴兼以疏肝解郁"法治疗。拟

方天王补心丹加减。

二诊时患者善太息，耳朵发蒙症状明显，结合舌暗红，苔薄白，也属于肝郁气滞证，故给予疏肝解郁，养心安神之品治疗。尽管主方随证变化，但方中均配伍花类药凌霄花、玫瑰花、合欢花、玫瑰花，以此来增强疏肝理气解郁的作用。

（二）广泛性焦虑障碍

广泛性焦虑障碍是一类以广泛而持续的过分焦虑为主要表现的焦虑障碍。患者的焦虑可以没有原因，同时也为现实或很多事情过分地担心和忧虑，而且难以摆脱。除焦虑心情外，还有显著的植物神经症状，如头晕、心悸、胸闷、口干、尿频、出汗、震颤等自主神经症状和肌肉紧张，以及运动性不安。在中医可以根据不同的症状，归属于"郁证"、"脏躁"、"百合病"、"怔忡"等范畴。

【病案举例】

患者熊某，女，60岁。2004年1月20日就诊。焦虑，失眠2年。

患者于2002年退休后逐渐出现焦虑，心烦，心神不宁，坐卧不安，不能看书、看电视、接听电话，伴失眠，口服佳静安定、舒乐安定、氯硝安定等方可入睡，头昏沉不适。舌红，苔黄腻，脉弦数。中医诊断：郁证。证属：痰热内扰，神不守舍。治疗法拟：清热化痰，安神定志。方用：柴胡芩连温胆汤加减。

柴胡10g	黄芩12g	黄连6g	法半夏10g
陈皮10g	茯苓30g	炒枳实10g	胆南星10g
厚朴10g	青礞石^{先煎}20g	石菖蒲10g	五味子10g
丹参15g	白菊花10g	合欢花15g	炒远志10g
生龙齿^{先煎}30g	紫石英^{先煎}30g	生甘草10g	

【按】本案因情志不和，肝气郁滞，郁久化热，热灼津液，炼液成痰，形成肝胆湿热。故以柴胡芩连温胆汤清热化痰，安神定志。方中用白菊花以清肝热，合欢花安神定志。

（三）恐惧性焦虑障碍

恐惧性焦虑障碍是一种以过分和不合理地惧怕外界某种客观事物或情境为主要表现的焦虑障碍。患者明知这种恐惧反应过分和不合理，但却无法控制。根据不同的症状，归属于"郁证"、"怔忡"、"胸闷"等范畴。

【病案举例】

患者陈某，女，42岁。2004年2月24日就诊。恐惧1年。

患者去年母亲去世后时常感到恐惧、担心，不敢独处，办事缺乏魄力，多疑，入睡困难，易惊惕，伴心烦，急躁，心悸，倦怠，记忆力差，胸闷，纳呆。舌淡暗，苔薄白，脉沉细无力。既往失眠20余年，时重时轻。中医诊断：怔忡。证属：心胆气虚。治疗法拟：益气养血，安神定志。方用：安神定志丸合甘麦大枣汤加减。

党参12g	茯神30g	菖蒲10g	远志10g
炒枣仁30g	川芎10g	黄精30g	大枣10枚
郁金10g	合欢花30g	玫瑰花10g	玳玳花10g
五味子6g	生龙齿^{先煎}30g	紫石英^{先煎}30g	

【按】 本案患者思虑忧伤过度，耗气伤阴，导致心胆气虚，兼夹肝郁，故而神魂不安，心中烦乱，入睡困难，心悸，纳差。其舌淡暗，苔薄白，脉沉细无力亦为气虚气郁的表现。周教授采用安神定志丸补心胆之气，佐以解郁除烦。方中配伍合欢花、玫瑰花、玳玳花，一方面理气解郁安神，另一方面使血行气行，补而不滞。

（四）强迫性障碍

强迫性障碍的基本特征是强迫观念和强迫行为为主要临床相。强迫观念包括强迫思维、强迫性穷思竭虑、强迫怀疑、强迫联想、强迫回忆、强迫意向；强迫行为包括强迫检查、强迫洗涤、强迫性仪式动作、强迫询问。

【病案举例】

患者李某，女，32岁。2003年2月25日就诊。心烦，易怒2个月。

患者因教课紧张劳累，逐渐出现强迫思维，反复思考同一事情，有攻击人骂人的倾向，心烦，焦虑，坐卧不安，疲倦，喜太息，便秘。自服多虑平、舒乐安定无效。睡眠好，纳可，无耳鸣。既往史：多囊卵巢综合征。舌红苔少，脉右沉无力，左沉细数。中医诊断：郁证。证属：心血不足。治疗法拟：养心安神，清心除烦。方用：天王补心丹合甘麦大枣汤加减。

柏子仁10g	炒枣仁30g	麦冬10g	元参10g
丹参30g	北沙参10g	五味子10g	太子参10g
浮小麦30g	炙甘草12g	大枣6枚	炒栀子10g
北柴胡10g	百合30g	玫瑰花10g	玳玳花10g

【按】 本案患者表现为强迫思维，同时伴有焦虑的表现。周教授认为患者因

思虑过度，耗伤心血，导致心血不足，心神失养。故方用天王补心丹合甘麦大枣汤治疗。方中以玫瑰花、玳玳花解郁除烦。

（五）双相情感障碍

双相情感障碍一般是指既有符合症状学诊断标准的躁狂或轻躁狂发作，又有抑郁发作的一类心境障碍。躁狂与抑郁交替发作是其主要特征。中医根据不同的发病时期，可诊断为"郁证"或"狂证"等。

【病案举例】

患者田某，男，29岁。2011年6月14日就诊。抑郁和躁狂交替出现2年余。

患者2年半前出现情绪易激动，多语，坐卧不宁，心烦，彻夜不寐等症，在外院就诊，予以丙戊酸钠口服。此后出现情绪低落，胸闷憋气等不适，诊断为"双相情感障碍"。此后抑郁和躁狂交替出现数次。目前患者狂躁，多虑，紧张，情绪亢奋，有惊恐发作，胸闷，憋气，注意力不集中，记忆力下降，入睡困难，早醒。舌红，苔薄黄，脉滑数。中医诊断：郁证。证属：心阴亏虚，肝郁血虚。治疗法拟：滋阴养血，安神定志，兼以疏肝解郁。方用：天王补心丹加减。

柏子仁 10g	天麦冬^各12g	北沙参 10g	元参 10g
太子参 15g	五味子 6g	丹参 30g	炒枣仁 30g
炒远志 6g	炒栀子 10g	黄精 30g	川芎 10g
北柴胡 10g	制香附 10g	凌霄花 10g	玳玳花 10g
合欢花 15g	生龙齿^{先煎}30g	紫石英^{先煎}30g	珍珠粉^{冲服}1g

守方服药60剂，症状逐渐好转。

二诊：2011年8月15日。前半月情绪一直很稳定，昨日开始出现抑郁，倦怠，周身乏力，不愿做事，喜太息，心烦，失眠。舌红，苔薄白，脉弦。证属：肝胆郁热。治以清热化痰，疏肝解郁。方用柴胡芩连温胆汤加减。

柴胡 12g	黄芩 12g	黄连 6g	法半夏 10g
橘红 10g	胆南星 10g	茯神 30g	枳实 10g
金礞石^{先煎}30g	炒栀子 10g	浙贝母 10g	远志 6g
炒枣仁 30g	柏子仁 10g	麦冬 12g	玫瑰花 10g
白梅花 10g	合欢花 15g	生龙齿^{先煎}30g	紫石英^{先煎}30g

【按】 本案无论是在那一阶段，无论辨证之间的不同，方中均应用凌霄花、

玫瑰花、玳玳花、白梅花、合欢花以理气解郁安神。可见周教授对花类药应用的重视。

（六）躯体形式障碍

躯体形式障碍是一类精神障碍的总称，以持久地担心或相信各种躯体症状的优势观念为特征。患者因这些症状反复就医，各种医学检查阴性和医生的解释，均不能打消其疑虑。根据不同的症状，中医归属于"郁证"、"心悸"、"胸闷"、"腹胀"等范畴。周教授在治疗这一疾病时，根据症状采用辨病与辨证相结合的方法，对症治疗。

【病案举例】

患者于某，女，60岁，2003年4月15日就诊。胃堵，心烦1月。

患者1月前患高血压病，头晕，引起胃堵不能进食，口干，呃逆，嗳气，不烧心，无腹胀。伴心烦，疑心，急躁，坐卧不安，委屈，心慌，手脚麻，偏执，情绪低落，口苦。舌红，苔黄燥，脉细数。中医诊断：郁证。证属：阴虚内热。治疗法拟：滋阴清热，解郁除烦，佐以和胃。方用：甘麦大枣汤合栀子豉汤加减。

浮小麦30g	炙甘草10g	大枣6枚	百合30g
炒栀子10g	淡豆豉10g	五味子10g	制香附10g
炒谷麦芽各10g	柏子仁10g	麦冬12g	玫瑰花10g
玳玳花10g	合欢花15g	灯心草3g	北沙参12g

7剂，水煎服。

二诊：2003年4月23日。服药第三天后症状曾好转，前天又复发，思想压力大，气胀，口苦，脘闷堵，口干，心烦，恐惧，疑心，怕冷，面色萎黄，整夜不睡。舌体胖，苔薄黄，脉左弦，右弦细。方用甘麦大枣汤合栀子豉汤合半夏泻心汤加减。

浮小麦30g	炙甘草10g	大枣6枚	百合30g
炒栀子10g	淡豆豉10g	枳壳10g	北沙参10g
炒谷麦芽各10g	五味子10g	姜半夏10g	黄连6g
黄芩10g	合欢花15g	炒远志10g	

【按】如本案以胃肠道症状为主要表现，故在解郁除烦，安神定志的同时，佐以和胃。花类药物在此不但可以解郁除烦，更可理气和胃。

第八讲
虫类药的应用

周教授在临证治疗时擅用虫类药治疗多种神经系统疾病，包括脑梗死、脑出血、帕金森病、顽固性头痛、三叉神经痛、癫痫、面神经麻痹、面肌痉挛、肌张力障碍、抽动秽语综合征等。

周教授认为虫类药具有活血化瘀、破血攻坚、熄风定惊、搜风止痛、祛风止痉、行气和血等功效，其搜风通络定惊效果非一般行气活血药可比。常用虫类药有以下几种：全蝎、蜈蚣、水蛭、地龙、土鳖虫、白僵蚕等。

运用虫类药须在辨证基础上方能提高特殊效果。如全蝎、蜈蚣等熄风搜风之药，性多温燥，宜配伍滋阴养血柔肝之品，如白芍、生地、麦冬等；攻坚破积之品多为咸寒，如土鳖虫、地龙，应佐以温经养血之细辛、桂枝、当归等，这样才能发挥最佳疗效而不出现副作用。

使用虫类药时应注意，有些虫类药有小毒，应在一定剂量范围内使用。

一、水蛭活血通络

水蛭味咸、苦，性平。有小毒。归肝经。水蛭为破血逐瘀之品，作用较为峻猛。若治跌打损伤，瘀血内阻，心绞痛、二便不通者，可与大黄、黑丑同用，如《济生方·卷八》夺命散。《本经》："主逐恶血，瘀血、月闭、破血瘕积聚，无子，利水道。"水蛭专入肝经血分，味咸则入血软坚，苦则泄结，功擅破血逐瘀，能散瘀结，通经脉，治瘀血内结诸症。水蛭最宜生用，甚忌火炙。

在脑出血急性期应用水蛭是周教授经验特色之一。早在 20 世纪 80 年代周教授即致力于研究水蛭治疗脑出血。从中医角度，周教授认为脑出血是因为各种因素导致血不循经，出血性中风之后局部血肿积存于脑内，离经之血即成为瘀血。因此在治疗脑出血的过程中除镇肝熄风、清热化痰、醒脑开窍等治疗外，应破血逐瘀。正所谓瘀血不去，新血不生。《本草经百种录》："盖血既离经，与正气全不相属，投之轻药，则拒而不纳，药过峻，又反能伤未败之血，故治之极难。水蛭最喜食人之血，而性又迟缓善入，迟缓则生血不伤，善入则坚积易破，借其力以攻积久之滞，自有利而无害也。"

现代医学研究证明：水蛭具有促进纤维蛋白溶解作用，促进颅内血肿吸收、改善脑缺氧和微循环障碍等作用，实验结果显示：水蛭能促进毛细血管增生及吞噬细胞功能，应用水蛭后血肿周围脑组织坏死较少，可能与缺血缺氧的改善、脑水肿和脑损伤的减轻、吞噬细胞功能的增强、及时清除坏死物有关。周教授在此理论基础上研制出治疗脑出血的口服药－脑血康口服液。

【病案举例】

患者王某，男，42岁，2007年5月8日初诊。突发右侧肢体无力，言语謇涩1天。伴头痛，嗜睡，恶心，呕吐，舌质淡，苔黄厚，脉缓无力。头颅CT：左侧基底节区脑出血。西医诊断：脑出血。中医诊断：中风－中经络。证属：风痰阻络。治疗法拟：益气养血，化痰通络。方用：大秦艽汤合二陈汤加减。

秦艽10g	生地30g	当归10g	赤芍12g
川芎10g	桑枝30g	川牛膝12g	羌活12g
橘红10g	法半夏10g	茯苓30g	黄芩12g
党参10g	生石膏^{先煎}30g	水蛭3g	生甘草10g

7剂，水煎服。

二诊：患者临床症状消失，行走正常，语言清晰。再服7剂，复查头颅CT：脑出血完全吸收。

二、地龙清热熄风

地龙味咸。性寒。归肝、脾、膀胱经。产于两广者品质最优，为道地药材，称广地龙。

地龙咸寒降泄，性走窜，既能熄风止痉，又善于清热，故适用于壮热所致的狂躁，惊风抽搐，癫痫等症。可单用，或入复方应用。本品性寒能清热，又有通利经络止痛的功效，用于多种原因引致的经络阻滞，血脉不畅，肢节不利之证。如治风湿热痹，关节红肿热痛，可与桑枝、忍冬藤、络石藤、赤芍等清热通络药同用。至于风寒湿痹，关节屈伸不利疼痛者，则当与川乌、草乌、南星、乳香等温经活血止痛药同用，如《太平惠民和剂局方·卷一》小活络丹。治气虚血滞，经络不利所致的中风后遗症，半身不遂，常与黄芪、当归、川芎、红花等同用，如《医林改错·卷下》补阳还五汤。

周教授使用广地龙专治中风病半身不遂之症。本品为环节动物蚯蚓入药，有"钻行"之性，故长于通经活络，用于治疗中风半身不遂、口眼㖞斜、四肢麻木。

【病案举例】

患者芮某，女，67岁。2004年12月3日就诊。右侧肢体活动不利3月，加重6天。

患者于2004年9月无明显诱因出现发作性右侧肢体无力，伴言语不利，10分钟后自行缓解。在地市所属保定医院就诊，诊断为"TIA"，给予抗凝活血化瘀等治疗后出院。6天前再次出现右侧肢体活动不利，且症状持续加重。就诊时症见：右侧肢体无力，精神软弱，语声低微。既往体健。神经系统查体：右侧肢体肌力Ⅳ级，肌张力增高，腱反射活跃，右巴氏征阳性。头颅CT：左侧脑梗死。舌质淡红，苔薄黄，脉象弦滑。西医诊断：脑梗死。中医诊断：中风－中经络。证属：脉络空虚，风邪入中。治疗法拟：养血活血，佐以清热化痰。方用：大秦艽汤加减。

秦艽 10g	生地 12g	当归 12g	川芎 10g
赤芍 12g	桑枝 30g	羌活 12g	牛膝 15g
地龙 12g	白术 10g	胆星 10g	黄芩 10g
杜仲 12g	威灵仙 10g		

二诊：2004年12月10日。语声低好转，仍乏力。舌质淡红，苔薄黄，脉弦滑。上方加西洋参 [另煎兑服] 10g继服。

患者老年女性，气血渐衰，脉络空虚，兼之外感风邪，引动内风，而致半身不遂；乏力，语声低微说明兼有气虚之象；舌淡红苔薄黄为气血亏虚，风邪乘虚而入之象。脉象弦滑为痰热之象，故周教授在用药时除养血活血外，加用化痰通络之药，取到了良好的效果。

三、全蝎熄风止痉，通络止痛

全蝎味辛。性平，有毒。归肝经。全蝎辛性善走窜，有良好的熄风止痉作用，为治肝风抽搐之要药。《本草经疏》："蝎，《本经》味甘辛有毒，然察其用，应是辛多甘少气温。入足厥阴经，诸风掉眩属肝木，风客是经，非辛温走散之性则不能祛风逐邪，兼引诸风药入达病所也，故大人真中风、小儿急惊风皆须用之。"

全蝎用于治疗急慢惊风、中风面瘫、破伤风等症，症见肢体痉挛抽搐，口眼歪斜或面部肌肉抽动。可与僵蚕、白附子等同用，如《杨氏家藏方·卷一》牵正散。本品有良好通络止痛的功效。用治风湿痹痛，关节拘挛，病情较重者，可在祛风通络药中加入全蝎。本品有通络止痛作用，配合天麻、蜈蚣、钩藤、僵蚕等同用，则其效更佳。《本草衍义》："大人小儿通用，惊风尤不可缺。"

（一）全蝎熄风止痉，治疗帕金森病

全蝎为虫类药，有良好的熄风止痉之功，又具较强的搜风通络之效，故为治疗痉挛抽搐之要药。其性平，无寒热之大偏，可随证配伍治疗各种原因之痉挛抽搐。周教授治疗痫证、帕金森病、肌张力异常等时常用。

【病案举例】

患者张某，男，57 岁，2003 年 3 月 4 日就诊。双手抖 20 年，头摇 3 年。

就诊症见：双手抖，头摇，逐年加重，无痰。神经系统查体：静止性震颤，左上肢肌张力高。舌红苔薄黄、边有齿痕，脉弦细。西医诊断：帕金森病。中医诊断：颤振。证属：气血亏虚，肝风内动。治疗法拟：益气养血，熄风定搐。方用：当归补血汤合四物汤合止痉散加减。

生黄芪 30g	全当归 12g	干生地 30g	杭白芍 15g
抚川芎 10g	阿胶^{烊化}10g	条黄芩 10g	全蝎 3g
蜈蚣 3 条	白僵蚕 15g	地龙 12g	生甘草 10g

7 剂，水煎服。

二诊：2003 年 3 月 11 日。手抖略好转，安坦末服，夜眠可，纳差。舌红苔薄黄。上方加炒远志安神定志；明天麻熄风止痉；焦三仙助消化；牡丹皮清虚热。

生黄芪 30g	干生地 30g	杭白芍 15g	全当归 12g
抚川芎 10g	阿胶^{烊化}10g	牡丹皮 10g	条黄芩 12g
地龙 12g	全蝎 3g	蜈蚣 3 条	白僵蚕 15g
炒远志 10g	明天麻 10g	焦三仙 30g	生甘草 10g

7 剂，水煎服。

三诊：2003 年 3 月 18 日。手抖能控制了，纳可。舌红苔黄，脉细滑。去焦

三仙，加引经药粉葛根走阳明经，川羌活走太阳经。

生黄芪 30g	干生地 30g	杭白芍 15g	全当归 12g
抚川芎 10g	阿胶^{烊化}10g	牡丹皮 10g	条黄芩 12g
地龙 12g	全蝎 3g	蜈蚣 3 条	白僵蚕 15g
炒远志 10g	明天麻 10g	生甘草 10g	粉葛根 30g
川羌活 12g			

（二）全蝎熄风通络，治疗三叉神经痛

全蝎具有较强的搜风通络之效，周教授在治疗因风邪闭阻经络导致的痹证疼痛、头痛等病时，常用全蝎祛风通络止痛。

【病案举例】

患者陈某，女，51 岁。2003 年 2 月 25 日就诊。患者 1 月 21 日出现左侧面颊疼痛，在外院就诊，诊断为三叉神经痛，服用卡马西平，疼痛无明显改善。伴失眠，心烦。舌红苔黄，脉弦。西医诊断：三叉神经痛。中医诊断：偏头风。证属：风热上扰。治疗法拟：清热熄风，活血止痛。自拟方见下。

炒荆芥 10g	紫苏叶 10g	条黄芩 10g	夏枯草 10g
抚川芎 10g	蔓荆子 10g	口防风 10g	明天麻 10g
双钩藤 30g	全蝎 3g	生甘草 10g	生石膏^{先煎}30g
黄连 6g	炒远志 10g	石菖蒲 10g	

14 剂，水煎服。

二诊：2003 年 3 月 11 日。疼痛程度有所减轻，发作次数也减少。仍失眠。舌尖红苔薄黄。继守原法治疗。上方去菖蒲、远志，加合欢皮 30g。

炒荆芥 10g	紫苏叶 10g	条黄芩 10g	夏枯草 10g
抚川芎 10g	蔓荆子 10g	口防风 10g	明天麻 10g
双钩藤 30g	全蝎 3g	生甘草 10g	生石膏^{先煎}30g
黄连 6g	合欢皮 30g		

21 剂，水煎服。

三诊：2003 年 4 月 1 日。左侧面部疼痛明显好转，胃部不适，口苦，心烦。舌红苔黄厚，脉弦。上方去石膏、黄连、远志、菖蒲，加蜈蚣、僵蚕增强熄风通络作用；砂仁芳香化湿治纳差；加龙胆草清胆热治口苦；加柴胡、菊花清热疏肝除烦。

炒荆芥 10g	紫苏叶 10g	条黄芩 10g	夏枯草 10g
抚川芎 10g	蔓荆子 10g	口防风 10g	明天麻 10g
双钩藤 30g	全蝎 3g	蜈蚣 3 条	白僵蚕 15g
北柴胡 10g	白菊花 10g	生甘草 10g	龙胆草 10g
砂仁^{后下}5g			

14 剂,水煎服。

四诊:2003 年 4 月 15 日。近日左侧面部疼痛未发作。近日因牙痛拔牙后,面部疼痛亦未发作。舌尖红,苔根黄厚。

炒荆芥 10g	紫苏叶 10g	条黄芩 10g	夏枯草 10g
抚川芎 10g	蔓荆子 10g	口防风 10g	明天麻 10g
双钩藤 30g	辽细辛 3g	全蝎 3g	蜈蚣 3 条
白僵蚕 15g	北柴胡 10g	白菊花 10g	生甘草 10g
生石膏 30g	薄荷 3g		

此方 5 剂,共研细末,炼蜜丸,每丸 10g,3 次/日。

四、蜈蚣熄风止痉,通络止痛

蜈蚣为虫类药物,味辛。性温,有毒。归肝经。其性善走窜,能通达内外,搜风定搐之力甚强,为熄风止痉的要药。正如张锡纯《医学衷中参西录》言:"蜈蚣走窜之力最速,内而脏腑,外而经络,凡气血凝聚之处皆能开之。"熄风止痉与搜风通络之效比全蝎更强。用治急慢惊风,破伤风、中风、癫痫等症,常与全蝎相须为用。蜈蚣有良好的祛风止痛功效,用于风湿痹痛,游走不定,痛势剧烈者,可在防风、独活、威灵仙等祛风通络药中加入本品,对通络镇痛有良好效果。

蜈蚣有毒,周教授言其不可久用,久用伤肾。

【病案举例】

患者何某,男,37 岁。2004 年 12 月 19 日。四肢无力,语言不清 2 年。

患者于 2001 年 4 月行胆囊切除术后出现双下肢无力,当时可行走,动作迟缓,2002 年 4 月开始出现不能行走,下肢时有抖动,2002 年 10 月逐渐出现双上肢无力,呛咳,肌肉萎缩。2004 年 09 月 21 日在博爱医院检查头颅,头颅 CT 检查显示:右额部脑白质内变性病灶。颈椎 MRI:C3-4,4-5,5-6 椎间盘轻度后突，C4－6椎体骨质增生。2004年9月24日在协和医院做肌电图提示：肌萎缩性侧索硬化症。目前症见：四肢无力，言语不清，舌肌萎缩，舌肌震颤，饮水呛咳，二便正常。既往史：2001年胆囊切除术后。肌电图提示：肌萎缩性侧索硬化症。舌淡，苔黄，脉弦细无力。西医诊断：肌萎缩性侧索硬化症。中医诊断：痿证。证属：脾肾亏虚，髓枯筋痿。治疗法拟：健脾化痰，熄风定搐。方用：六君子汤合止痉散加减。

党参15g	麦冬10g	五味子10g	旋覆花^{包煎}10g
柿蒂10g	法半夏10g	橘红10g	胆星10g
炒白术12g	黄精30g	紫河车10g	鹿角胶^{烊化}10g
全蝎3g	蜈蚣2条	炙甘草10g	茯苓30g
全当归12g			

7剂，水煎服。

二诊：2004年12月26日。基本症状有所减轻。舌淡苔黄，脉弦细无力。守原法上方继服。

患者主要表现四肢无力，言语不清，舌肌萎缩，舌肌震颤，舌质淡，舌苔黄，脉象弦细无力。劳役太过，累及本伤，阴精亏损，导致肾中水亏火旺，筋脉失其营养而成痿证；脾主四肢肌肉，脾虚则失于濡养，见肌萎缩。方中加用血肉有情之品补肾，虫类熄风，健脾基础上化痰通络。

五、白僵蚕熄风止痉

白僵蚕味咸、辛。性平归肝、肺经。为昆虫类药物。"虫类搜风"，既能熄风止痉，又能化痰除湿。且本品性平，作用和缓，无论寒热虚实，皆可配伍应用。对发热惊风痉挛挟有痰热者，尤为适宜。治高热抽搐者，可与蝉衣、钩藤、菊花等同用。治惊风挟痰热者，可与全蝎、天麻、胆星等通用，如《寿世保元·卷八》千斤散。治中风口眼歪斜，肌肉抽动，常配伍全蝎、白附子等同用，即《杨氏家藏方·卷一》牵正散。本品辛能发散，有祛风止痛之效。治风热上攻，头痛目赤，迎风泪出者，可与桑叶、木贼、荆芥等同用，如《证治准绳·类方·第七册》白僵蚕散。

周教授在治疗中风、面瘫、面肌痉挛、头痛等因风邪侵袭，或阴虚风动而为病时，多用僵蚕。

（一）僵蚕熄风通络，治疗中风

僵蚕味辛，辛散祛风，既能平熄内风，又能祛散外风。《日华子本草》云："治中风失音，并一切风疾。"中风为病，可因肝肾阴虚，导致的阴虚风动，风邪挟痰瘀阻络而发病。治疗以滋阴熄风通络为法。僵蚕熄风通络，为周教授治疗中风常用药。《本草求真》："僵蚕，祛风散寒，燥湿化痰，温行血脉之品，故书载能入肝兼入肺胃，以治中风失音，头风齿痛，喉痹咽肿，是皆风寒入之，结而为痰。合姜汤调下以吐，假其辛热之力，以除风痰之害耳。"

【病案举例】

患者王某，女，72岁。2008年11月12日就诊。右侧肢体活动不利2年，加重半天。

患者两年前无明显诱因突发右侧肢体活动不能，当时诊断为"脑梗死"，经治疗后遗留右侧肢体活动不利，拄拐可行走。十天前患者晨起出现右下肢无力加重，拄拐不能行走。言语不清。既往史：高血压病30年。神经系统查体：神清，构音不清，定向力、记忆力减退，右侧额纹及鼻唇沟变浅，右侧肢体肌张力增高，右上肢肌力Ⅳ级，握力Ⅰ级，右下肢肌力Ⅳ级，右侧巴氏征（＋），右侧罗索里莫（＋），右侧膝腱反射亢进，右踝阵挛（＋）。颅CT：左侧基底节区脑梗死。舌红，苔薄黄，脉沉细无力。西医诊断：脑梗死。中医诊断：中风－中经络。证属：肝肾阴虚，脉络失和。治疗法拟：滋肾养肝，熄风止痉。方用：一贯煎合四物汤加减。

沙参10g	麦冬10g	枸杞子10g	当归12g
生地30g	桑枝30g	羌活12g	川牛膝15g
广地龙10g	全蝎3g	白僵蚕10g	石菖蒲10g
广郁金10g	人工牛黄^冲1g		

广郁金10g　人工牛黄^{分冲}1g

7剂，水煎服。

二诊：2008年11月19日。右侧肢体肌力较前改善，可扶物行走，言语不清较前改善，时有小便失禁。舌红，苔薄黄，脉沉细无力。证属：肝肾阴虚。治疗宜滋养肝肾，熄风止痉，佐以固涩止遗。上方加桑螵蛸、益智仁益肾止遗。

沙参10g	麦冬10g	枸杞子10g	当归12g
生地30g	桑枝30g	羌活12g	川牛膝15g
广地龙10g	全蝎3g	白僵蚕10g	石菖蒲10g

広郁金 10g   人工牛黄^分冲 1g   桑螵蛸 10g   益智仁 10g

患者年老，肾水枯竭，肾水不足，髓海空虚，肝阳上亢，肝风内动，挟痰上扰，闭阻清窍出现言语不利；闭阻经脉出现肢体无力。故治疗上应从滋补肝肾着手。

（二）僵蚕熄风止痉，治疗面肌痉挛

周教授指出：痉证发病，其病机多见风邪走窜。或因热盛动风，或因阴虚生风，或因外风入中。故治疗必佐以熄风止痉。多以僵蚕配伍全蝎、蜈蚣等熄风通络之品。

【病案举例】

患者尉某，男，34 岁。2004 年 1 月 2 日就诊。左面肌痉挛 3 个月。

患者 3 个月前无明显诱因出现左侧面肌痉挛，时有发作。看电视时间长后发作频繁。伴左耳轰鸣。舌淡，苔薄黄，脉沉细稍数。西医诊断：面肌痉挛。中医诊断为：痉证。证属：血虚生风。治疗法拟：益气养血，熄风止痉。方用：四物汤合止痉散加减。

生黄芪 30g   熟地 30g   当归 12g   白芍 12g

川芎 10g   丹参 30g   黄芩 10g   天麻 10g

钩藤 30g   全蝎 3g   蜈蚣 3 条   白僵蚕 15g

生甘草 10g

14 剂，水煎服。

二诊：2004 年 1 月 16 日。面肌痉挛发作频率降低。舌淡，苔薄白，脉细。上方去黄芩，加生龙齿、菖蒲安神定志。

生黄芪 30g   熟地 30g   当归 12g   白芍 12g

川芎 10g   丹参 30g   天麻 10g   钩藤 30g

全蝎 3g   蜈蚣 3 条   白僵蚕 15g   生甘草 10g

生龙齿^先煎 30g   石菖蒲 10g

第九讲
益气温阳法在治疗神经精神系统疾病中的应用

周教授擅长应用益气温阳法治疗神经系统的疑难病症。益气温阳法广泛地应用于多发性硬化症、视神经脊髓炎、运动神经元病、多系统萎缩、脊髓空洞症、急性脊髓炎恢复期、低钾性周期性麻痹的治疗中，屡见奇效。

一、益气温阳法的常用方药

右归丸是周教授温补肾阳的基础方剂，再加用红人参或党参。基本方剂组成：制附子、肉桂、红人参、鹿茸粉或鹿角胶、熟地、砂仁、当归、山萸肉、菟丝子、枸杞子、五味子。

方中制附子、肉桂辛热入肾，温壮元阳，补命门之火；鹿茸粉或鹿角胶甘咸微温，补肾温阳，益精养血；红人参大补元气；熟地、山萸肉、五味子为甘润滋补之品，可滋阴益肾，填精补髓，与制附子、肉桂、鹿角胶、菟丝子相伍有"阴中求阳"之功；枸杞子滋肾阴，养肝血；当归养血活血，使补而不滞；砂仁芳香化湿行气，以防滋腻。

以下肢无力为主者，加用怀牛膝配杜仲补肝肾，强筋骨；有湿热者，加川萆薢、木瓜清利湿热，通利关节；怕风者，加防风、羌活祛风散寒；畏寒肢冷者，加细辛以温经通络。阳虚滑精，大便溏泻者，加补骨脂、覆盆子温肾固涩；阳痿者，加巴戟天、肉苁蓉、胡桃仁。

二、益气温阳法在应用中的体会

1. 要辨病与辨证相结合

虽然周教授十分重视辨证论治，但在疑难病的治疗中，也经常以辨病为主，并不一味依赖舌脉之象。有病人表现为舌红少苔的阴虚内热之象，但其症状又具有畏寒肢冷等阳虚之象，周教授舍舌脉而从症，使用益气温阳药取得很好的效果，并无不良反应。

周教授认为：肾所藏之精气，是肾阴肾阳共同的物质基础，肾阴或肾阳的任何一方虚损到一定程度，都会引起肾中精气的亏损，继而导致相对的一方也出现虚损，进而形成阴阳两虚。在阳虚的基础上导致阴虚，称之为阳损及阴，其关键仍在于阳虚，无阳则阴无以生，故临床仍应补阳为主。此与《理虚元鉴》之"阳虚之久者阴亦虚，终是阳虚为本"理论正为合拍。

2. 不可一味补阳，注意阴中求阳

从肾的特点来看，"肾为坎象，一阳寄于二阴之间"。又云："五脏皆一，肾独有二，真阴、真阳皆藏于中"。因此单纯地使用附子、肉桂补阳是不行的，必须配伍养阴药。一来肾阳要受肾阴的制约，否则阳不易充且易虚阳外越，而相火妄动，还会引起咽干、咽痛、目赤；二则过用温燥还会灼伤阴液。正如《景岳全书》所言："善补阳者，必于阴中求阳，则阳得阴助而生化无穷。"周教授方中常用五味子、牡丹皮，既有补益之功，又可酸甘敛阴正为此意。

3. 补气亦要行气

周教授强调，补气的时候要配伍行气、理气药。单纯补气会造成气机壅滞，可加重脾气虚损。故其常加用砂仁、陈皮、川芎等行气之品。

4. 注意气血双补

气血同出于脾胃，"气为血帅，血为气母"。故在益气温阳的同时，常配伍养血之剂，如当归或四物汤等。

三、益气温阳法在神经系统疾病中的应用

1. 多发性硬化症

多发性硬化症（MS）是一种主要累及中枢神经系统白质并导致多部位髓鞘脱失的自身免疫性疾病，具有易缓解复发和致残率高的特点。临床表现为瘫痪、麻木、痛性痉挛、失语、视力障碍、共济失调、精神症状或智能障碍等。根据临床表现的不同，相当于中医的不同病证，涉及"痿证"、"喑痱"、"眩晕"、"骨繇"、"虚痨"、"麻木"等。

周教授常将益气温阳法应用于治疗 MS 缓解期，临床主要表现为运动功能障碍者。肢体痿软无力者诊断为"痿证"；因皮质脊髓束损害导致痉挛性瘫痪者诊断为"痉证"；因共济失调导致走路不稳者诊断为"骨繇"。

多发性硬化症常可见脱髓鞘表现，可有免疫功能异常，发病可与感染有关。因此，周教授认为此病多为本虚证；尤其在缓解期，患者久病，更是以虚证为主，其感受风寒容易复发的特点也说明存在气虚、阳虚的病因病机；具体到脏腑辨证，则为脾气虚、肾阳虚。

对于多发性硬化症，周教授指出其"痿证"按病位来分多为"肾痿"。因此，在应用益气温阳基础方时，更加用仙茅、仙灵脾、菟丝子、锁阳等温肾壮阳之品。针对其感染后易复发的特点，合用玉屏风散益气固表，增强抵抗力。

对于痉挛性瘫痪者，在益气温阳基础上，加用养血柔筋之品，如白芍、阿胶等。若抽搐明显，可加用全蝎、蜈蚣、僵蚕等虫类药及天麻以熄风止痉。

走路不稳者，多为阴阳两虚，阴虚风动之证，在益气温阳基础上，可加用益肾滋阴潜阳药，如龟板胶、醋鳖甲；再加用天麻、钩藤平肝熄风药以对症治疗。

2. 视神经脊髓炎

视神经脊髓炎（NMO）是视神经和脊髓同时或相继受累的急性或亚急性脱髓鞘病变，特征性临床表现是急性横贯性或播散性脊髓炎以及双侧同时或相继发生的视神经炎。对于因脊髓损害导致的运动障碍，中医属"痿证"，其治疗与多发性硬化症相同。

在中医学上因视神经损伤导致的视力障碍者，属"青盲"范畴。

周教授认为视神经脊髓炎导致的"青盲"，有外感和内伤多重因素。患者或先天禀赋不足，或后天失养，素体气血不足，又外感六淫之邪，邪毒侵袭脉道，直接损害目窍、目系，清窍蒙蔽而盲。因此在治疗时应标本同治，急性期治疗应以滋补肝肾，清热明目为主；病久出现视神经萎缩，治疗应以益气温阳，养血明目为主；在基础方上合用四物汤以养血活血，再配合枸杞子、菊花、沙菀子、石斛、青葙子等养肝明目之品。

3. 运动神经元病

运动神经元病（MND）是一组病因未明，选择性侵犯上下运动神经元的慢性进行性变性疾病，病变可影响脊髓前角细胞、脑桥和延髓运动神经核、皮质锥体细胞以及皮质脊髓束或皮质延髓束。临床特点为下运动神经元损害引起的肌萎缩、肌无力和上运动神经元（锥体束）损害的体征。根据其肢体痿弱不用的特点，中医将其归属于"痿证"范畴。有部分学者根据其语言、吞咽障碍及肉跳、痉挛性瘫痪等特点将其归于"喑痱"、"痉证"。

周教授认为，根据其肢体无力伴有肌肉萎缩的特点，应属于"肉痿"的范畴。脾主肉，为后天之本，主水谷精微的运化。脾气亏虚，则运化失司，肌肉筋脉失去濡养，日久成痿。《素问·痿论》即有"治痿独取阳明"之说。因此，治疗虽然亦法拟益气温阳，但却要侧重于益气健脾，在基础方上合用四君子汤，或者加用黄芪、炒白术、山药、大枣等药。

针对肉跳（筋惕肉瞤）和痉挛性瘫痪的临床表现，亦可加用养血柔筋之品，如白芍、阿胶等，严重者可加用全蝎、蜈蚣、僵蚕等虫类药及天麻以熄风定搐；对延髓麻痹造成吞咽障碍、构音障碍者，可配合生脉饮以补心气、养心阴；饮水呛咳者可加旋覆花、炙杷叶以降逆和胃止呕。

4. 多系统萎缩

多系统萎缩（MSA）是一种缓慢起病的神经系统变性疾病，即神经系统多个部位相继进行性萎缩。根据受累部位的先后及临床表现主次的不同，可分为橄榄脑桥小脑萎缩、纹状体黑质变性、原发性直立性低血压三种疾病实体。根据临床表现的不同，相当于中医的不同病证。包括"喑痱"、"厥证"、"颤证"、"眩晕"、"阳痿"、"遗尿"等。

周教授用益气温阳法治疗原发性直立性低血压导致的"厥证"效果显著。周教授认为，原发性直立性低血压导致的"厥证"多见于老年男性，多为虚证。或有阴血不足，气随血衰，阳随阴消，神明无主，发为厥证者；有元气素虚，体位骤变之下，中气不足，清阳不升，血不上达，精明失养，发为厥证者；或因肾精亏耗，髓海失养，发为厥证者。总之，厥之虚证，与脾肾关系密切，阴、阳、气、血的亏虚是其内在因素。故治疗总以健脾益气、温肾壮阳为大法。对阴血不足在先者，可合用生脉饮及四物汤益气养阴、养血活血；元气亏虚者，合用四君子汤益气健脾，加用大量炙黄芪以升阳举陷；肾精不足者，可与左归丸合用，以增强填精益髓的作用。

5. 脊髓空洞症

脊髓空洞症（SM）是一种发生于中枢神经系统的多因素的慢性进行性脊髓变性疾病，主要累及颈髓，也可向上至延髓或向下至胸髓甚至腰髓。临床常表现为一侧双侧节段型分离性感觉障碍，肌肉萎缩及植物神经异常等。根据临床症状多将其归属"痿证"、"痹证"、"风痱"范畴。

周教授指出，脊髓空洞症导致的"痿证"属"骨痿"，为髓海不充之症。

"肾藏精，在体为骨，主骨生髓。"此病髓海不充，其故可因父母精血虚衰，以致胎元失养，髓海失充发育异常。认为肾虚是此病的基本病机。肾虚而脾失温煦，脾气不足，健运失司，水谷精微不能输布，肌肉筋脉失去濡养而见肌肉萎缩无力；肾虚而肺失温养，肺气虚，宣降无力，肌腠失养出现肌肤麻木不仁、二便失司。病位责之肺、脾、肾三脏。故治疗以益气温阳为法，健脾益气、补肾填髓。且多用一些血肉有形之品如：紫河车、鹿胎膏、牛骨髓等。对于肌肤不仁或疼痛者，配合四物汤以活血养血、通络止痛；二便失禁者，加用宣肺固涩之品，如麻黄、桑螵蛸、覆盆子、葫芦巴、乌药；因植物神经失调导致汗多者，可配合生黄芪、浮小麦以益气固表止汗；对延髓空洞症导致舌肌萎缩、吞咽障碍、构音障碍者，可配合生脉饮以补心气、养心阴。

6. 脊髓炎恢复期

急性脊髓炎（acute myelitis）是指急性发展的脊髓非特异性、横断性炎症性损害。发病早期有脊髓休克现象，2~3周后开始恢复。在恢复期多见痉挛性截瘫，尿失禁等症状，中医多属"痉证"、"痿证"范畴。

周教授专用益气温阳法治疗尿失禁，效果显著。周教授认为，因中枢神经损伤导致的尿失禁应属"失溲"、"失溺"。其病因责之肺气亏虚、肾阳不固。肾主水，与膀胱相表里，其气下通于阴，肾虚不能温化固摄而尿失禁；肺主气，肺虚不能化气，治节失司，则膀胱失约。故治疗以补肺气、温肾阳为法。在基础方上，加用黄芪补肺气；加炙麻黄宣肃肺气；加桑螵蛸、乌药、益智仁、葫芦巴、生牡蛎温阳固涩。

7. 低钾性周期性麻痹

低钾性周期性麻痹是因低血钾导致的，以反复发作的骨骼肌松弛性瘫痪为特征的一组疾病。多属中医"痿证"范畴。虽经补钾可缓解，但病因不明的低钾性周期性麻痹常无法控制其再次发作。

周教授在临床实践中发现，使用益气温阳法可以减少患者发病。从诱发因素分析，认为其劳累后易发病者，存在素体亏虚；酗酒、饱食后发病者，为素体脾气不足；受寒后易发者，为素体阳气不足；惊吓后易发者，为肾气不足。总之，本病多属素体脾肾不足、阳气亏虚。

以益气温阳为治疗大法，益气健脾可增强水谷之运化，增强机体抗疲劳的能力；温补肾阳有增强抵抗风寒外邪的作用。

四、制附子的具体应用

附子温经散寒，除湿止痛

附子味辛。性热有毒。归心、胃、脾经。附子辛热温通，能温经散寒，除湿止痛，善于治疗寒湿侵入经络，周身骨节疼痛之痹证。张元素云："附子以白术为佐，乃除湿之圣药。"《伤寒论·辨太阳病脉证并治》甘草附子汤，治疗风湿相搏骨节疼痛，不可屈伸。《名医别录》："脚痛冷弱，腰脊风寒，心腹冷痛，霍乱转筋，下痢赤白，坚筋骨，强阴，又坠胎为百药长。"

（一）附子温阳通络，治疗痿证

在神经系统疾病中，运动神经元病、多发性硬化、脊髓病变等难治性疾病多造成患者肌肉痿软无力，在中医均属于"痿证"范畴。

痿证是以肢体痿软不能随意运动为主要症状的一种疾病。古代医籍多有论述，《素问·痿论》篇提到的病因病机有"有所失亡，所求不得……发为痿躄。"不论内伤情志、外感湿热、劳倦色欲都能损伤内脏精气，导致筋脉失养，产生痿证。宋代《三因极一病证方论·五痿叙论》明确指出：人身五体内属五脏，若"随情妄用，喜怒不节，劳佚兼并，致内脏精血虚耗，荣卫失度……使皮毛、筋骨、肌肉痿弱无力以运动，故致痿躄"，直接点明"痿躄证属内脏气不足之所为也"的病机特点。

后世在对痿证的治疗方面，多倾向于从热论治，认为痿证以内热为本，分为肺热、湿热、阴虚内热，治疗以清热为主，兼以益气养阴。

周教授根据多年治疗神经系统疑难病症的经验，认为"痿证"多为虚证，以肾阳虚多见。虽然许多患者表现出口干，舌红少苔、苔黄或黄腻，脉数等热象，但其临床表现也不乏下肢怕冷，尿频，阳痿等症状，患者常表现为上热下寒。深究其因，应为肾阳虚衰，不能温煦肾阴，阴津无以疏布全身，一则导致虚火内盛；二则导致湿浊内停，郁久化热。筋脉失去精血的濡养，则渐成痿证。故周教授认为治疗痿证应以温煦肾阳为主，佐以清虚热，化湿浊。此理论在临床实践中也多次得到证明。某患者从舌苔脉象上看为典型的阴虚内热证，但通过养阴清热治疗均未收到明显效果。周教授凭借丰富的临床经验和深邃的理论功底大胆改用益气温阳法，使用大辛大热纯阳之品温肾壮阳。结果是，不但没有出现燥热伤阴的情况，反而因阳气的温煦推动而阴液渐生，热邪渐消。

附子为纯阳之品，是周教授温补肾阳方剂的主药。在附子的用量上，周教授认为附子有毒，无论用量大小，均应严格炮制，并先行煎煮。用 10 克时，先煎10 分钟即可，用量越大，煎煮时间应越长。

【病案举例】

1. 多发性硬化

患者郜某，男，58 岁。2006 年 4 月 17 日就诊。双下肢无力反复发作 4 年，加重 20 天。

患者 2002 年无明显诱因出现发热，恶心，呕吐，双下肢无力，在煤炭医院及协和医院感染科住院治疗，未明确诊断，症状逐渐加重，伴精神症状，自汗，尿频，无尿痛，大便 3 日一行。2006 年 5 月在 301 医院行腰穿示：蛋白增高。眼底检查见视神经乳头水肿，头颅核磁提示脱髓壳改变。经甲强龙 1kg 冲击治疗，症状明显改善。后症状反复发作，均以甲强龙治疗后好转。2006 年 3 月症状再次加重，仍以甲强龙治疗，至今仍服用泼尼松 45mg qd。近 20 天双下肢无力加重，怕冷，左下肢不自主抽动，行走困难，小便频数，有时小便失禁，便秘，纳食差。既往史：高血压病 10 年。急性广泛前壁心梗 2 年，行支架置入术。舌质淡红，苔薄黄，脉弦细，尺脉弱。神经系统检查：左桡反射较右侧活跃，踝阵挛（+），左下肢肌力Ⅲ级，右下肢肌力Ⅳ级，双病理征（+）。西医诊断：多发性硬化。中医诊断：痿证。证属：肝肾亏虚，经脉失养。治疗法拟：温肾强筋壮骨，养血柔肝，熄风止痉。方用：右归丸合止痉散加减。

生晒参^{另煎兑服}10g	鹿茸片 2g	熟地 30g	杜仲 12g
怀牛膝 15g	川草薢 10g	补骨脂 12g	川断 12g
茯苓 30g	当归 12g	白芍 15g	阿胶^{烊化}10g
天麻 10g	全蝎 3g	蜈蚣 3 条	僵蚕 15g
制附子^{先煎10分钟}10g	桂枝 10g	炙甘草 10g	

7 剂，水煎服。

2. 运动神经元病

患者胡某，男性，57 岁。2009 年 9 月 4 日初诊。腰部酸困 15 个月，进行性双下肢无力 8 个月。

患者于 2008 年 5 月无明显诱因出现腰部酸困，曾有肌肉跳动，自觉经蒙药治疗后症状好转。于外院诊断为"腰椎间盘膨出"，行中药及理疗后症状略好转。2009年1月开始出现双下肢无力，外院诊断为"肌萎缩侧索硬化"。予改善循环、营养神经等治疗，病情仍无缓解。4月11日外院就诊为"多灶性运动神经病"，对症治疗后效果不明显。现见：腰部酸困、双下肢无力，不能行走，怕冷，下肢肌肉萎缩，食欲可，眠安，二便调。既往体健。舌质淡红，苔薄黄。脉沉。

患者年老体弱，后天之本失养，肾阳不足，不能温煦脾阳，脾肾阳虚，阳气虚衰不能鼓舞气血充养筋脉，筋脉失荣，大筋软短、小筋弛长故双下肢无力，并见肌肉萎缩。脉沉为虚证之象，双下肢怕冷为阳虚之象。西医诊断：运动神经元病。中医诊断：痿证。证属：脾肾阳虚。治疗法拟：温补脾肾，益肾荣筋。方用：右归丸加减。

制附子^{先煎半小时}10g	嫩桂枝10g	干生地30g	淮山药12g
云茯神30g	生杜仲12g	怀牛膝15g	川续断12g
仙灵脾10g	全当归15g	阿胶珠^{烊化}10g	全蝎3g
炙甘草10g	紫河车10g	焦三仙30g	红人参6g
鹿角胶^{烊化}12g			

7剂，水煎服，日1剂。

二诊：患者于2009年9月11日复诊，服药后双下肢无力有所好转，怕冷明显好转，仍腰部酸困，肌肉萎缩同前，时有头晕、腹胀，二便调。仍采用右归丸加减。上方中去云茯神、仙灵脾、阿胶珠、焦三仙，加用砂仁5g、川萆薢10g、炒白术12g，日1剂，连服1周。

三诊：患者于2009年9月18日三诊，自觉双下肢无力较前有所好转，腹胀、头晕明显好转，怕冷感消失。肌肉萎缩无变化。舌脉如前。上方中去熟地、砂仁、炒白术，加用茯神30g、补骨脂12g、锁阳12g、黄精30g，日1剂，连服1周。

（二）附子助阳，治疗阳虚水肿

周教授治疗脾肾阳虚，水气内停导致的全身浮肿，方中用附子温阳化气行水。

人体的水液代谢虽与多个脏腑的功能正常与否有关，但其中尤其与脾、肾的关系最为密切。水之所制在脾，所主在肾。《素问·逆调论》谓："肾者水脏，主津液。"《素问·水热穴论》云："肾者，胃之关也，关门不利，故聚水而从其类也。上下溢于皮肤，故为胕肿。胕肿者，聚水而生病也。"肾阳是人身阳气之根，能温煦各脏腑组织器官。脾阳根于肾阳，现肾阳虚衰，则脾阳亦不足。脾主运化水湿，脾阳虚不能运化，则水液停聚而为诸患，水湿溢于肌肤，故见肢体浮肿而沉重。附子乃纯阳燥烈之品，归心、肾、脾经，其性善走，长于补命门真火，峻补元阳，逐在里之寒邪，"益火之源，以消阴翳"。正如《本草求真》所云："附子大辛大热，纯阳有毒，其性走而不守，通行十二经，无所不至。为补先天命门真火第一要剂。凡一切沉寒痼冷之症，用此无不奏效。"

再配伍白术、茯苓等健脾益气药，以及泽泻、车前子、猪苓等利水渗湿药，往往几付药后，周身水肿明显消退，疗效显著。

【病案举例】

患者郝某，女，76 岁。2002 年 12 月 31 日就诊。双下肢疼痛 1 个月。

患者于 2002 年 12 月初无明显诱因出现腰痛，向大腿后侧及小腿外侧窜疼，左下肢尤明显，活动时加重，休息时减轻，伴双下肢水肿。既往史：高血压病 2 年，血压最高 190/150 mmHg，用牛黄降压丸 1 丸，日一次。血压控制在 150/90 mmHg 左右。舌质暗，苔黄，脉弦数。Bp：125/70mmHg。

患者老年女性，正气亏虚，不能抵抗外邪，以致风寒湿邪乘虚侵袭人体，入住经络，留在关节，使气血闭阻而为痹证；气血闭阻经络则疼痛；脾主四肢，肾阳不足则气化不利故而水肿；舌暗，苔黄，脉弦数属湿热之象。西医诊断：①坐骨神经痛。②高血压病。中医诊断：痹证。证属：风寒湿痹。治疗法拟：健脾温阳，利湿消肿。方用：苓桂术甘汤合五皮饮加减。

茯苓 30g	桂枝 10g	陈皮 10g	抽葫芦 30g
炒白术 12g	牛膝 15g	大腹皮 30g	生黄芪 30g
车前子^{包煎}10g	苍术 15g	制附子^{先煎10分钟}10g	炙甘草 10g

车前子^{包煎}10g 苍术 15g 制附子^{先煎10分钟}10g 炙甘草 10g

7 剂，水煎服。

二诊：2003 年 1 月 7 日。下肢水肿减轻。余症同前。舌质暗，苔黄，脉弦数。上方加桑枝、益母草、苏子、蝉蜕，继服。

茯苓 30g	桂枝 10g	陈皮 10g	抽葫芦 30g
炒白术 12g	牛膝 15g	大腹皮 30g	生黄芪 30g
车前子^{包煎}10g	苍术 15g	制附子^{先煎10分钟}10g	炙甘草 10g
桑枝 30g	苏子 10g	益母草 30g	蝉蜕 10g

（三）附子温肾助阳，治疗遗溺

周教授认为，尿失禁的病因在于肾气亏虚，不能固摄，膀胱气化失司，不能约束水液。正如《素问·宣明五气》篇云："膀胱不利为癃，不约为遗溺。"故用温肾助阳，化气行水之法，可以治疗急性脊髓炎等疾病导致的尿失禁。常配伍益智仁、乌药增加温肾作用，配桑螵蛸固涩止遗。

【病案举例】

患者李某，男，42岁。2006年4月25日。双下肢瘫痪，尿失禁1年余。

患者于2005年3月23日出现双下肢截瘫，尿失禁，大便困难。在当地医院诊断为：急性脊髓炎。用激素治疗后明显好转，症状基本康复。目前激素已停2个月。目前症见：双下肢无力，以左下肢为重，能行走，行走时间稍长后双下肢抽动，坐久后麻木，仍尿失禁，大便困难，阳痿。舌质正常，苔薄白，脉沉细稍数。西医诊断：脊髓炎后遗症期。中医诊断：痿证。证属：脾肾阳虚，筋脉失养。治疗法拟：温阳通络。方用：右归丸加减。

生晒参 另煎兑服 10g	鹿茸2g	制附子 先煎10分钟 10g	桂枝10g
生杜仲12g	川牛膝15g	川续断12g	天麻10g
全蝎3g	白僵蚕12g	地龙12g	桑螵蛸15g
益智仁12g	生大黄10g	藏红花5g	全当归12g
白芍12g	炙甘草10g	山药12g	茯苓30g

30剂，水煎服。

二诊：2006年6月6日。下肢无力明显好转，抽搐减少，仍尿失禁，大便困难，阳痿。舌淡，苔薄白，脉沉细。上方去山药、茯苓，加葫芦巴、韭菜子温阳利水。

生晒参 另煎兑服 10g	鹿茸2g	制附子 先煎10分钟 10g	桂枝10g
生杜仲12g	川牛膝15g	川续断12g	天麻10g
全蝎3g	白僵蚕12g	地龙12g	桑螵蛸15g
益智仁12g	生大黄10g	藏红花5g	全当归12g
白芍12g	炙甘草10g	葫芦巴10g	韭菜子10g

（四）附子益气温阳，治疗晕厥

在神经系统常见病中，因直立性低血压导致晕厥发作的病变有原发性直立性低血压和多系统变性。

原发性直立性低血压是一种原发性变性疾病，因植物神经系统功能失调，导致直立位时血压降低而脑供血不足。若合并有其他系统的变性，则称之为多系统变性。临床表现为眩晕、晕厥、视物模糊、全身乏力、大小便障碍、出汗减少、阳痿、构音障碍、可有肌僵直、震颤、联合运动障碍及精神异常等症。

此病在中医学属于"眩晕"、"厥证"、"虚劳"等范畴。《灵枢·海论》曰："髓海不足，则脑转耳鸣，胫酸眩冒，目无所见，懈怠安卧。"其病性为虚，病在脑、心、脾、肝、肾。多因先天禀赋不足，后天失养或思虑过度所致。病初见气机升降不利，继而阴阳气血衰微。

周教授认为从临床表现上分析，此病主要病机为脾气不足、心脾两虚、脾肾阳虚、肝肾阴虚。其证候演变从早期到晚期可分为以下几期：

1. 脾气亏虚

早期可仅表现为长时间站立后头晕，说明其病在脾。因劳倦太过，脾胃损伤，或久病体虚，中气不足，清阳不升，脑海失养，久站或起立时无以上供为用，故起立时眩晕、视物昏花，四肢无力、食少便溏。

2. 气血两虚

随着病情的发展，脾虚日久，健运失司，水谷精微无以疏布运化，生化无源而致气血两虚。气虚则清阳不展，血虚则脑失所养。脾气虚则见少气懒言、神疲乏力；心血虚则见心悸怔忡。

3. 脾肾阳虚

脾气虚损若进一步发展，耗伤脾阳，脾阳失去推动作用，日久伤及肾阳，形成脾肾阳虚之证。脾阳不振，则纳呆、腹胀、便溏、倦怠、少气懒言、身冷恶寒；肾阳亏损，髓海失照，故眩晕、耳鸣，腰膝酸软、小便不利、性欲减退、阳痿。《素问·厥论》曰："阳气衰于下，则为寒厥"，此阶段最显著的特征就是出现晕厥。

4. 肝肾阴虚

阳气虚损，无阳则阴无以生，久之则阴液生化不足，阳损及阴，肾阳虚日久累及肾阴，导致肾阴不足。阴虚生内热，则五心烦热，烦躁不安；阴虚无以制阳，肝阳上亢，肝风内动，则见肌僵直、震颤、运动障碍。

从上述分期可见，此病的病机演变经过了从气虚到气血虚，到阳虚，到阴阳两虚的过程。而在出现脾肾阳虚证候时，病人的病情有明显的进展，往往开始出现晕厥。因此临床中以脾肾阳虚证和肝肾阴虚证为主。

周教授认为益气健脾、温补肾阳是治疗本病的基本方法。即使是晚期以阴阳两虚或阴虚内热为证候的病人，应用益气温阳法也有很好的效果。其机制在于：此病的病机演变过程中存在阴阳互损的关系，其肾阴不足是肾阳虚的结果。由于肾所藏之精气，是肾阴肾阳共同的物质基础，而肾阴、肾阳是全身阴阳的根本。当全身任何脏腑的阴或阳虚损到相当程度时，必然会损及它的根本——肾阴或肾阳。肾阴或肾阳的任何一方虚损到一定程度，亦都会引起它们共同的物质基础——肾中精气的亏损，继而导致相对的一方也出现虚损，结果形成阴阳两虚。在阳虚的基础上导致阴虚，称之为阳损及阴。阳损及阴是本病变发展过程中的一个重要环节。阳损及阴的主要关键，仍在于阳虚。正如《理虚元鉴》所说："阳虚之久者阴亦虚，终是阳虚为本。"故虽然是阴阳两虚，治疗似乎应采用阴阳双补的方法，但在应用时，应注意分清其先后主次，阳损及阴，导致以阳虚为主的阴阳两虚证，治当"阴中求阳"，"无阳则阴无以生"。诚如《景岳全书·卷之五十·新方八略引·补略》所言："善补阳者，必于阴中求阳，则阳得阴助而生化无穷；善补阴者，必于阳中求阴，则阴得阳升而泉源不竭。"

根据上述理论，周教授在治疗原发性直立性低血压时，多以益气温阳作为基本方法。其处方主要成分为：制附子、红人参、鹿茸、锁阳、肉苁蓉、熟地、巴戟天、补骨脂、杜仲、肉桂、黄精等。其中，附子辛热纯阳，归心、肾、脾经。入肾经而助阳补火，又入脾经而温中暖脾，益气温阳之力强，为治疗晕厥的主药。

【病案举例】

患者成某，男，76岁。2003年10月29日就诊。主因"头晕4年"入院。

患者于4年前时感头晕，多于站立时出现，伴有视物昏花，四肢无力等证，当时未予重视。此后症状逐渐加重，头晕，时常心神不宁。3年前出现发作性晕厥，行走偏斜，时常摔倒，动做笨拙，并有尿急、尿失禁、阳痿等症状。在北医三院诊为"多系统变性"。近2年来出现肌僵直，运动减少，双手及下颌震颤。入院检查：立位 Bp：75/40mmHg，卧位 Bp：165/105mmHg。神清，慌张步态，面具脸，构音障碍，颅（-），双手及下颌震颤，四肢肌力Ⅴ级，双侧上下肢肌张力呈齿轮样增高，双侧上下肢腱反射对称活跃，病理征未引出，共济运动欠稳准。西医诊断：多系统变性。中医诊断：眩晕。证属：脾肾阳虚。治疗法拟：益气温阳。

患者主要临床表现为头晕、晕厥时作、视物模糊、耳鸣、五心烦热、口干、小便失禁、便溏、阳痿、震颤，舌红无苔中有裂纹，脉细数。从其视物模糊、耳鸣、五心烦热、口干的症状和舌苔脉象来看，应证属阴虚内热。故开始予以一贯煎等滋阴之品，但服药后无明显效果。站立仍晕厥，立位血压无改善，舌脉如前。周教授查看病人后认为：此患者虽然从舌苔脉象及某些症状上看为阴虚内热之证，但实际从病史分析，其病程经过了从气虚到气血虚，到阳虚，到阴阳两虚的过程。目前的阴虚证候是阳损及阴的结果。实际上患者在病情后期已是阴阳俱虚——小便失禁、便溏、阳痿是脾肾阳虚的表现；耳鸣、五心烦热是肾阴虚的表现。故一味滋补肾阴效果不好，应"阳中求阴"，用益气温阳法，通过温煦肾阳化气行水，以达到阴阳双补的功效。拟方如下：

制附子^{先煎半小时}10g　红人参^{另煎兑服}10g　鹿茸^{另煎兑服}2g　锁阳12g

肉苁蓉12g　　酒熟地30g　　炒杜仲12g　　补骨脂10g

黄精30g　　　巴戟天12g　　韭菜子10g　　葫芦巴10g

炙甘草10g

10剂，水煎服。

二诊：2003年11月8日。服药10剂后，患者立位血压从服药前的Bp：75/40mmHg升至Bp 100/80mmHg，卧位血压变化不大，仍保持在Bp：165/105mmHg左右。10天来晕厥未犯，但诉口干、燥热，仍便溏、倦怠。

周教授将处方做如下调整：

（1）上方去肉苁蓉、补骨脂、巴戟天、韭菜子。

（2）患者目前仍便溏、倦怠，故增加健脾益气的作用，加怀山药12g、云茯苓30g、炒白术12g。

周教授指出：此病因脾气亏虚引起，此后又发展为脾阳虚，再到脾肾阳虚，再到阴阳两虚。脾与肾的关系是后天与先天的关系。脾运化水谷精微，化生气血，为后天之本；肾藏精，源于先天，主生殖繁衍，为先天之本。先天与后天又相互资生，脾的运化，必须借助肾阳的温煦蒸化，始能健运；肾中精气，又赖脾运化的水谷精微补充，才能不断充足。故《医门棒喝》说："脾胃之能生化者，实由肾中之阳气之鼓舞；而元阳以固密为贵，其所以能固密者，又赖脾胃生化阴精以涵育耳。"这充分说明了先天温养后天，后天补养先天的相互关系。

在病理方面，脾肾病变常相互影响，互为因果。若脾气虚弱，运化不健，导致肾精不足，表现为腹胀、便溏、消瘦、腰酸、耳鸣等病症。若肾阳不足，不能温煦脾阳，或脾阳久虚，损及肾阳，形成脾肾阳虚证，表现为腹部冷痛、下利清谷、腰膝酸冷、五更泄泻等病症。因此，在补肾的同时应佐以补脾，补后天以充先天。正如龚居中在《红炉点雪·卷三》中所说："山药者，则补脾之要品，以脾气实则能运化水谷之精微，输转肾脏而充精气，故有补土益水之功也。"

（3）辨病与辨证相结合，加炙麻黄6g，现代医学研究表明麻黄具有升血压的作用。

（4）加怀牛膝12g补肾强筋壮骨。

制附子^{先煎半小时}10g	红人参^{另煎兑服}10g	鹿茸^{另煎兑服}2g	锁阳12g
酒熟地30g	炒杜仲12g	黄精30g	葫芦巴10g
炙甘草10g	怀山药12g	云茯苓30g	炒白术12g
炙麻黄6g	怀牛膝12g		

10剂，水煎服。

三诊：继服10剂后，患者舌苔出现薄白苔，起立时无晕厥发生，立位血压达到Bp：120/80mmHg。

【病案举例】

患者李某，男，42岁，2004年11月26日初诊。阵发性头晕5年，加重伴行走不稳7个月。

患者自1999年5月开始无明显诱因自觉头晕，视物模糊，继而时有晕厥发作。在外院就诊，查卧位血压160/100mmHg，立位血压90/60mmHg，经对症治疗后症状有所缓解。此后每从卧位到立位均可诱发头晕，严重时晕厥。2001年开始出现口干，无汗，尿频，小便失禁，阳痿，便秘。2004年3月出现走路不稳，双手抖动，说话费力，饮水呛咳，写字越写越小，到宣武医院就诊，诊断为多系统萎缩。刻下症：坐立位时头晕，严重时晕厥，尿频，尿失禁，阳痿，行走不稳，手抖。查体：卧位血压140/100mmHg，立位血压80/60mmHg。舌质暗红，苔薄黄少津，脉沉细。西医诊断：多系统萎缩。中医诊断：眩晕。证属：肾阳亏虚，肝血不足。治法：温补肾阳，佐以养血。方药：右归饮加减。

制附子^{先煎半小时}10g	肉桂6g	熟地30g	山药12g
茯苓30g	鹿角胶^{烊化}10g	肉苁蓉12g	韭菜子10g
阳起石12g	杜仲12g	党参30g	桑螵蛸15g
巴戟天12g	炙麻黄10g	炙甘草10g	

患者服上方21剂，症状均有缓解。卧位血压130/90mmHg，立位血压100/

五、益气温阳法在精神系统疾病中的应用

抑郁症是一种由生理、心理、社会等多种因素共同作用而导致的疾病，是以情绪低落、思维迟缓和生理活动能力降低为特征的心境障碍，常伴有焦虑、躯体不适感和睡眠障碍。该病具有发病率高、复发率高、自杀率高等特点逐渐引起了人们的关注。它不仅给患者的生活能力和劳动生产率带来严重损害，而且还会给患者带来沉重的经济负担。随着社会不断发展，社会竞争压力日渐增加，抑郁症的发病率呈现逐年上升的趋势。

抑郁症的核心症状主要包括①情绪低落；②兴趣缺乏；③乐趣丧失。患者常表现为心情不好，高兴不起来，对适合事物不管好坏都缺乏兴趣，无法从生活、家庭、工作中体验到乐趣。

从病因病机来看，郁证的病名首见于《医学正传》，书中认为此病主要由情志不舒、气机郁滞所致。《丹溪心法·六郁》认为情绪不畅，气机郁滞，气血失和是导致各种情志内伤疾病的重要原因。张景岳在《景乐全书》中将情志之郁概括为"一曰怒郁，二曰思郁，三曰忧郁。"三郁之病变有虚实之异，治疗亦有扶正与祛邪之别。近代医家认为抑郁症有心脾两虚、湿浊中阻、肝气郁结、心神不宁、心肾两亏、气滞络瘀、心肝气郁、痰浊阻滞、热扰心神和脾肾两虚等诸多证候。其病位在心肝，涉及五脏。大多数医家认为病机以肝气郁结为主，实多虚少。实为气郁、痰湿、火热、瘀血，虚为气阴不足、血虚，少见阳虚。

周教授以为，从抑郁症的临床特点来分析，其主要症状表现为患者的心境低落，退缩。具体表现有压抑，倦怠，乏力，少言懒语等。这与焦虑患者明显不同，焦虑患者多表现为心神不宁，坐卧不安。由此可见，抑郁多静，焦虑多动，从阴阳来看，抑郁应属阴证，焦虑多属阳证。因此，抑郁症的患者应存在气虚甚至阳虚的病机。

其发病之初可能有因情志失和导致的肝郁气滞。若肝气横逆，侵犯脾胃，造成脾气亏虚，则可表现为气虚之象。脾气虚，则倦怠，乏力，胸闷，喜太息，少动喜静，纳差；心气虚，心神失守，则失眠；胆气虚，则胆小，畏缩。这都是抑郁状态的表现。若肝郁化火，热扰心神或化火生痰，则患者出现心烦，急躁，易怒，心神不安等症状，则多属焦虑状态。

周教授指出，在典型的、单纯的抑郁状态下，病人的证候应以气虚为主，治疗应以益气升阳为主，以疏肝解郁、清热化痰、养血活血等方法为辅。在临床实践中，也的确得到了证实。

【病案举例】

患者李某，男，58岁。2011年3月21日诊。情绪低落10年，加重3个月。

患者从10余年前开始出现情绪低落，有时亦会有焦虑不安，曾在北医六院就诊，诊断为"双相情感障碍"。间断服用西药，症状可有缓解，每因副作用而停药。症状时发时止。近3月症状再次发作，主要表现为情绪低落，懒言少语，整天不说一句话。觉得生活没意思，有厌世思想。时常回忆年轻当兵时的事情，委屈流泪，有强迫思维。整日呆坐不动，茶饭不思。困倦多寐。诊其舌脉，舌淡苔白，舌体胖大，脉细尺弱。进一步询问，有腰膝酸软，下肢发凉的情况。西医诊断：双相情感障碍。中医诊断：郁证。治疗法拟：益气升阳，佐以温补脾肾。方用：补中益气汤加减。

炙黄芪 30g	党参 12g	炒白术 10g	茯苓 30g
炙甘草 10g	柴胡 6g	制香附 10g	升麻 10g
熟地 30g	当归 12g	陈皮 10g	菟丝子 10g
女贞子 10g	桂枝 10g	五味子 10g	制附子^{先煎10分钟} 10g
合欢花 30g	制首乌 30g	百合 10g	黄精 30g

二诊：此方前后服用21剂后，患者和老伴一同复诊，患者精神十分兴奋，处于欣快状态，自述抑郁症状全部消失，现在浑身充满活力，有使不完的劲，要开始新的人生，有许多的人生计划要去实现。患者老伴则诉其过度欣快，一天到晚说不停，到处去，整天不睡觉。诊其舌脉，舌淡红，苔薄黄，脉弦细。考虑患者为补益略过，热扰心神，"心有热则喜"，故而欣快。则调整方剂。

炙黄芪 30g	太子参 12g	炒白术 10g	茯苓 30g
柴胡 6g	制香附 10g	生地 30g	当归 12g
麦冬 10g	五味子 10g	莲子心 6g	炒栀子 10g
炒远志 10g	炒枣仁 30g	淡竹叶 10g	炙甘草 10g
黄连 6g	桂枝 6g	生龙齿^{先煎} 30g	珍珠母^{先煎} 30g

服用14剂后，欣快消失，精神状态恢复正常。

第十讲
方剂应用心得

第一节　温胆汤在治疗神经精神科疾病的临床应用

温胆汤
（《三因极一病证方论》卷九）

[组成] 半夏、竹茹、枳实、陈皮、甘草、茯苓、生姜、大枣。

[功用] 理气化痰，清胆和胃。

[主治] 胆胃不和，痰热内扰证。心烦不寐，触事易惊，或夜多异梦，眩悸呕恶，或癫痫。

温胆汤之名，首见于北周·姚僧垣《集验方》。该书已轶，但其部分内容为《外台秘要》所收载。温胆汤收载于《外台秘要》卷十七"病后不得眠"条下，书曰："《集验》温胆汤，疗大病后虚烦不得眠，此胆寒故也，宜服此汤方。"其组成为生姜四两，半夏二两（洗），橘皮三两，竹茹二两，枳实二枚（炙），甘草一两（炙）。方中重用生姜，且有半夏、陈皮温性之助，故其方以"温胆"为主。

传至《三因方·卷十》，将《集验方》中的君药生姜减至五片，而竹茹用量不变，这样全方的功效就由原来的温胆变成了清胆，并且方中还加用茯苓以渗湿化痰。这样，虽然仍名为温胆汤，但治则已由原来的温胆和胃、理气化痰变为清胆和胃、理气化痰，主要病机也从胆气虚寒转变为胆郁痰阻。后世医家所用的温胆汤多为经《三因方》演变后的温胆汤，名为温胆，实则清胆。

温胆汤主治胆胃不和，痰热内扰之证。方中以半夏为君，其性辛温，长于燥湿化痰，降逆和胃。以竹茹为臣，可清化热痰，除烦止呕。该药甘而微寒，归肺、胃、胆经，故《本草思辨录》谓："黄芩为少阳脏热之药，竹茹为少阳腑热之药，古方疗胆热多用竹茹，而后人无知其为胆药者。"二药相合，既化其痰浊，又清其胆热，令胆气清肃，胃气顺降，则胆胃得和，呕烦自止。

治痰当理气，气顺则痰消，故佐以枳实，苦辛微寒，取其破气消痰，使痰随气下，以通痞塞之功。陈皮辛苦而温，燥湿化痰，既可助半夏法痰，又可健脾，尚能增枳实行气之功。痰之所成，邪之本在湿，脏之本在脾。故以茯苓健脾渗湿，以杜生痰之源，且有宁心安神之效。以上均为佐药。使以甘草，益脾和中，协调诸药。煎加生姜，既可助君臣祛痰止呕，又可解半夏之毒；大枣之用，一者与甘草、茯苓为伍，健脾补土以治湿，二者与生姜相配，调和脾胃，使中州健运。诸药相合，化痰而不过燥，清热而不过寒，使痰热得化，胆热得清，胃气和降，共奏理气化痰，清胆和胃之效。

胆为清净之腑，喜宁谧，恶烦扰；喜柔和，恶抑郁。倘若寒热有偏，或七情所伤，损及少阳冲和之气，令胆郁气滞，则疏泄失职，影响脾胃运化，脾为生痰之源，痰湿由生；若病后或饮食劳倦等亦致脾胃失运，疏泄悖常，气机不畅，水湿停聚为痰为饮。痰浊内阻，致土壅木郁，少阳失其生发之令，故令胆热，而成胆胃不和之证。痰热上扰神明，则心烦不寐或夜多异梦；胆受其病，失于决断，则触事易惊；痰浊上蒙清窍，则作头眩，甚者发为癫痫；痰湿内阻，胃气上逆，发为呕恶。

本方所治痰热之证为湿痰而有化热之象，以心烦不寐，眩悸呕恶，舌苔白腻微黄，脉弦滑或略数为证治要点。

周教授将温胆汤的应用拓展到一个广泛的领域，其经常应用于治疗急性脑血管病、痴呆、眩晕、头痛、癫痫及抑郁、焦虑、失眠等疾病。周教授认为本方的运用关键是要抓住主证，再要辨清兼证，贵在加减灵活运用。而在神经系统疾病当中，如中风、癫痫、脏燥、郁证、眩晕、失眠等究其病因大多为"痰"作祟，故在临床治疗中，只要为痰热证，均可使用而获佳效。

同时，在应用过程中温胆汤又演化出许多类方，其中包括黄芩温胆汤、黄连温胆汤、黄芩黄连温胆汤、柴胡黄连温胆汤、柴胡竹叶温胆汤、柴胡黄芩温胆汤、柴胡当归温胆汤、柴胡人参温胆汤。这些类方的出现使温胆汤的应用更加富有针对性，也更加灵活。

一、温胆汤治疗中风

现代人多食肥甘厚味，损伤脾胃而致痰湿内蕴，痰邪郁久化热，火性上炎，夹痰上扰，闭阻经络而致半身不遂；痰热上扰清空，闭阻清窍则见舌强言謇或不语等症。由于现在人们生活条件越来越好，平素多饮酒并常食肥甘厚味，这些均为生痰之品。因此，在脑血管病急性期的病人中，痰热阻络的证型也越来越多。温胆汤成为脑血管病急性期治疗的常用方剂之一。其应用主要在以下几个方面。

1. 半身不遂

温胆汤用于治疗中风病痰热阻络证。其以半身不遂为主症，可伴有言语謇涩等症。舌红苔黄腻或黄厚，脉弦滑。治疗法拟清热化痰，活血通络。常用温胆汤合四物汤加减。

热盛者可加用条黄芩、炒栀子、生石膏等清热药；可加引经药：桑枝走四肢，川牛膝走下肢，川羌活走上肢；急躁易怒者加炒栀子以清热除烦；兼阳明腑实证者加大黄通腑泻热；若舌紫暗，为有瘀之象，说明证属痰瘀阻络，可加活血化瘀药桃仁、红花、丹参等以增加以活血通络的作用。

【病案举例】

患者孙某，男，73 岁。2008 年 11 月 5 日初诊。左侧肢体活动不利 1 天。

患者下午休息时突感左侧肢体活动不利，伴左口角歪斜。后肢体活动不利逐渐加重，立即来我院就诊。由门诊以"脑梗死"收入院。入院症见：左侧肢体活动不利，无麻木，无头痛、头晕。查体：左侧鼻唇沟浅，伸舌左偏，左侧上下肢肌力Ⅳ级，双侧肌张力对称适中，腱反射对称存在，病理征未引出。既往冠心病 10 年，糖尿病 15 年，平素嗜烟酒。舌质暗淡，苔黄微腻，脉弱。

周教授认为患者年老体弱，脾肾亏虚，脾主运化，运化失司，水饮内停而生痰，痰饮闭阻经络，故见半身不遂；脾在窍为口，其华在唇，脾气亏虚，气血不足，口唇失于濡养，故见口角歪斜，舌暗淡，苔黄为痰瘀之象，脉弱为气血不足之象。西医诊断：脑梗死。中医诊断：中风–中经络。证属：痰瘀互阻。治疗法拟：清热化痰，活血通络。方用：温胆汤合四物汤加减。

法夏 10g	橘红 10g	茯神 30g	枳实 10g
竹茹 12g	胆星 10g	桑枝 30g	川牛膝 15g
羌活 12g	丹参 30g	生地 30g	川芎 10g
当归 12g	白芍 20g	黄芩 12g	黄连 6g
炙甘草 10g			

二诊：2008 年 11 月 12 日。左侧肢体活动不利有所好转。有时口干。舌质暗

淡，苔薄黄，脉弱。在原方基础上加用了麦冬 12g，生石膏 30g。采用了标本兼治，先以清热化痰活血通络治疗后，加用麦冬、生石膏加强清肺胃之热。

2. 失语

痰邪挟风上扰，闭阻清空，蒙蔽清窍。可以不语或言语謇涩为主症，可伴有有形之痰也可为无形之痰。舌红或舌尖红，苔黄腻或黄厚，脉弦滑。治疗法拟清热化痰，开窍通络。常用黄连温胆汤合解语丹加减。

"舌为心之苗"，痰火扰心而致不语或言语謇涩，可用黄连以清心热；肝热者加黄芩；也可用人工牛黄清热开窍。

【病案举例】

患者路某，女，53 岁。2004 年 6 月 26 日就诊。言语不利 11 天。

患者于 2004 年 6 月 15 日晨起时出现言语不利，口角歪斜，无肢体麻木无力，无头晕，无头痛，无饮水呛咳。在清河医院经头颅 CT 检查，诊断为脑梗死，给予对症处理，症状无明显改变。入院症见：言语不利，口角歪斜，无肢体麻木无力，无头晕头痛，无饮水呛咳，右侧面肌痉挛。查体：言语欠利，右侧鼻唇沟变浅，伸舌居中，四肢肌力 V 级，双侧肌张力对称适中，腱反射对称存在，病理征未引出。舌质暗红，苔黄厚，脉象沉细。既往脑梗死病史 6 年，经治疗无后遗症。高血压病史 10 年，未系统治疗。患右面肌痉挛 2 年。

患者年老体胖，素体亏虚。脾气不足，水谷精微运化无力，聚而成痰。痰邪郁久化热，痰热上扰，蒙蔽清窍，故言语不利；热极生风，风阳上扰，故面肌痉挛；舌苔黄厚脉沉细为痰热之象。西医诊断：脑梗死。中医诊断：中风－中经络。证属：痰热阻络。治疗法拟：清热化痰，熄风解语。方用：温胆汤合解语丹加减。

黄连6g	牛黄^{分冲}1g	法半夏10g	橘红10g
茯苓30g	胆星10g	石菖蒲10g	郁金10g
当归12g	白芍12g	天麻10g	白附子10g
全蝎3g	僵蚕12g	远志10g	生甘草10g
黄芩10g			

二诊：2004 年 7 月 3 日。患者言语不流利，大便干，舌暗红，苔黄厚，脉沉细。守上方加桃仁10g，青礞石^{先煎}20g，杏仁10g。继服。

二、温胆汤治疗眩晕

周教授对于证属肝风内动，痰饮上逆所致的眩晕时也常选用温胆汤治疗。如《丹溪心法·头眩》说："头眩，痰挟气虚并火，治痰为主，挟补气药及降火药。无痰则不作眩，痰因火动，又有湿痰者，有火痰者。"

本证临床症见：头晕，头重如裹，有或无视物旋转，耳鸣耳聋，口苦纳呆，恶心呕吐，腹胀纳呆，卧不能立，睁眼或翻身转侧眩晕、呕恶更甚，舌微红，苔厚腻，脉弦滑。

今人嗜酒肥甘，损伤脾胃，健运失司，导致水谷精微不能运化，聚而成痰，痰湿中阻，则清阳不升，浊阴不降，发为眩晕。痰邪蕴久化热，尤以中焦痰热明显。治宜理气化痰、降逆平肝，兼以健脾和中。常用黄芩温胆汤治疗。可加桑叶、白芍、钩藤、生牡蛎等以平肝清热，或加白蔻仁、砂仁等以芳香和胃；舌暗有瘀象者加川芎；恶心者用姜半夏；颈强者加葛根。

【病案举例】

患者夏某，女，73 岁。2004 年 5 月 14 日初诊。头晕 1 个月。

患者头晕头痛 1 个月，伴有急躁，心烦，左半身麻木，血压正常，头颅 CT 正常，观其舌象为舌红舌苔黄腻，中医诊断：眩晕。证属：肝胆湿热。治疗法拟：清肝胆湿热，清热化痰，活血通络。方用：温胆汤加黄连、黄芩及人工牛黄。

黄芩 10g	黄连 6g	人工牛黄^{冲服}2g	半夏 10g
橘红 10g	白附子 10g	茯苓 30g	胆南星 10g
淡竹茹 10g	当归 12g	秦艽 10g	牛膝 12g
丹参 12g	石菖蒲 10g	郁金 10g	白术 10g
菊花 10g	甘草 10g		

7 剂，水煎服。

二诊：2004 年 5 月 21 日。头晕、头痛、急躁、心烦均明显好转。针对患者乏力，原方加用益气养血之药，炙黄芪 30g、生地 30g，再次复诊时，诸症已基本缓解。

三、温胆汤治疗癫痫

周教授擅用温胆汤治疗癫痫，证属胆热痰火扰乱神明者。症状表现为：急躁易怒，头晕目眩，心烦失眠，口苦纳呆，肢体困倦等。发作时则突然昏仆，不省人事，抽搐，口吐涎沫，牙关紧闭，或口中尖叫，少刻即醒，舌质红，苔腻，脉弦滑。

周教授认为，癫痫之症究其病因大多为"痰"作祟，故治疗注重清热化痰、镇痉熄风安神，使用本方时应加钩藤、白僵蚕、全蝎、胆南星等药以镇痉熄风，并加重化痰之力，可加白芍、桑叶、生牡蛎等药以平肝清热。失眠者还应再加酸枣仁、远志、夜交藤等药以安神。经现代医学诊断的癫痫性眩晕、癫痫性头痛等一些病虽无典型的癫痫性发作症状，但通过脑电图明显确诊的，只要辨证符合，亦可用本方加减治疗。

【病案举例】

患者田某，男，16岁。2003年6月23日初诊。患者于2003年6月7日开始发作癫痫，基本上每周发作1次，脑电图及头颅CT均未发现异常，患者早晨自觉有痰，注意力不集中，酷爱吃肉，舌质正常，苔薄白脉滑数。西医诊断：原发性癫痫。中医诊断：痫证。证属：痰浊蒙蔽清窍。治疗法拟：化痰熄风，醒脑开窍。方用：温胆汤加减，

半夏10g	橘红10g	茯苓15g	炙甘草10g
全当归12g	炒枳实10g	皂角刺6g	郁金10g
枯矾3g	川贝母6g	明天麻10g	全蝎3g
蜈蚣3条	白僵蚕12g	炒远志10g	生龙齿^{先煎}30g
益智仁10g			

二诊：2003年8月15日再次就诊时，有近1个月未再发病，自觉痰明显减少，原方加黄连10g，黄芩10g，继续服用。

三诊：2003年12月5日就诊时已两个月未再发作，加用菖蒲以醒脑开窍，病情稳定后将中药配制成丸药继续服用。

四、温胆汤治疗郁证

郁证患者可因七情所伤，肝气郁结，气郁日久可以化火；肝郁及脾，脾失健运，蕴湿生痰，痰湿亦可化热。总之，此证型属肝郁化火生痰，痰火互结为其特点。

临床表现为：心烦急躁，焦虑不安，心境低落，委屈欲哭，多愁善感，精神

恍惚，胸闷喜叹息，自言自语，少寐多梦易惊，两胁胀满，纳呆口苦，肢倦乏力，舌红，苔黄腻，脉弦滑或细。治宜清热化痰、疏肝理气。方用：温胆汤加减。

使用本方时应合柴胡、香附、石菖蒲、郁金、远志等疏达肝郁、开窍安神药物，或再加胆南星等药以加重化痰之力。

兼有心火亢盛者，症见兴奋多语、口苦，舌尖红，苔腻或不腻，方用柴胡黄连温胆汤以疏肝解郁、清心化痰。用黄连可清心降火。

兼有湿热盛者，症见头重如裹、胸闷痰多、恶食嗳气、吞酸恶心，苔黄腻，脉滑数，方用柴胡竹叶温胆汤。用竹叶可清热除烦利尿。

兼有肝火盛者，症见头痛目赤、两胁胀痛、急躁易怒、坐卧不安，舌红苔黄，脉弦数，方用柴胡黄芩温胆汤。用黄芩可清肝热。

兼血虚者，症见心悸善虑、少寐健忘、面色不华、头晕神疲、手足麻木，舌淡，脉细滑，方用柴胡当归温胆汤。用当归可补血活血。

兼气虚者，症见倦怠便溏、少气懒言，舌体胖大边有齿痕，脉细滑，方用柴胡人参温胆汤。用人参以大补元气。

兼有心肾不交者，可合用交泰丸，若苔黄腻有湿热之象则少用肉桂多用黄连。

合并焦虑者（脏躁）可合用甘麦大枣汤清热除烦，养心安神；伴胸闷者加瓜蒌宽胸化痰，或用沉香降气化痰；伴心烦不寐者加合欢皮安神解郁；伴恐惧者加琥珀粉、生龙齿、紫石英安神定志；伴失眠者加远志化痰安神；痰多者加礞石清化顽痰。

【病案举例】

患者方某，女，73 岁。2004 年 2 月 27 日初诊。

患者于两年前开始出现情志不畅，精神抑郁，并有急躁焦虑，对生活没有兴趣，失眠，懒散，总想躺着，症状时好时坏，反复发作，有时大便困难，观其舌象舌质红、苔黄厚，脉滑数。西医诊断：神经症。中医诊断：郁证。证属：痰火扰心。治疗法拟：清热化痰，解郁除烦。方用：柴胡竹叶黄芩温胆汤。

柴胡 10g	竹叶 10g	黄芩 10g	半夏 10g
陈皮 10g	茯苓 30g	胆南星 10g	礞石^先煎15g
竹茹 10g	炒枳实 10g	合欢皮 20g	灯心草 3g

郁金10g   香附10g

水煎服，每日1剂，日服2次。

周教授认为患者舌红苔黄，热象明显，故在温胆汤基础上加用了竹叶及黄芩；因患者存在肝郁气滞表现，故加用了柴胡、香附、郁金；又因患者急躁焦虑，故加用灯心草以清心除烦；并加用了礞石坠痰下气。

二诊：2004年3月5日，再次就诊时患者症状明显改善，急躁焦虑、抑郁情绪明显好转，舌苔黄厚转为舌苔薄黄，上方加琥珀粉^{冲服}1.5g，继续服用。

三诊：2004年3月26日，诸症完全消失。

第二节　治疗神经系统疾病的常用方剂

一、治疗中风的常用方剂

（一）中风－中经络

1. 大秦艽汤（《素问病机气宜保命集》）

[**组成**] 秦艽、当归尾、羌活、防风、白芷、熟地、茯苓、生石膏、川芎、白芍、独活、生地、黄芩、白术、细辛、甘草。

[**功用**] 疏风清热，养血活血。

[**主治**] 本方是治风邪初中经络之常用方。

中风有真中与类中之别，有中经络与中脏腑之异。本方所治乃风邪入中经络所致。

历代医家对于中风的论述较多，唐宋以前主要以"外风"学术为主，多以"内虚邪中"立论，治疗上多采用扶助正气，疏风祛邪的方药。唐宋以后，突出以"内风"立论，如李东垣提出"正气自虚""形盛气衰"的论点；朱丹溪主张"痰湿生热"；刘河间认为中风乃"肾水不足"、"心火暴甚"所致。

周教授取古代医家之精华，采自己多年之经验，提出中风的发生乃"外风引动内风"之理论，为脉络空虚风邪入中，闭阻经脉。周教授认为，中风多因正气不足，营血虚弱，脉络空虚，风邪乘虚入中，气血痹阻，经络不畅，加之"血弱不能养筋"，故口眼㖞斜、手足不能运动、舌强不能言语；风邪外袭，邪正相争，故或见恶寒发热、脉浮等。

周教授擅用大秦艽汤治疗中风之中经络证，以养血活血，祛风通络。方中重用秦艽祛风通络，为君药。更以羌活、独活、防风、白芷、细辛等辛散之品，祛风散邪，加强君药祛风之力，并为臣药。语言与手足运动障碍，除经络痹阻外，与血虚不能养筋相关，且风药多燥，易伤阴血，故伍以熟地、当归、白芍、川芎养血活血，使血足而筋自荣，络通则风易散，寓有"治风先治血，血行风自灭"之意，并能制诸风药之温燥；脾为气血生化之源，故配白术、茯苓、甘草益气健脾，以化生气血；生地、石膏、黄芩清热，是为风邪郁而化热者设，以上共为方中佐药。甘草调和诸药，兼使药之用。本方用药，以祛风散邪为主，配伍补血、活血、益气、清热之晶，疏养结合，邪正兼顾，共奏疏风清热，养血通络之效。

周教授在应用本方时注重加减变化，一般不用独活、白芷、细辛等过于辛散之品，以防造成风热郁阻。常加桑枝通四肢脉络；当出现头晕头痛、面红目赤等肝火旺者加夏枯草、山栀、灵磁石等清肝潜阳；出现手足拘急加白僵蚕、全蝎、蜈蚣等熄风止痉；言语謇涩加九节菖蒲、广郁金化痰开窍；气虚重者加党参；大便秘结加大黄通腑；若无内热，可去黄芩、石膏等清热之晶，专以疏风养血通络为治。

【病案举例】

患者石某，男性，53 岁，2008 年 11 月 12 日初诊。因右侧肢体活动不利 8 天就诊。

患者右侧肢体活动不利，舌强语謇，稍有吞咽困难，夜眠欠安，心烦急躁，五心烦热，二便调。舌红，苔薄黄，脉沉细。

周教授认为，患者平素性情急躁，加之年老肾阴不足，水不涵木，肝阳上亢，故头晕；肝肾不足，先天之本失养，气血不足，化源不足，筋络失养，故肢体活动不利；风热内炽，热扰心神，故心烦、失眠，舌红，苔薄黄，脉沉细为肝肾不足，风热内扰之象。周教授认为其属于气血亏虚，风热阻络之症候。西医诊断：脑梗死。中医诊断：中风 - 中经络。证属：脉络空虚，风邪入中。治疗法拟：养血活血，清热通络。方用：大秦艽汤加减。

秦艽 10g	当归尾 12g	赤白芍^各12g	生地 30g
川芎 10g	桑枝 30g	羌活 12g	川牛膝 15g
黄芩 12g	生石膏^{先煎}30g	广地龙 12g	防风 10g
天麻 10g	竹茹 10g	威灵仙 10g	茯神 30g

二诊：于 2008 年 11 月 19 日复诊，患者气血亏虚较前有所改善，肢体活动好转，但风热内扰之象仍存，热扰心神，故心烦、失眠，睡眠不实，脾气急躁。上方加灯心草 3g，柏子仁 10g 继服。

患者属虚实夹杂之证，其中虚证为气血虚弱，实证为风热内炽。肢体麻木、失眠、心烦、舌红、苔薄黄、脉沉细为四诊摘要，据此辨为气血亏虚、风热内炽之证。治以养血活血，清热通络。故选用大秦艽汤，该方为治疗气血不足，风邪入中证的经典方剂，针对虚实夹杂的中风症。复诊患者肢体症状明显好转，但心神失养仍较明显，故在原方基础之上在加用灯心草 3g、柏子仁 10g 用以养心除烦。

2. 镇肝熄风汤 （《医学衷中参西录》）

[组成] 怀牛膝、生赭石、生龙骨、生牡蛎、生龟板、生杭芍、玄参、天冬、川楝子、生麦芽、茵陈、甘草。

[功用] 镇肝熄风，滋阴潜阳。

[主治] 本方治疗类中风，症见头目眩晕，目胀耳鸣，脑部热痛，面色如醉，心中烦热，或时常噫气，或肢体渐觉不利，口眼渐形㖞斜；甚或眩晕颠仆，昏不知人，移时始醒，或醒后不能复原，脉弦长有力。具有镇肝熄风，滋阴潜阳之功。

周教授临床上善用此方治疗中风、头晕之症。

周教授认为本方所治之症其病机为肝肾阴虚，肝阳化风所致。肝为风木之脏，体阴而用阳，肝肾阴虚，肝阳偏亢，阳亢化风，风阳上扰，故见头目眩晕、头痛、目胀耳鸣、脑部热痛、面红如醉；肾水不能上济心火，心肝火盛，则心中烦热；肝阳偏亢，气血随之逆乱，遂致卒中。轻则风中经络，肢体渐觉不利，口眼渐形㖞斜；重则风中脏腑，眩晕颠仆，不知人事等，即《素问·调经论》所谓"血之与气，并走于上，则为大厥，厥则暴死。气复反则生，不反则死。"

周教授认为本证以肝肾阴虚为本，肝阳上亢，气血逆乱为标，但以标实为主。治以镇肝熄风为主，佐以滋养肝肾。方中怀牛膝归肝肾经，入血分，性善下行，故重用以引血下行，并有补益肝肾之效为君。代赭石之质重沉降，镇肝降逆，合牛膝以引气血下行，急治其标；龙骨、牡蛎、龟板、白芍益阴潜阳，镇肝熄风，共为臣药。玄参、天冬下走肾经，滋阴清热，合龟板、白芍滋水以涵木，滋阴以柔肝；肝为刚脏，性喜条达而恶抑郁，过用重镇之晶，势必影响其条达之性，故又以茵陈、川楝子、生麦芽清泄肝热，疏肝理气，以遂其性，以上俱为佐药。甘草调和诸药，合生麦芽能和胃安中，以防金石、介类药物碍胃为使。全方重用潜镇诸药，配伍滋阴、疏肝之品，共成标本兼治，而以治标为主的良方。

周教授常用本方治疗脑梗死、脑出血、高血压、血管神经性头痛等属于肝肾阴虚，肝风内动者，周教授在应用此方时注重加减，如失眠较重加五味子、炒枣仁养心安神；颈项发紧或痛者加葛根、羌活解肌散风；恶心呕吐加竹茹、生姜止呕；亦可加生牡蛎、灵磁石重镇潜阳。心中烦热甚者，加石膏、栀子以清热除烦；痰多者，加胆南星、竹茹以清热化痰；尺脉重按虚者，加熟地黄、山茱萸以补肝肾；中风后遗有半身不遂、口眼㖞斜等不能复原者，可加桃仁、红花、丹参、地龙等活血通络。

【病案举例】

患者李某，男性，69岁。2008年10月29日初诊。头晕伴行走不稳7天，发作性视物不清2天。

患者近一周来出现头晕，行走不稳，无视物旋转，无头痛，无恶心呕吐，无耳鸣，无复视及黑矇，至海淀医院就诊（具体用药不详），经治疗后症状无明显改善，近2日出现发作性视物不清，持续约数十秒后可自行缓解，现为进一步诊治来我院就诊。现症：发作性头晕，行走不稳，发作性视物不清，舌暗红，苔薄黄，脉细。西医诊断：脑梗死。中医诊断：中风-中经络。证属：肝肾阴虚，肝阳上亢。治疗法拟：滋阴平肝潜阳，佐以清热。方用：镇肝熄风汤加减。

川牛膝12g	醋龟板^{先煎}30g	赤芍12g	牡丹皮12g
青蒿15g	白菊12g	当归12g	天冬12g
川芎10g	枸杞12g	石斛10g	太子参12g
黄芩10g	生龙牡^{先煎各}30g		

二诊：2008年11月5日。服上方7剂后头晕有所缓解。继续予上方治疗。

3. 一贯煎（《续名医类案》）

[组成] 北沙参、麦冬、当归、生地黄、枸杞子、川楝子。

[功用] 滋补肝肾。

[主治] 本方治疗肝肾阴虚，肝气郁滞之证，症见胸脘胁痛，吞酸吐苦，咽干口燥，舌红少津，脉细弱或虚弦。具有滋阴疏肝之功。

肝藏血，主疏泄，体阴而用阳，喜条达而恶抑郁。肝肾阴血亏虚，肝体失养，则疏泄失常，肝气郁滞，进而横逆犯胃，故胸脘胁痛、吞酸吐苦；阴虚津液不能上承，故咽干口燥、舌红少津；阴血亏虚，血脉不充，故脉细弱或虚弦。肝肾阴血亏虚而肝气不舒，治宜滋阴养血、柔肝舒郁。

方中重用生地黄滋阴养血、补益肝肾为君，内寓滋水涵木之意。当归、枸杞养血滋阴柔肝；北沙参、麦冬滋养肺胃，养阴生津，意在佐金平木，扶土制木，四药共为臣药。佐以少量川楝子，疏肝泄热，理气止痛，复其条达之性。该药性虽苦寒，但与大量甘寒滋阴养血药相配伍，则无苦燥伤阴之弊。诸药合用，使肝体得养，肝气得舒，则诸症可解。

周教授常用此方治疗脑血管病（中风）、多发性硬化、运动神经元病，以及抑郁、焦虑等，证见肝肾阴虚表现，而无肝阳上亢者。

周教授在应用此方时，常病症结合。中风病在此方基础上加用活血化瘀通络之品，如偏瘫加用丹参、牛膝、地龙；郁证加用疏肝解郁除烦之品，如香附、郁金、枳壳、栀子等。

【病案举例】

患者刘某，男，75 岁。2008 年 11 月 5 日就诊。左侧肢体活动不利，言语不清 1 个月余。

患者于 2008 年 10 月 2 日下午 6 时许在骑自行车时突发左侧肢体活动不利，站立时向左侧倾倒，伴有头晕，自述视物轻微摇晃感，无黑矇，无意识障碍，无恶心呕吐，未予重视。后患者自觉左侧肢体活动不利加重，并言语不清较前加重，遂至我院就诊。入院症见：左侧肢体活动不利，站立时向左侧倾倒，行走不稳，言语欠清，纳眠尚可。既往：高血压病史 3 年，糖尿病病史 10 年。查体：左侧上下肢肌力Ⅳ级，指力Ⅱ级，左侧肢体肌张力较右侧增高，左侧肢体膝腱反射较右侧活跃，左侧病理征（＋）。舌红，苔黄褐、少津，脉左脉细数，右脉细滑数。头颅 MRI 示：延髓及脑桥右份梗死，脑内多发缺血灶。

患者平素性情急躁，肝失条达，加之患者年老体衰，肝肾不足，肝肾阴虚，阴不敛阳，则致肝阳暴张，上冲犯脑，瘀结脑脉，故见肢体活动不利；肝失疏泄，致脾失健运，脾在窍为口，其华在唇，口唇失于濡养，故见言语不清，脾失运化，水液内停积聚成痰，可见痰液壅盛。舌质红，少津，脉细数，为阴虚之象，脉滑为挟痰之象。

西医诊断：脑梗死。中医诊断：中风－中经络。证属：肝肾阴虚挟痰。治疗法拟：滋阴活血，化痰通络，醒脑开窍。方用：一贯煎合四物汤加减。

沙参 10g	麦冬 12g	枸杞子 10g	当归 12g
生地 30g	竹茹 10g	赤白芍^各12g	地龙 10g
胆星 10g	川牛膝 15g	羌活 12g	菖蒲 10g
郁金 10g	人工牛黄^{分冲}1g	桑枝 30g	

二诊：2008 年 11 月 12 日。患者诉大便干。舌暗红，苔黄燥，脉细。肾阴不足，水不涵木，肠道失于濡润，故大便干。舌质暗红，脉细数，为阴虚之象。上方加生石膏 30g、火麻仁 15g。

中风病病因多因本虚标实，即上实下虚。该患者初诊时四诊主症为：偏瘫、言语謇涩、痰多、舌红苔黄少津液、脉弦细。认为其阴虚证候明显，故病因病机辨为肝肾阴虚之证。在治疗时以辨证与辨病相结合，故在滋养肝肾的基础之上加用活血化瘀及化痰药物。复诊时患者大便干、舌苔黄燥，与中风病后期津液亏虚有关，属该病后期证候变化，故加用润肠通便药物并加大养阴药物用量。

4. 补阳还五汤（《医林改错》）

[组成] 生黄芪、当归尾、赤芍、地龙、川芎、红花、桃仁。

[功效] 补气活血通络。

[主治] 中风。半身不遂，口眼歪斜，言语謇涩，口角流涎，气短乏力，语声低微，舌体胖大，舌质暗淡或紫暗，苔白，脉弦或细。

本方专治气虚血瘀所致半身不遂。一属中气不足则邪气中之，二属肝血瘀滞经络不畅，气虚血瘀发为半身不遂。治宜补气活血为法。方中重用黄芪大补脾胃之元气，使气旺血行，瘀去络通为君；血瘀属肝，除风先活血，故配伍当归尾，活血兼能养血，因而有化瘀而不伤血之妙；川芎、桃仁、赤芍、红花入肝，助当归尾活血祛瘀，疏肝祛风；加入地龙活血而通经络。共成补气活血通络之剂。大量补气药与少量活血药相配，气旺则血行，活血而又不伤正，共奏补气活血通络之功。

本方是体现王清任所创气虚血瘀理论的代表方剂。常用于中风后的治疗。以半身不遂，口眼歪斜，苔白脉缓或脉细无力为证治要点。

周教授多用于治疗脑梗死后遗症，以及其他原因引起的偏瘫、截瘫，或上肢或下肢痿软属气虚血瘀者。

【病案举例】

患者刘某，女，85 岁。2008 年 10 月 29 日就诊。右侧肢体活动不利 8 年余，加重 6 天。

患者 8 年前患脑梗死，遗留右侧肢体活动不利，言语缓慢，拄拐能行走。10 月 23 日右侧肢体活动不利加重，如厕时摔倒。就诊时症见：右侧肢体无力，右肩疼痛，言语不利，尿频尿急。既往史：高血压 10 年，糖尿病 2 年，冠心病 8 年，慢性支气管炎、肺气肿、肺心病 10 余年。查体：口唇紫暗，右上肢肌力 IV⁻ 级，右下肢肌力 IV 级，双侧巴氏征（+）。舌紫暗，苔薄白，脉数。

患者年老久病，气虚血行不利致血瘀，瘀血阻络致肢体活动不利；老年肾虚，开合失司见尿频尿急。西医诊断：脑梗死。中医诊断为：中风－中经络。证属：气虚血瘀，兼肾虚不固。治疗法拟：益气活血，温阳通络，固肾止遗。方用：补阳还五汤合黄芪桂枝五物汤加减。

炙黄芪 30g	嫩桂枝 10g	全当归 12g	京赤芍 12g
川芎 10g	草红花 10g	地龙 12g	乌蛇肉 10g
川羌活 12g	片姜黄 12g	川牛膝 15g	生杜仲 12g
葫芦巴 10g	益智仁 12g	桑螵蛸 10g	党参 15g
制附子^{先煎10分钟} 10g	鹿角霜 30g		

二诊：2008 年 11 月 5 日。右肩疼痛明显好转，但 10 月 30 日开始发烧，咳嗽，咳白痰，痰不易咳出，口唇紫暗，呼吸急促，舌淡黯，苔黄燥，脉右滑数，左弦滑数。

患者感受秋燥，燥热伤肺，肺失清肃而咳嗽气促；燥热伤津，炼液为痰，痰多痰黏不易咳出。西医诊断：慢性支气管炎急性发作。中医诊断为：咳嗽。证属：燥热伤肺。治疗法拟：清热止咳，滋阴润燥。方用：清燥救肺汤。

生石膏^{先煎} 30g	火麻仁 10g	炒杏仁 10g	桑白皮 12g
炙杷叶 10g	款冬花 10g	麦冬 12g	肥知母 10g
黄芩 12g	连翘 12g	北沙参 10g	寒水石^{先煎} 30g

本案患者为高龄老人，基础病较多，体质虚弱，故重用黄芪补气。气虚则血瘀，加之发病时有摔伤，外伤致血瘀，故治以活血止痛。患者尿频尿急为老年肾虚不固之象，故加用益智仁、桑螵蛸、葫芦巴、鹿角霜等补肾固涩药物以固后天之本。后因外感出现发热咳嗽，痰黏等肺热津伤之证，改用清热润燥之清燥救肺汤。

（二）失语

1. 地黄饮子（《圣济总录》）

[组成] 生地黄、巴戟天、山茱萸、石斛、肉苁蓉、附子、五味子、官桂、

白茯苓、麦冬、菖蒲、远志、生姜、大枣、薄荷。

[功用] 滋肾阴，补肾阳，开窍化痰。

[主治] 喑痱。舌强不能言，足废不能用，口干不欲饮，足冷面赤，脉沉细弱。

该方具有滋肾阴，补肾阳，开窍化痰的作用，主要用于下元虚衰，痰浊上泛之喑痱证。喑者，舌强不能言；痱者，足废不能用。喑痱之疾，乃下元虚衰，虚阳上浮，痰浊随之上泛，堵塞窍道所致。

肾藏精主骨，下元虚衰，包括肾之阴阳两虚，致使筋骨失养，故见筋骨痿软无力，甚则足废不能用；足少阴肾脉夹舌本，肾虚则精气不能上承，痰浊随虚阳上泛堵塞窍道，故舌强而不能言；阴虚内热，故口干不欲饮，虚阳上浮，故面赤；肾阳亏虚，不能温煦于下，故足冷；脉沉细数是阴阳两虚之象。

此类病证常见年老及重病之后，治宜补养下元为主，摄纳浮阳，佐以开窍化痰。方用熟地黄、山茱萸滋补肾阴，肉苁蓉、巴戟天温壮肾阳，四味共为君药。配伍附子、肉桂之辛热，以助温养下元，摄纳浮阳，引火归源；石斛、麦冬、五味子滋养肺肾，金水相生，壮水以济火，均为臣药。石菖蒲与远志、茯苓合用，是开窍化痰，交通心肾的常用组合，是为佐药。姜、枣和中调药，功兼佐使。综观全方，标本兼治；阴阳并补，滋阴药与温阳药的药味及用量相当，补阴与补阳并重，上下同治，而以治本治下为主。诸药合用，使下元得以补养，浮阳得以摄纳，水火既济，痰化窍开则"喑痱"可愈。

周教授在临床上善用此方治疗脑卒中后遗症以及运动神经元病以下元火衰为主要特点的言语不利患者。其辨证要点以舌喑不语，足废不用，足冷面赤，脉沉细弱为主。

若属痱而无喑者，减去石菖蒲、远志等宣通开窍之品；喑痱以阴虚为主，痰火偏盛者，去附、桂，酌加川贝母、竹沥、胆南星、天竺黄等以清化痰热；兼有气虚者，酌加黄芪、人参以益气。

【病案举例】

患者符某，男，75岁。2003年4月15日初诊。右侧肢体不利5年，加重伴失语2年。

患者5年前突发右侧肢体活动不利，诊断为"脑梗死"，予以对症治疗。2年前再次发病，出现言语不能，伴饮水呛咳。目前右侧肢体活动不利，言语不能，饮水呛咳，咳嗽痰多，睡眠颠倒。查体：完全运动性失语，肌力检查不合作。舌红，苔白厚腻，脉右沉滑，左弦细。西医诊断：脑梗死。中医诊断；喑痱。治疗法拟：补肾温阳，滋阴醒脑。方用：地黄饮子加减。

山萸肉 10g	金钗石斛 10g	麦冬 10g	五味子 6g
石菖蒲 10g	广郁金 10g	肉苁蓉 12g	全当归 12g
郁李仁 10g	巴戟天 12g	炒杜仲 12g	怀牛膝 12g
制附子^{先煎15分钟}10g	桂枝 10g	大红枣 6 枚	川草解 10g

2. 解语丹（《永类钤方》）

[**组成**] 白附子、石菖蒲、远志、甘草、天麻、全蝎、羌活、白僵蚕、南星、木香。

[**功用**] 熄风，化痰，开窍之功。

[**主治**] 心脾经受风，言语謇涩，舌强不转，涎唾溢盛；及淫邪搏阴，神内郁塞，心脉闭滞，暴不能言。

周教授善用此方治疗中风病失语症属于风痰闭阻清窍之症者。

【病案举例】

患者刘某，女，84 岁。2008 年 12 月 3 日就诊。突发言语不利 3 小时。

患者入院前 3 小时突发言语不利，15 分钟后缓解，之后半小时再次出现言语不利，右侧肢体力弱而收入院。入院症见：言语不利，右侧肢体力弱。查体：不完全性混合性失语，右侧肢体肌力Ⅳ级，右侧腱反射活跃，双侧病理征阳性。面部浮肿。舌红，苔黄，脉沉细。头颅 CT：多发脑梗死。既往：高血压病，冠心病史，房颤。

患者老年体弱，脾肾渐虚，痰湿内生，郁而化热，痰热上阻清窍出现言语不利，闭阻经络，出现肢体无力。舌红苔黄为有热之象。西医诊断：脑栓塞。中医诊断：中风 – 中经络。证属：痰热上扰。治疗法拟：清热化痰，熄风解语。方用：解语丹加减。

白附子 10g	白僵蚕 10g	菖蒲 10g	郁金 10g
天麻 10g	人工牛黄^{冲服}1g	胆星 10g	法半夏 10g
橘红 10g	茯神 30g	竹茹 10g	黄芩 10g
枳实 10g	甘草 10g		

二诊：2008 年 12 月 10 日。言语不利好转，右手力弱，夜尿多。舌淡暗，苔

薄白中间黄润，脉沉。

患者老年体虚，肾气不固而见夜尿多，舌暗为血瘀之象，苔薄白为风寒之象，脉沉为气虚之象。治疗法拟：熄风解语，活血通络，佐以补气固肾。方仍用解语丹加减。

白附子 10g	白僵蚕 10g	菖蒲 10g	郁金 10g
天麻 10g	人工牛黄^{冲服}1g	当归 12g	党参 15g
益智仁 12g	覆盆子 12g	制附子^{先煎半小时}10g	桑螵蛸 12g

该病人为中风病人，主症为言语不利，解语丹为治疗失语的基础方，治则为熄风解语化痰。首诊时舌红苔黄有痰热之象，选用温胆汤合用牛黄清心清热化痰。复诊时痰热之象消失，苔薄白润，夜尿多等气虚阳虚肺肾不足的表现，故治疗上除熄风解语活血通络外，佐以补气固肾。

三诊：2008 年 12 月 17 日。言语不利明显好转，夜尿仍多。舌暗，苔黄少津，脉沉。

上方加鹿角霜 30g 继服。

本患者经过前方治疗言语不利，肢体不利明显好转。其夜尿多无明显改善，是因肺肾气虚引起，需长期用药方可缓解。

（三）面瘫

面瘫相当于中医所论的"口僻"、"面瘫"、"吊线风"、"口眼喎斜"等病证。本病多由于人体正气不足，络脉空虚，风邪乘虚入中头面阳明脉络，使颜面一侧营卫不和，气血痹阻，经脉失养而发病。风邪为六淫之首，百病之长，风邪入中经络，易与寒、热、痰等邪为患；或因情志不遂，致肝气怫郁，阳明脉络不和；且久病致瘀，瘀血阻滞，病程迁延。

张秉成曰："夫中风口眼喎斜一证，《金匮》有言邪气反缓，正气即急，正气引邪，咽僻不遂数语。尤注谓其受邪之处，筋脉不用而缓，无邪之处，正气独治而急，是左喎者邪反在右，右喎者邪反在左也。然足阳明之脉，挟口环唇；足太阳之脉，起于目内眦；足少阳之脉，起于目外眦，则中风一证，无不皆自三阳而来。然二气贯于一身不必分左血右气，但左右者，阴阳之道路，缘人之禀赋，各有所偏，于是左右不能两协其平，偏弊相仍，外邪乘袭而病作矣。"（《成方便读》卷二）此病特点在于足阳明之脉挟口环唇，足太阳之脉起于目内眦，足少阳之脉，起于目外眦。患者平素阳明内蓄痰浊，一旦太阳外中风邪，风痰相合，阻于阳明、太阳之经，遂成口眼㖞斜，而无明显全身症状。

1. 牵正散（《杨氏家藏方》）——急性期治疗

[**组成**] 白附子、白僵蚕、全蝎。

[**功用**] 祛风化痰，通络止痉。

[**主治**] 本方所治之证，为风痰阻于头面经络所致之口眼㖞斜，或面肌抽动，舌淡红，苔白。

中风之候，当先辨其外风、内风，以及邪在经络、脏腑。本方所治之证，为外风与痰浊相合，阻于经络，以致经隧不利，筋肉失养，不用而缓；无邪之处，气血尚能运动，相对而急，缓者为急者牵引，发为口眼㖞斜。《金匮要略·中风历节病脉证并治第五》所谓："邪气反缓，正气即急，正气引邪，㖞僻不遂"即是此意。

针对风痰阻络，经隧不利之证，治宜祛风化痰，通络止痉。方中白附子辛甘而热，功能祛风化痰，并擅长治头面之风，《本草经疏》卷十一谓其："性燥而升，风药中之阳草也。风性升腾，辛温善散，故能主面上百病而行药势也"，用作君药。全蝎、僵蚕均属虫类药，有祛风搜风、通络止痉之功，其中全蝎长于通络，僵蚕优于化痰，共为臣药。更用热酒调服，宣通血脉，并能引药入络，直达病所。三药合用，药少力专，使风除痰消，经络通畅，则病证可愈。

张秉成曰："此方所治口眼㖞斜无他症者，其为风邪在经而无表里之证可知。故以全蝎色青善走者，独入肝经，风气通于肝，为搜风之主药；白附之辛散，能治头面之风；僵蚕之清虚，能解络中之风。三者皆治风之专药，用酒调服，以行其经……"吴昆曰："白附之辛，可使驱风，蚕、蝎之咸，可使软痰；辛中有热，可使从风，蚕、蝎有毒，可使破结。医之用药，有用其热以攻热，用其毒以攻毒者，《大易》所谓同气相求，《内经》所谓衰之以属也。"（《医方考》卷一）费伯雄："但口眼㖞斜而别无他症，则经络、脏腑均未受伤，乃太阳、阳明两经之风痰蕴热所致。三药直走内络，祛风化痰，极为得力，故不必加血药也。"（《医方论》）

周教授认为此病为阳明内蓄痰浊，太阳外中于风，风邪引动内蓄之痰浊，风痰阻于头面经络，经隧不利，筋肉失养，则弛缓不用。急性期治宜祛风通络，温经化痰。恢复期及后遗症期治宜益气活血为法，用补阳还五汤加减。

周教授在应用此方时注重随症加减变化。病初风邪重者，加羌活、防风、白

第十讲 方剂应用心得

芷、细辛、桂枝等以辛散风邪；病久不愈者，酌加蜈蚣、地龙、丹参等祛风化瘀通络。

【病案举例】

患者张某，女，73 岁。2004 年 9 月 8 日初诊。口眼歪斜 5 天。

患者于 2004 年 9 月 3 日外出受风后自觉右眼流泪干涩，轻度头痛，三天后出现右侧存食、漏水，遂来就诊。现症见：右眼闭合无力，右侧口角歪斜。存食，漏水，流涎。舌质紫暗，舌苔白，脉象弦滑。既往糖尿病史 12 年，最高血糖 15mmol/L。

周教授认为其辨证要点为：患者老年女性，肾阴素亏，肝失所养，以致肝阴不足流泪干涩；正气不足，脉络空虚，卫外不固，风邪乘虚而入，闭阻气血故口眼歪斜；舌紫暗苔白脉弦滑属气血亏虚，风热夹痰阻络之象。西医诊断：周围性面瘫。中医诊断：中风 – 中经络。治疗法拟：疏风通络。方用：牵正散加味。

白附子 10g	僵蚕 10g	全蝎 3g	赤芍 12g
红花 10g	当归 12g	法半夏 10g	橘红 10g
黄芩 10g	白术 15g	菊花 12g	胆星 10g
板蓝根 30g	连翘 10g	生甘草 10g。	

二诊：一周后患者再次就诊，病情均有所缓解。舌质紫暗，舌苔白，脉弦滑。上方基础上加用了地龙以活血祛风通络之品。

白附子 10g	僵蚕 10g	全蝎 3g	赤芍 12
红花 10g	当归 12g	法半夏 10g	橘红 10g
黄芩 10g	白术 15g	苍术 12g	胆星 10g
板蓝根 30g	连翘 10g	生甘草 10g	地龙 10g

2. 桃红四物汤（《医宗金鉴》）——后遗症期治疗

[组成] 桃仁、红花、熟地、当归、川芎、白芍。

[功效] 养血活血祛瘀。

[主治] 月经不调和痛经。

周教授应用桃红四物汤，治疗面瘫恢复期或后遗症期，周围神经病等，以及各种因瘀血内阻导致的麻木、疼痛。达到活血化瘀，祛风通络的功效。

【病案举例】

患者吴某，男，41 岁。2003 年 4 月 8 日就诊。左侧面瘫 2 个月。

患者缘于2月11日晨起发现左侧口眼歪斜，流泪，听力下降，左耳疼痛发闷。经针灸治疗及口服牵正片。并服过几天泼尼松，现停用。记忆力下降，反应迟钝。舌质暗，苔薄白，脉右沉细略数，左细数。既往史：分别于1979年和1987年两次面瘫史。西医诊断：周围性面瘫。中医诊断：中风-中经络。证属：气虚血瘀。治疗法拟：活血化瘀，祛风通络。方用：桃红四物汤加味。

酒熟地30g	全当归12g	京赤芍12g	抚川芎10g
草红花10g	桃仁泥10g	潞党参10g	嫩桂枝10g
川羌活12g	紫丹参30g	乌蛇肉12g	白菊花10g
白附子10g	全蝎3g	白僵蚕10g	

21剂，水煎服。

大活络丹1丸，2次/日。

二诊：2003年4月29日。左耳疼痛好转。舌暗红，苔薄黄。守原法治疗。加麻黄温经散寒，加防风、天麻祛风散邪。

酒熟地30g	当归尾12g	京赤芍12g	抚川芎10g
草红花10g	桃仁泥10g	潞党参10g	嫩桂枝10g
炙麻黄10g	口防风10g	明天麻10g	白菊花10g
广地龙12g	白附子10g	白僵蚕10g	

二、治疗头晕的常用方剂

周教授认为，眩晕的发生多因以下几个方面。一是由于素为阳盛之体，或因情志不舒，气郁化火，灼伤肝阴，肝阳上扰清空，发为眩晕；或肾阴亏虚，不能养肝，以致肝阴不足，肝阳上亢，发为眩晕。此皆阴虚风动。

或者由于平素进食甘肥，伤及脾胃，健运失司，聚湿成痰，痰湿交阻，使清阳不升，浊阴不降，而发眩晕；或日久痰郁化火，火扰清窍，亦可发生眩晕，此为风痰上扰之证。

1. 天麻钩藤饮（《中医内科杂病证治新义》）

[组成] 天麻、钩藤、生决明、山栀、黄芩、川牛膝、杜仲、益母草、桑寄生、夜交藤、朱茯神。

[功用] 平肝熄风，清热活血，补益肝肾。

[主治] 本方治疗肝阳偏亢，肝风上扰证。症见头痛，眩晕，失眠多梦，或

口苦面红，舌红苔黄，脉弦或数等症。

周教授常用此方治疗因脑血管病、高血压病、神经症等，各种原因导致的肝肾阴虚，风阳上扰引起的眩晕。

周教授临床运用此方时其注重加减变化，眩晕头痛剧者，可酌加羚羊角、龙骨、牡蛎等，以增强平肝潜阳熄风之力；若肝火盛，口苦面赤，心烦易怒，加龙胆草、夏枯草，以加强清肝泻火之功；脉弦而细者，宜加生地、枸杞子、何首乌以滋补肝肾。舌强言謇加菖蒲、郁金豁痰开窍；便秘加大黄或番泻叶10g泡水代茶饮以通腑泄热。

【病案举例】

患者蔡某，女性，71岁。2008年11月4日初诊。发作性头晕、心悸4个月。

患者4个月前开始出现发作性头晕、头重如裹，心悸、血压升高，紧张、恐惧，自汗、无耳鸣。目涩眼胀，偶有失眠，健忘，食欲减退。一周前发作性头晕，视物旋转，恶心，有时口干。在人民医院就诊经检查未见器质性病变，考虑神经症。刻下症见：头晕、心悸、紧张、恐惧，自汗，目涩、眼胀，失眠，健忘，食欲减退。舌暗红，有齿痕，苔薄黄，脉沉细。

周教授分析认为本患者肾阴不足，阴不制阳，肝阳上亢夹风痰上扰，则见头晕。肝阳上亢，热扰心神，神不守舍则见心悸、紧张、恐惧。肝阴不足，目失所养则目涩眼胀；肾阴亏虚则致健忘；热扰心神，心失所养则致失眠，其舌红苔薄黄为内热之象；舌暗为气滞所致；舌边齿痕提示脾气亏虚，系因肝气郁滞，肝失条达，横逆犯脾致脾气不足。西医诊断：神经症。中医诊断：眩晕。证属：肝肾阴虚，风阳上扰。治疗法拟：滋阴平肝潜阳，佐以安神定志。方用：天麻钩藤饮加减。

明天麻10g	双钩藤30g	益母草10g	干生地30g
全当归12g	抚川芎12g	云茯神30g	京赤芍10g
牡丹皮10g	五味子6g	潞党参10g	麦门冬12g
杜仲炭10g	川牛膝15g	白蒺藜10g	条黄芩12g
浮小麦30g	生龙齿^{先煎}30g	炒远志6g	焦三仙30g

二诊：2008年11月18日。头晕症状消失、易惊醒紧张，心悸较前改善。仍有失眠多梦。舌暗，有齿痕，苔薄黄，脉细滑数。

周教授分析患者头晕症状消失，提示肝阳上亢的情况有所改善。舌边有齿痕提示脾气亏虚，因思虑过度，心胆气虚，故致害怕，焦虑；心脾两虚，心神失养故失眠多梦。故现证属：心脾两虚之证。治宜：调理心脾，疏肝解郁。方用：归脾汤加减。

炙黄芪 30g	炒白术 12g	全当归 12g	潞党参 12g
制香附 10g	五味子 6g	麦门冬 12g	北柴胡 10g
条黄芩 12g	缩砂仁^{后下}5g	炒枣仁 30g	炒远志 6g
浮小麦 30g	炙甘草 10g	大红枣 6 枚	生龙齿^{先煎}30g
紫石英^{先煎}30g	珍珠粉^{分冲}0.6g		

纵观其症候变化，周教授认为：患者因肾阴亏虚，阴不制阳，致肝阳上亢，而症见头晕；肝阳横逆犯脾，进一步造成脾气亏虚。心神先被肝火所扰，引起失眠烦躁，后又失脾气后天之养，最终在平肝熄风后表现为心脾两虚之证。

2. 半夏白术天麻汤（《医学心悟》）

[组成] 半夏、天麻、茯苓、橘红、白术、甘草、生姜、大枣。

[功用] 燥湿化痰，平肝熄风。

[主治] 风痰上扰证。眩晕头痛，胸闷呕恶，舌苔白腻，脉弦滑等。

其病多因脾气虚弱，运化失司，水湿内停，聚而成痰，痰阻清阳而致。土虚木横，肝木乘脾土，遂成肝风内动，挟痰上扰清空之证。《素问·至真要大论》云："诸风掉眩，皆属于肝。"风性善行而数变，主动摇，肝风内动，则头眩物摇；又痰浊上逆，浊阴不降，阻遏清阳，故眩晕之甚，自觉天旋地转，遂作恶心呕吐。痰湿中阻，则胸闷。舌苔白腻，脉弦滑，皆为风痰上扰之象。

本方乃风痰为患，治之当化痰熄风。故方中以半夏、天麻为君。半夏性温味辛，燥湿化痰，降逆止呕之力颇强，意在治痰。正如《本草纲目·草部》卷十七所云："半夏能主痰饮……为其体滑而味辛性温也。"天麻味甘性平，入厥阴经，善平肝熄风而止眩，旨在治风。半夏、天麻相伍，共成化痰熄风之效，为治风痰眩晕头痛之要药。故《脾胃论》卷下谓："足太阴痰厥头痛，非半夏不能疗；眼黑头眩，风虚内作，非天麻不能除。"白术为臣，性温，味苦甘，具健脾燥湿之能，治生痰之本。《本经疏证》卷二云："白术治眩，非治眩也，治痰饮与水耳。"与半夏、天麻相伍，标本同治，祛湿化痰，止眩之功益佳。佐以茯苓、橘红。茯苓味甘淡性平，健脾渗湿，与白术共成健脾祛湿之功，以治生痰之本；

橘红味辛苦，性温，善理气化痰，使气顺则痰消。盖治痰须理气，气利痰自愈。半夏、茯苓、橘红三者为伍，则祛痰、健脾、利气各彰其效，实乃二陈汤配伍之精髓。使以甘草调和药性并能和中健脾，煎加姜、枣以调和脾胃。诸药合用，共奏化痰熄风之效。使风得以熄，痰得以消，眩晕自愈。

周教授用此方治疗风痰上扰之眩晕。

【病案举例】

患者殷某，男，43岁。2003年4月8日就诊。头晕5年，加重1周。

患者从1998年起，经常头昏沉困倦，太阳穴痛，视物摇晃，颈部发紧，手汗。无耳鸣。经检查未见器质性病变。近1周头晕加重。伴腹胀，嗳气，便溏。舌质正常，苔白，脉细。

中医诊断：眩晕。证属：痰浊蕴阻。治疗法拟：健脾升清降浊。方用：半夏白术天麻汤加减。

姜半夏10g	炒白术12g	云茯苓30g	明天麻10g
双钩藤30g	粉葛根30g	麸枳壳12g	抚川芎10g
五味子10g	炙甘草10g	老生姜3片	陈皮10g
滁菊花10g			

三、治疗帕金森病的常用方剂

帕金森病属中医学的"颤病"，古称"颤振"。"壮年鲜有，中年以后乃有之，老年尤多"。

周教授认为老年人气阴衰败，阴亏则阳盛，风从阳化，阴虚则生热，热极生风，肝风动则肢体震颤。血虚脉失所养，则筋脉拘紧，肌肉强直。肾主水，肾阴不足，水不涵木，肝阴不足，肝阳亢盛，则肝风内动，亦可出现震颤。

另外，脾主运化，主肌肉四肢，由于脾虚运化失权，水谷精微不能营养四肢，或脾虚痰湿凝聚，阻塞经络，则出现四肢无力，运动减少。

本病以虚为主，主要在肝、肾、脾三脏，同时虚中夹实，可见风、痰、瘀的实象。

1. 大定风珠（《温病条辨》）

[组成] 白芍、阿胶、生龟板、干地黄、麻仁、五味子、生牡蛎、麦冬、炙甘草、鸡子黄、生鳖甲。

254

[**功用**] 滋阴熄风。

[**主治**] 本方为治疗阴虚风动证的传统方剂。症见手足瘛疭，形消神倦，舌绛少苔，脉气虚弱，时时欲脱者。

肝为风木之脏，阴液大亏，水不涵木，虚风内动，故手足瘛疭；真阴欲竭，故见形瘦神倦，舌绛少苔，脉气虚弱，有时时欲脱之势。此时邪热已去八九，真阴仅存一二。治当滋阴养液，以填补欲竭之真阴，平熄内动之虚风。

方中鸡子黄、阿胶为血肉有情之品，滋阴养液以熄虚风，共为君药。又重用生白芍、干地黄、麦冬壮水涵木，滋阴柔肝，为臣药。阴虚则阳浮，故以龟板、鳖甲、牡蛎介类潜镇之品，以滋阴潜阳，重镇熄风；麻仁养阴润燥；五味子酸收，与滋阴药相伍，而能收敛真阴；与生白芍、甘草相配，又具酸甘化阴之功。以上诸药，协助君、臣药加强滋阴熄风之效，均为佐药。炙甘草调和诸药，为使药。本方配伍，以滋阴养液药为主，配以潜阳之品，寓熄风于滋养之中，使真阴得复，浮阳得潜，则虚风自熄。

本方由加减复脉汤（炙甘草、干地黄、生白芍、阿胶、麦冬、麻仁）加味变化而成。由于温病时久，邪热灼伤真阴，虚风内动，故加鸡子黄、五味子、龟板、鳖甲、牡蛎等滋阴潜阳之品，从而由滋阴润燥之方衍化而成滋阴熄风之剂。

周教授常用此方治疗阴虚风动之震颤、抽搐等症，如帕金森病、肌张力障碍、面肌痉挛、舞蹈症、多动症、扭转痉挛等症。

周教授在临床应用本方时注重以神倦瘛疭，舌绛苔少，脉虚弱，即具有阴虚风动的特点为辨证要点。并且注重加减变化，若兼气虚喘急，加人参补气定喘；气虚自汗，加西洋参、黄芪、龙骨、小麦补气敛汗；气虚心悸，加人参、黄精、茯神补气宁神定悸；若低热不退，加地骨皮、白薇以退虚热。

【病案举例】

患者付某，男，56岁。2004年7月16日初诊。四肢无力进行性加重3年，震颤2年。

患者于2001年2月无明显诱因出现左下肢无力，行走时左足拖地，步伐缓慢，起步困难，行走时上肢前后摆动减少，头部转动和体位改变时头晕，无视物旋转，无耳鸣，无耳聋，在外院诊断为"颈椎病"，治疗后症状无改善，并渐渐出现四肢无力，行走困难，越走越快，翻身困难，于2002年6月在外院给予理疗，此后又出现四肢震颤，为静止性震颤，紧张时加重。于2003年12月在外院诊断为"颈椎病-脊髓型"行颈椎手术后慢走较前好转，仍震颤，考虑帕金森病，予美多巴半片，一日三次，服用 1 个月后震颤无明显好转。现在症见：行走困难，越走越快，震颤，步伐缓慢，起步困难，无视物旋转，无耳鸣耳聋，无二便失禁。既往患颈椎病、腰椎间盘退行性病变。舌质暗，舌苔薄黄，脉象弦细。

患者老年男性，气血亏虚，不能营养筋脉，故行走困难；肝阴亏虚，虚风内动故震颤；舌暗、苔薄黄，脉弦细属阴虚有热之象。西医诊断：①帕金森病；②颈椎病术后；③腰椎退行性病变。中医诊断：颤振。证属：气血亏虚。治疗法拟：滋肾养肝，熄风定搐。方用：大定风珠和四物汤和止痉散加减。

白芍20g	醋龟板先煎30g	醋鳖甲先煎30g	生地30g
当归12g	川芎12g	葛根30g	地龙6g
菊花12g	杜仲12g	牛膝15g	天麻10g
桑枝30g	羌活10g	甘草10g	全蝎3g
蜈蚣3条			

二诊：2004 年 7 月 23 日。患者震颤未见明显好转，舌质暗，舌苔薄黄，脉弦细。守上方加僵蚕 10g、威灵仙 15g，继服。

2. 金水六君煎（《景岳全书》）

[组成] 当归、熟地、陈皮、半夏、茯苓、炙甘草、生姜。

[功用] 益阴化痰。

[主治] 肺肾阴虚，水泛为痰证。患者年迈阴虚，血气不足，外受风寒，咳嗽呕恶，喘逆多痰。

周教授根据多年的临床经验，善用此方治疗帕金森病属于血虚挟痰者。此方即二陈汤加熟地、当归。二陈汤健脾化痰，熟地、当归滋阴养血，诸药合用，使滋补阴血而无助湿之弊，燥湿化痰又无伤阴之嫌。治疗阴血亏虚兼夹风痰之证。

如震颤明显，肌张力高可加全蝎、蜈蚣、僵蚕、天麻等熄风止痉。

【病案举例】

患者姜某，男，64 岁。2006 年 3 月 10 日就诊。双手颤抖 1 年，口唇颤抖 3 个月。

患者 1 年前无明显诱因出现双手颤抖，安静时明显，活动时好转。开始未引起重视，此后逐渐加重，在外院考虑为：帕金森病，予以安坦口服（具体不详）。3 个月前出现口唇抖动，影响进食。目前症见：口唇及双手颤抖。平素口干，口黏腻，喉中有痰黏稠不易咳出。查体：面具脸，口唇及双手静止性震颤，双上、下肢肌张力对称适中，双侧腱反射对称活跃，病理征未引出。舌红，苔黄燥，脉细数。西医诊断：帕金森病。中医诊断：颤振。证属：阴血亏虚，风痰阻络。治疗法拟：滋阴养血，化痰熄风。方用：金水六君煎加减。

熟地 30g	当归 12g	橘红 12g	清半夏 9g
茯苓 30g	炙甘草 10g	麦冬 10g	玄参 15g
钩藤 10g	白芍 20g	川芎 10g	全蝎 3g
蜈蚣 2 条	僵蚕 12g	黄芩 10g	地龙 10g
煅龙骨^{先煎}30g	炒杜仲 10g	川牛膝 15g	砂仁^{后下}3g

14 剂，水煎服。

二诊：2006 年 3 月 24 日。口唇及双手颤抖明显好转。痰量减少。守上方继服 30 剂。

3. 当归补血汤（《内外伤辨惑论》）

[组成] 黄芪、当归。

[功用] 益气生血。

[主治] 血虚发热证。肌热面红，烦渴欲饮，脉洪大而虚，重按无力。亦治妇人经期、产后血虚发热头痛，或疮疡溃后，久不愈合者。

周教授应用当归补血汤合四物汤，治疗帕金森病之气血亏虚证。

【病案举例】

患者林某，男，68 岁。2005 年 9 月 6 日就诊。双手震颤 3 年。

患者 3 年前开始出现双手震颤，伴头晕。此后症状逐渐加重，出现头部下颌震颤，表情呆板，四肢动作笨拙，行走碎步前倾，曾有摔倒。经外院住院治疗，诊断为帕金森病，予安坦、金刚烷胺治疗，效果不明显。目前症见：双手及头部下颌震颤，表情呆板，四肢动作笨拙。大便正常，小便频数。查体：面具脸，呈慌张步态，双手及头部下颌震颤，以左手为甚，上下肢协同动作少，四肢肌张力呈齿轮样增高，四肢腱反射对称减弱。病理征（－）。舌暗红，苔薄白，脉沉细。西医诊断：帕金森病。中医诊断：颤振。证属：气血亏虚。治疗法拟：益气养血，熄风定搐。方用：当归补血汤合四物汤合止痉散加味。

炙黄芪 30g	熟地 30g	当归 12g	白芍 30g
川芎 10g	全蝎 6g	蜈蚣 2 条	僵蚕 12g

黄芩 10g　　　　　生龙骨^{先煎}30g　珍珠母^{先煎}30g

服用 30 剂，诸症悉减。

四、治疗痿证的常用方剂

1. 右归丸（《景岳全书》）

[组成] 熟地、山药、山萸肉、枸杞子、菟丝子、鹿角胶、杜仲、肉桂、当归、熟附片。

[功用] 温补肾阳，填精补血。

[主治] 元阳不足，精血虚冷证。表现为久病体虚疲乏，畏寒肢冷；或阳痿遗精，或阳衰无子；或腰膝软弱，下肢浮肿；或饮食少进，大便溏稀。

周教授采用该方治疗肾阳亏虚，肾精不足所致的痿证，如多发性硬化、运动神经元病、直立性低血压、多系统萎缩等疾病。方中附子、肉桂温肾阳，暖下元；鹿角胶、杜仲、菟丝子补肾阳，益精血；熟地、山药、山萸肉、当归、枸杞子滋肾阴，养肝血。诸药配伍，阳得阴助，生化无穷，体现了"阴中求阳"的法则，以收温补肾阳，填精补髓之功。

周教授在临床应用该方过程中常用加减如下：①如果病人阳衰气虚，加人参 12g，黄芪 18g。②阳虚滑精，大便溏泻者，加补骨脂 12g，覆盆子 12g。③肾虚泄泻不止者，加肉豆蔻 12g，五味子 8g。④饮食减少或不易消化，或反胃、吞酸，加干姜 9g。⑤阳痿者，加巴戟 12g，肉苁蓉 12g，胡桃仁 15g。

【病案举例】

患者胡某，男，57 岁。2009 年 9 月 4 日初诊。腰部酸困 15 个月，进行性双下肢无力 8 个月。

患者于 2008 年 5 月无明显诱因出现腰部酸困，曾有肌肉跳动，自觉经蒙药治疗后症状好转。于外院诊断为"腰椎间盘膨出"，行中药及理疗后症状略好转。2009 年 1 月开始出现双下肢无力，外院诊断为"肌萎缩侧索硬化"。予改善循环、营养神经等治疗，病情仍无缓解。4 月 11 日外院就诊为"多灶性运动神经病"对症治疗后效果不明显。目前症见：腰部酸困、双下肢无力，不能行走，怕冷，下肢肌肉萎缩，食欲可，眠安，二便调。既往体健。舌质淡红，苔薄黄。脉沉。

患者年老体弱，后天之本失养，肾阳不足，不能温煦脾阳，脾肾阳虚，阳气虚衰不能鼓舞气血充养筋脉，筋脉失荣，大筋软短、小筋驰长故双下肢无力，并见肌肉萎缩。脉沉为虚证之象，双下肢怕冷为阳虚之象。西医诊断：运动神经元病。中医诊断：痿证。证属：脾肾阳虚。治疗法拟：温补脾肾，益肾荣筋。方用：右归丸加减。

制附子^{先煎}10g	嫩桂枝 10g	干生地 30g	淮山药 12g
云茯神 30g	生杜仲 12g	怀牛膝 15g	川断续 12g
仙灵脾 10g	全当归 15g	阿胶珠^{烊化}10g	全蝎 3g
炙甘草 10g	紫河车 10g	焦三仙 30g	红人参 6g
鹿角胶^{烊化}12g			

水煎服，日 1 剂，连服 1 周。

二诊：患者于 2009 年 9 月 11 日复诊，服药后双下肢无力有所好转，怕冷明显好转，仍腰部酸困，肌肉萎缩同前，时有头晕、腹胀，二便调。仍采用右归丸加减。上方中去云茯神、仙灵脾、阿胶珠、焦三仙，加用砂仁 5g、川草薢 10g、炒白术 12g，日 1 剂，连服 1 周。

三诊：患者于 2009 年 9 月 18 日三诊，自觉双下肢无力较前有所好转，腹胀、头晕明显好转，怕冷感消失。肌肉萎缩无变化。舌脉如前。上方中去熟地、砂仁、炒白术，加用茯神 30g、补骨脂 12g、锁阳 12g、黄精 30g，日 1 剂，继服 1 周。

2. 十全大补汤（《太平惠民和剂局方》）

［组成］人参、肉桂、川芎、地黄、茯苓、炒白术、炙甘草、黄芪、当归、白芍。

［功用］温补气血。

［主治］诸虚不足，五劳七伤，不进饮食；久病虚损，时发潮热，气攻骨脊，拘急疼痛，夜梦遗精，面色萎黄，脚膝无力；一切病后气不如旧，忧愁思虑伤动血气，喘嗽中满，脾肾气弱，五心烦闷；以及疮疡不敛，妇女崩漏等。

周教授善用此方治疗重症肌无力，运动神经元病，多系统萎缩，多发性硬化属于气血两虚之症者。

【病案举例】

患者关某，女，72 岁。2005 年 1 月 19 日初诊。四肢无力 21 个月，加重 2 天。

患者于 2003 年 4 月无明显诱因出现睁眼无力，未予重视，于 2003 年 7 月出现吞咽困难，四肢无力，朝轻暮重，在外院行新斯的明试验阳性，诊断为重症肌无力，开始服用溴吡斯的明 30mg tid，症状有好转。2003 年 8 月因呼吸肌麻痹住外院，期间数次因腹泻发热导致病情加重。经治疗后缓解并溴吡斯的明增量为60mg tid。今日因腹泻 3 次自觉乏力，心慌。故来我院就诊。目前症见：腹泻，腹胀，纳呆，四肢无力，朝轻暮重症状加重。既往颈椎病 5 年。高血脂 6 年。舌质暗，舌苔黄，脉象细。

周教授认为：老年女性肾精亏虚，水亏火旺，筋脉失其营养而成痿证；脾胃虚弱，运化无权，水谷不化，清浊不分故大便溏泻；脾阳不振则纳呆。西医诊断：重症肌无力。中医诊断：痿证。证属：气血亏虚。治疗法拟：益气健脾，养血活血。方用：十全大补汤加减。

炙黄芪 30g	党参 10g	白术 10g	茯苓 30g
炒薏米 10g	陈皮 15g	熟地 30g	砂仁^{后下}5g
莲子肉 10	炙甘草 10g	山药 12g	当归 10g
白芍 30g	川芎 10g	黄芩 10g	葛根 30g

二诊：2005 年 1 月 26 日复诊：患者遵医嘱服上方 7 剂，病情有所缓解。腹泻消失，仍四肢无力，食纳可，睡眠佳。舌质暗红，舌苔黄，脉细。上方加制附子^{先煎}10g，肉豆蔻 10g。

五、治疗头痛的常用方剂

（一）四物汤（《仙授理伤续断秘方》）

[组成] 白芍药、当归、熟地黄、川芎。

[功用] 养血和营。

[主治] 营血亏虚证。心悸失眠，头晕目眩，面色无华，形瘦乏力，妇人月经不调，量少或经闭不行，脐腹作痛，舌淡，脉细弦或细涩。

四物汤的最早记载，见于唐代蔺道人所著《仙授理伤续断秘方》，以其治疗跌仆闪挫，伤重肠内有瘀血。由于本方组成诸药皆归肝经，女子以肝为先天，故在宋代《太平惠民和剂局方》中此方被用于妇科疾患的治疗。陈自明在《妇人良方大全》中将本方列为治疗妇人疾患的通用方，无论妇人胎前产后，月经不调诸疾，辨证属血虚血滞者均可酌情选用四物汤。四物汤被称为"妇科圣方"。《医方集解·补养之剂》则更明确指出本方可治疗"一切血虚"之证，从而使本方的临床运用范围不断扩大。现代临床则更加广为其用，不论内、外、妇、儿、皮肤、五官、眼目诸疾，凡属血虚兼有血滞之证者予本方加减，均获良效。

　　本方是为营血亏虚之证而设，故以补血调血立法。方中熟地味甘微温，归经肝肾，质润而腻，为滋阴补血之要药，张介宾云本品"能补五脏之真阴，而又于多血之脏为最要……诸经之阴血虚者，非熟地不可"（《景岳全书》卷四十八）。当归甘温质润，归经肝心，长于补血，兼能活血，前人称其"补中有动，行中有补，诚血中之气药，亦血中之圣药也"本方用之，一则可助熟地补血之力，二则可行经隧脉道之滞。白芍酸甘质柔，归经肝脾，功擅养血敛阴，与地、归相协则本方滋阴养血之功益著，并可缓挛急而止腹痛；川芎辛散温通，归经肝胆，上行头目，下行血海，中开郁结，旁通络脉，为血中之气药，长于活血行气，与当归相伍则畅达血脉之力益彰。

　　方中地、芍阴柔，专于养血敛阴，故有血中血药之称；归、芎温通，补中有行，而有血中气药之誉。前者补血力胜，然其性阴柔凝滞；后者补力逊之，却有温通流动之机，故张秉成说："血虚多滞，经脉隧道，不能滑利通畅，又恐地、芍纯阴之性，无温养流动之机，故必加以当归、川芎辛香温润，能养血而行血中之气，以流动之。"（《成方便读》卷一）四药相伍，动静结合，刚柔相济，血虚者得之可收补血之功，血滞者得之可奏行血之效。

　　周教授将四物汤广泛应用于神经系统疾病的治疗中，如中风治疗，帕金森病，功能性震颤，痉挛性斜颈，周围神经病，多发性硬化等属于血虚证者。在治疗头痛时，将四物汤作为基础方应用。

（二）偏头痛治疗

　　偏头痛是反复发作的一侧或两侧搏动性头痛，为临床常见的特发性头痛。发作前数小时至数日常伴恶心、呕吐、畏光、畏声、抑郁和倦怠等前驱症状。10%的患者有视觉先兆或其他先兆，发作频率从每周至每年1次至数次不等，偶可见持续性发作的病例。大多数患者有偏头痛家族史。作为一种临床的常见病、多发病，偏头痛长期困扰着人们，尤其是中青年的女性。笔者在周教授的指导下，在工作中就偏头痛的中医治疗进行了一些探索，现将取得的些微心得供大家参考。

1. 活血化瘀是治疗的基础

　　偏头痛的发病机制目前还无定论，现有血管源性假说和神经源性假说两种理论。血管源性假说认为：头痛发作前颅内动脉收缩，产生皮层缺血，出现视觉障碍等先兆症状，接着颈外动脉系统扩张，而产生头痛发作。神经源性假说认为：

偏头痛是原发性神经源性紊乱伴有继发性血管运动改变而引起头痛。而无论哪种假说，都承认偏头痛的发病机制中包含着血管的因素。

从临床症状来看，偏头痛无论是一侧还是双侧，单一部位还是多部位，疼痛部位大多固定不移，疼痛呈跳痛或刺痛，这也符合瘀血头痛的表现。

因此，治疗偏头痛时，离不开活血化瘀的方法。无论是何种证型，活血化瘀都是治疗的基础。临床常用四物汤、桃仁、红花等。血瘀重者，舌见瘀斑，可考虑使用破血逐瘀药，如三棱、莪术。

2. 使用引经药

对于不同的头痛部位，根据经络循行路线，选用相应的引经药，可以帮助药物直达病所。

（1）头顶疼痛：属厥阴经头痛，选用藁本、吴茱萸。（足厥阴肝经…与督脉会与巅顶…）。藁本辛、温，归肝经、膀胱经。味辛能散，性温能通，其气芳香雄烈，能上达巅顶，厥阴经头痛和太阳经头痛均可用之。吴茱萸辛、苦、热，归肝、脾、胃、肾经。其味辛能散，苦而降泄，性热温通，善温散寒凝而止痛。且"其性下气最速"（《本草便读》），善治肝气上冲之厥阴头痛。

（2）枕部及后颈疼痛：属太阳经头痛，选用羌活。（足太阳膀胱经起于目内眦，沿头至下项），羌活辛、苦、温，归膀胱经。其气清属阳，善行气分，舒而不敛，升而能沉，雄而善散。《汤液本草》："羌活气雄，治足太阳风湿上搏、头痛、肢节痛、一身尽痛者，非此所不能除。"

（3）前额疼痛：属阳明经头痛，选用白芷。（足阳明胃经…沿耳前上行至前额角…）白芷辛、温，归胃经。其辛散温通，芳香走窜，气味浓烈，能通九窍，行气血而止痛。尤专入阳明经而止前额眉棱骨痛。

（4）颞侧头痛：属少阳经头痛，选用柴胡。（足少阳胆经…绕耳前后、头侧…）柴胡辛、苦、微寒，归肝、胆经。柴胡辛散苦泄，且气清性升发，可引诸药入胆经，上达头面。柴胡兼能疏肝解郁，对因情志不舒导致的头痛尤其适用。

（5）全头痛用蔓荆子。蔓荆子辛、苦、微寒，归膀胱、肝、胃经。其味辛行散，轻清升阳，上达头目，微寒清热，散中有清，善祛散上犯头面之风热邪气。太阳经头痛、厥阴经头痛及阳明经头痛均可用之。

3. 根据头痛特点随症加减

（1）头痛有热象，表现为头痛剧烈，跳痛、胀痛，遇热加重，口干口苦，舌边尖红，苔黄。为热邪上扰之象，宜用清热药，如：黄芩、栀子、菊花、石膏等。在应用清热药的同时，宜用川牛膝引热下行。张锡纯《医学衷中参西录》："牛膝，原为补益之品，而善引气血下注，是以用药欲其下行者，恒以之为引经。……然《别录》又谓其除脑中痛，时珍又谓其治口疮齿痛者何也？盖此等证，皆因其气血随火热上升所致，重用牛膝引其气血下行，并能引其浮越之火下行，是以能愈也。"

（2）头痛有寒象，表现为头痛得温则减，遇寒加重，身冷畏寒，舌淡暗，苔白等。为寒邪上扰，寒凝血滞之象，宜用细辛、桂枝温经通脉止痛。细辛辛温发散，散寒力盛；其香窜性烈，宣泄郁滞，上达巅顶，通利九窍，为通窍止痛的要药。桂枝辛散温通，入心经，走血分，能流畅血脉，散寒行滞，凡寒凝血瘀诸痛皆可使用。

（3）头痛程度剧烈，病史较长，属于顽固性头痛的，宜加用虫类药治疗。全蝎、蜈蚣、僵蚕均味辛，归肝经，性善走窜通行，熄风通络止痛作用强。尤其是蜈蚣，《医学衷中参西录》言："蜈蚣走窜之力最速，内而脏腑，外而经络，凡气血凝聚之处皆能开之。"现代医学研究也证明三药均具有镇痛的作用。

（4）头痛表现为晨轻暮重，或劳累后加重，说明存在气虚的情况，为气虚头痛。宜加用益气的药物，如黄芪、党参、升麻等。气虚明显者直接用顺气和中汤治疗。

4. 四时用药

对于不同季节发作的头痛，应根据季节时令的特点，应用相应的药物。

春季主肝主风，其头痛可以具有肝风内动或肝火上炎的特点。如头痛遇风加重，头痛如裂，伴有头晕、心烦易怒、面红目赤、口干口苦等。因此治疗时可以配伍平肝熄风、清肝火的药物，如：柴胡、薄荷、菊花、羚羊角、钩藤、蔓荆子、决明子等。

夏季主心主火，心火易盛，其时头痛遇热加重，胀痛或灼痛。热扰心神易见失眠、心烦；热盛伤阴则见口干、便干、口舌生疮。治疗时应该配合清心火的药物，如：导赤散、莲子心、黄连等。

长夏主脾主湿，其时头痛可有头昏蒙、头痛如裹、恶心较重的特点，为湿浊上蒙清窍，以及湿阻中焦所致。治疗时应配伍藿香、佩兰、菖蒲、白术、茯苓等健脾化湿解暑之品。

秋季燥邪较盛，易伤阴血，血虚头痛，则表现为绵绵作痛或空痛，伴有口干咽燥、面色萎黄、麻木等症。治疗时应适当配合一些滋阴养血润燥的药物，如：知母、生石膏、沙参、麦冬、火麻仁、阿胶等。

冬季主肾主寒，寒主收引，寒凝则血滞，其时头痛遇寒加重，得温则减，可伴有肾阳虚的症状，如：腰膝酸软、畏寒肢冷等。治疗方中应用温经散寒，温补肾阳的药物，如：细辛、肉桂、熟地、附子、仙茅、仙灵脾等。

5. 止痛离不开安神定志

偏头痛发作时，睡眠可以帮助部分病人有效的缓解疼痛。且头痛时常使人感到心烦、恐惧、坐卧不安。因此，方药中加入安神定志的药物，可以有助于缓解疼痛，消除心烦、恐惧。常用的安神药有：远志、酸枣仁、珍珠母、琥珀粉、灵磁石等。

【病案举例】

患者王某，女，32岁。2010年3月22日就诊。头痛2个月。

患者2个月前因工作压力大引发头痛，头痛呈发作性，跳动，疼痛较剧烈，每次需要服用止痛药方可缓解，疼痛部位以右侧头顶部为主，有时双侧头痛。伴恶心、心烦、急躁。近1周睡眠多梦，导致头痛加重，发作频繁。舌红、苔薄黄、脉细弦。西医诊断：偏头痛，中医诊断：头痛。证属肝火上扰。治疗法拟：清肝泻火、活血止痛。方用：四物汤加味。

全当归10g	生地20g	川芎10g	白芍20g
黄芩10g	菊花15g	夏枯草10g	僵蚕10g
蔓荆子10g	柴胡6g	炒栀子10g	炒远志10g
郁金10g	延胡索10g	川牛膝15g	生甘草10g

二诊：服上方7剂头痛好转，发作次数减少。舌淡红苔薄白。脉细弦。上方去夏枯草、炒栀子，加炒枣仁30g、大枣6枚，继服7剂后，头痛未再发作。

第三节 治疗精神系统疾病的常用方剂

1. 归脾汤（《济生方》）

[组成] 白术、茯神、黄芪、龙眼肉、酸枣仁、人参、木香、甘草、当归、远志、生姜、大枣。

［功用］益气补血，健脾养心。

［主治］心脾气血两虚证。症见心悸怔忡，健忘失眠，盗汗虚热，体倦食少，面色萎黄，舌淡，苔薄白，脉细弱之症。

周教授善用此方治疗抑郁症、焦虑症、失眠症属于心脾两虚之症者。其治则为调理心脾。病在心、脾。属虚证。此证多因思虑过度，劳伤心脾。

心主神明，赖血以养之，心血不足，神失所养，神明不安则见失眠、健忘、心悸、心烦、急躁。张介宾在《景岳全书》中说道："血虚则无以养心，心虚则神不守舍，故或为惊惕，或为恐畏，或若有所系恋，或无因而偏多妄思，以致终夜不寐及忽寐忽醒而为神魂不安等证。"脾为气血生化之源，《灵枢·决气》篇说："中焦受气取汁，变化而赤，是谓血"，脾气健旺，可化生营血，调和五脏，洒陈六腑，营运周身，脾气不足，运化失健，则便溏、腹胀、口干；四肢百骸失其濡养，故倦怠乏力；舌质淡、苔薄白或薄黄、舌体胖大、边有齿痕、脉细等均为气血亏虚的表现。

方中人参甘温，归心、脾经，既能补益脾胃，又能补心益智，助精养神，《神农本草经》卷一有人参"补五脏，安精神，定魂魄"之论。《本草汇言》卷一亦云："人参，补气生血，助精养神之药也，……惊悸怔忡，健忘恍惚，以此宁之"；龙眼肉甘温味浓，归心脾经，为补益心脾，养血安神之良药，二药合用，共为君药，共奏益气生血，健脾养心之功；黄芪、白术甘温入脾，可助人参益气补脾，脾气充足，则气血生化有源；当归甘辛微温，滋养营血，助龙眼肉养血补心，共为臣药；茯神、远志、酸枣仁宁心安神；木香理气醒脾，与补气养血药配伍，使之补不碍胃，补而不滞，以上俱为佐药；使以炙甘草补气和中，调和诸药。煎药时少加生姜、大枣调和脾胃，以资生化。诸药配伍，共奏益气补血，健脾养心之功。

本方配伍特点有二：一是心脾同治，重在补脾，使脾旺则气血生化有源，故方以"归脾"名之；二是气血并补，重在补气，气旺而能生血，血足则心有所养，神有所舍。

［加减化裁］周教授在应用归脾汤时多是守方加减。因无茯神，故用茯苓代替；心烦加郁金、栀子；心悸加五味子，也可合用生脉饮益气养阴安心神；便溏者将丹参易当归；便溏腹冷者加肉桂温运脾阳；血虚甚者加熟地，清代医家顾养吾在归脾汤中加入一味熟地，以增强原方滋补阴血之力，名曰"黑归脾汤"

（《银海指南》卷三），若嫌熟地滋腻碍胃可佐以砂仁；若因虚作眩，而致头晕、头昏，加天麻、钩藤以治标；口干加用麦冬；四肢疼痛加川芎、细辛温经通络；肠鸣加白芍敛阴柔肝；加合欢皮大枣以增强养血安神作用；因生气致病者加柴胡疏肝理气。

【病案举例】

患者郭某，女性，71岁。2004年4月15日初诊。头晕1天，右下肢远端及双手麻木1天。

患者于2004年4月14日晨起时出现头晕，无视物旋转，无耳聋、耳鸣，于转颈摇头时头晕加重，卧床休息后减轻，伴小腿外侧麻木，在当地医院行推拿按摩，后自觉头晕减轻。于2004年4月15日又出现双手麻木。为求进一步中医治疗故来我院就诊。刻下症：头晕，右下肢远端及双手麻木，失眠易醒，心烦委屈。既往患颈椎病8年。患慢性支气管炎10年。患糖尿病6年，用二甲双胍、拜糖平，病情稳定。患高血压病2年。舌质暗，舌尖红，舌体胖有瘀点，舌苔黄厚，脉象沉细无力。

患者中年女性，劳心思虑，心脾两虚，心失所养故见失眠易醒，心烦委屈；阴血亏虚则虚阳上浮故而头晕；血虚风动故麻木；舌暗尖红体胖有瘀点苔黄厚脉沉细无力属气虚血瘀兼内热之征。西医诊断：神经症。中医诊断：郁证。治疗法拟：调理心脾，清心除烦，兼以活血。方用：归脾汤合甘麦大枣汤加减。

党参10g	白术15g	黄芪30g	当归12g
远志6g	茯苓30g	酸枣仁30g	制香附10g
柴胡10g	栀子10g	葛根30g	羌活10g
牛膝15g	赤芍10g	炙甘草6g	大枣6g
浮小麦30g			

二诊：2004年4月22日。患者遵医嘱服上方7剂，头晕有所缓解，右下肢远端及双手麻木，失眠易醒，心烦。舌质暗，舌尖红，舌体胖有瘀点，舌苔黄厚，脉沉细无力。守上方加浮小麦30g，木香10g，郁金10g，柏子仁10g。

2. 安神定志丸（《医学心悟》）

[组成] 茯苓、茯神、人参、远志、石菖蒲、龙齿。

[功用] 宁心安神，除痰通窍。

[主治] 因惊恐而失眠，夜寐不宁，梦中惊跳怵惕之症。

周教授常用此方治疗焦虑症、抑郁症、失眠以及颞叶损伤导致的精神运动型癫痫发作等属于心胆气虚之症者。其治则为补心胆之气，佐以除烦。病位在心、胆。

　　周教授认为此证多因劳伤心脾而致气血双亏，心血亏虚，心神失养则见入睡困难、易醒、健忘；胆气不足则表现为恐惧不安、胆小、紧张感、多虑、多疑；阴血虚而生内热，热扰心神则表现为心烦、急躁、易怒；"神不宁则悲"故见易哭、易动感情；气虚则全身乏力；阴血亏虚，血不养筋，筋脉失养则见各个部位的疼痛。由此可见，此证属心胆气虚，与它证相比，主要特征在于胆气不足所致的害怕症状，此为周教授辨此证的关键点。舌脉之象亦表现出气虚之象。

　　安神定志丸出自《医学心悟》。方中主用人参养心安神益智，茯苓、茯神、远志安神定志，菖蒲开心窍，龙齿镇心安神。诸药合用，配伍适宜，是很好的补心益智，镇怯安神之剂。

　　[加减化裁] 周教授在应用安神定志丸时，每每加用川芎、酸枣仁，周教授对此解释道，在《本草纲目》中说川芎乃"血中之气药也，肝苦急以辛补之，故血虚者宜之；辛以散之，故气郁者宜之"。川芎辛温芳香，可以调畅气机，疏达肝气，与酸枣仁相伍，酸收与辛散并用，相反相成，具有养血调肝安神之妙。常加郁金组成菖蒲郁金汤以解郁安神。另加紫石英、煅磁石以重镇安神。

　　【病案举例】

　　患者方某，女，65岁。2008年12月9日初诊。心情烦躁、心慌半年余。

　　患者因长期睡眠不足，于半年前出现心情烦躁，失眠，遇事易急，心情低落，不易与人交流，伴丧失兴趣。曾在我院口服中药三十剂并奥氮平口服治疗。目前症见：入睡困难，失眠，情绪急躁，胆怯，办事犹豫不决，自责，伴心烦、口干、心慌、怕冷，食欲可，二便正常。既往高血压1年，可疑冠心病史。舌质红，边有齿痕，苔薄白。脉弦滑，尺脉弱。

　　患者年老体衰，心胆之气不足，心神失养，故入睡困难，失眠；加之平素胆小，惊恐伤肾，肾水不足，不能上济心阴，心肾不交，故情绪急躁，心烦；阴液不足，故口干；胆主决断，胆气不足，故遇事犹豫不决，自责；舌质红，边有齿痕，苔薄白，脉弦滑，尺脉弱为心胆气虚之象。西医诊断：抑郁症。中医诊断：郁证。证属：心胆气虚。治疗法拟：补益心胆之气，交通心肾。方用：安神定志丸加减。

炒枣仁 30g	潞党参 12g	川芎 12g	云茯苓 30g
石菖蒲 12g	五味子 6g	全当归 12g	炒远志 6g
生龙齿^{先煎}30g	紫石英^{先煎}30g	北柴胡 10g	上肉桂 6g
川黄连 3g	夜交藤 30g		

水煎服，日 1 剂，连服 2 周。

二诊：2008 年 12 月 23 日。服药后心慌好转，心情烦躁略好，仍有口干，胆怯、办事犹豫、自责明显好转，入睡困难明显好转，已停服奥氮平、服佐匹克隆 3.75mg 能入睡。上方加麦冬 12g、凌霄花 10g，日 1 剂，连服 2 周。

三诊：2009 年 1 月 08 日。心慌不明显，无心情烦躁，仍有胆小怕事，办事犹豫，时有耳鸣，口干好转，舌脉如前。上方加灵磁石^{先煎}20g，续服半年。

【按】抑郁症是一种常见的精神疾病，主要表现为情绪低落，兴趣减低，悲观，思维迟缓，缺乏主动性，自责自罪，饮食、睡眠差，担心自己患有各种疾病，感到全身多处不适，患者符合以上特征。

《杂病源流犀烛·诸郁源流》说："诸郁脏气病也，其原本于思虑过深，更兼脏气弱，故六郁之病生焉"；《丹溪心法·六郁》"气血冲和，万病不生，一有怫郁，诸病生焉。故人身诸病，因病而郁也。至若情所伤，导致肝失疏泄、脾失健运、心神失养脏腑气机不和所致情感之郁，则总由乎心，此因郁而病也"。

郁证在临床表现形式较多，此患者则胆小怕事，遇事犹豫不决为主要特征。因胆主决断，心胆之气不足则遇事多疑，此外，还伴有情绪急躁、口干，为肾水不足，阴虚不能制约心火。故临床多采用"补益心胆"法治疗。拟方安神定志丸加减。方中人参益气，龙齿镇惊为主，配茯苓、茯神、石菖蒲补气益胆安神。共奏益气镇惊、安神定志之功效。并选用交泰丸，方中用大热之肉桂，温补肾间命门相火，鼓舞肾水化气上升；又用黄连之苦寒直折心火，引心火下行。如此一清一温，一补一泻，使心肾相交，水火既济，神得安宁。在此基础之上，再加用川芎、当归活血养血，加用炒枣仁、五味子、夜交藤养阴安神，紫石英镇惊安神，佐以柴胡疏肝行气。服用上方后，患者复诊心胆气虚明显好转，但阴虚之象仍明显，故口干、时有情绪急躁，故在原方基础之上加用麦冬 12g 滋补阴液，并加用凌霄花 10g 行血中之滞。

3. 酸枣仁汤（《金匮要略》）

[组成] 酸枣仁、甘草、知母、茯苓、川芎。

[功用] 养血安神，清热除烦。

[主治] 肝血不足，虚热内扰证。症见虚烦失眠，心悸不安，头目眩晕，咽干口燥，舌红，脉弦细。

周教授善用此方治疗失眠症、抑郁症、焦虑症、心脏神经官能症、更年期综合征等属于心肝血虚，虚热内扰者。

周教授在应用酸枣仁汤时的立法为交通心肾、清心除烦、佐以疏肝解郁。病位应在心、肝、肾。

周教授认为此病多因情志不遂，肝气郁滞，郁久化火易伤阴血。肾阴亏虚，肾水不能上济于心，心火内盛，热扰心神则致心烦不寐、急躁易怒；肾虚髓海失养则见头昏、耳鸣、健忘、恐惧不安；肝气郁滞，故见情绪低落、易哭、易动感情、多虑、多疑。由此可见，周教授认为此证系因情志不舒，肝郁日久，而致心肾不交之证，本为肾阴亏虚，标为心火内盛。其舌红、苔薄黄，脉细数正是阴虚有热的表现。

后世诸家对酸枣仁汤有以下几种认识：①心肾不交，以喻昌为代表。喻昌在《医门法律》中曰："虚劳虚烦，为心肾不交之病，肾水不上交心火，心火无制，故烦而不得眠，不独夏月为然矣。方用酸枣仁为君，而兼知母之滋肾为佐，茯苓、甘草调和其间，川芎入血分，而解心火之躁烦也。"②胃不和则卧不安。其中王子接认为"虚烦、胃不和、胆液不足，三者不寐，是皆虚阳混扰中宫，心火炎而神不定也"。③肝血不足，心失所养，虚火内扰。徐彬、罗美、张秉成等皆持此观点。从周教授对酸枣仁汤证治立法和症候分析可见：周教授认为酸枣仁汤的证治的病机应主要为心肾不交。

酸枣仁汤源自《金匮要略·血痹虚劳病脉证并治第六》，原名酸枣汤，《医门法律》卷六始称酸枣仁汤，乃酸枣汤之异名。方用酸枣仁为主药，因症见虚烦不得眠，阴液不足，心不藏神，肝不藏魂，神魂不藏，则虚烦不寐，故以酸枣仁敛液藏魂为君；酸枣仁合甘草，甘酸化阴，治其阴亏；酸枣仁合知母，酸苦泄热，治其虚烦；因阴虚则火盛，熬津液而为痰，痰阻于中，胆气不舒，也是造成烦而不寐的原因，而茯苓除痰而不燥，川芎能疏肝胆之气。燥痰一化，肝气得疏；阴液既充，烦热亦解。所谓欲化其痰，必清其火；欲清其火，必滋其阴。

周教授在应用酸枣仁汤时常合用甘麦大枣汤。甘麦大枣汤具有养心安神，和中缓急的功用，小麦甘润性凉，徐彬："能和肝阴之客热，而养心液，且有消烦利溲止汗之功，故以为君；甘草泻心火而和胃，故以为臣；大枣调胃，而利其上壅之燥，故以为佐。"（《金匮要略论注》卷二十二）。陈念祖："小麦者，肝之谷也，其色赤，得火色而入心；其气寒，秉水气而入肾；其味甘，具土味而归脾胃。又合之甘草、大枣之甘，妙能联上下水火之气而交会于中土也。"（《金匮要略浅注》卷九）因此，酸枣仁汤合用甘麦大枣汤可起到相辅相成的作用。这充分体现出周教授遣方用药之精妙。

周教授在应用酸枣仁汤时常合用交泰丸。心火上亢，可因肾水亏耗或肾阳虚衰所为。前者属于阴虚火旺，后者属于火不归源，两者虽有不同，但都属于心肾不交。交泰丸出自《韩氏医通》，方中黄连清泻心火，肉桂温补肾阳，引火归源，使心火得降，心肾相交。此方主治心火旺盛，肾阳虚弱之证。因此在临证时，凡在肾阴亏虚（头昏、耳鸣、健忘）的基础上兼有肾阳虚弱的表现，如畏寒肢冷、面色㿠白、五更泻泄等，则合用交泰丸治之。

[加减化裁] 凡心火亢盛者可加用炒栀子以清热除烦，或加用灯心草、莲子心以清心热；加用琥珀粉分冲，因琥珀粉具有清热安神的作用；加用百合以"安心，定胆，益智，养五脏"。（《日华子本草》）加用合欢皮安神解郁；加用生龙齿以重镇安神。

现代实验研究亦证明酸枣仁汤具有较好的镇静、催眠效果。

【病案举例】

患者周某，女，61岁。2004年10月8日初诊。头晕，伴精神紧张7个月。

患者2003年10月曾因情绪低落，焦虑不安等症状，服用阿普唑仑、赛乐特、佐洛复、罗拉等，症状未见好转，未再服用以上诸药。现患者自觉头晕，脑子乱，胆小，害怕，遇事紧张，急躁易怒，情绪低落，精神淡漠。既往无特殊病史。舌质淡红，舌苔薄白，脉象滑数无力。西医诊断：抑郁症。中医诊断：郁证。证属：心肾不交。治疗法拟：交通心肾，佐以安神定志。方用：酸枣仁汤加减。

炒枣仁 30g	潞党参 12g	抚川芎 10g	肥知母 10g
云茯苓 30g	炒远志 10g	生龙齿^{先煎}30g	紫石英^{先煎}30g
北柴胡 10g	郁金 10g	益智仁 10g	枸杞子 10g

五味子 6g　　　炙甘草 10g

4. 甘麦大枣汤（《金匮要略》）

[组成] 甘草、小麦、大枣。

[功用] 养血安神，和中缓急。

[主治] 脏躁。症见精神恍惚，常悲伤欲哭，不能自主，心中烦乱，睡眠不安，甚则言行失常，呵欠频作，舌淡红苔少，脉细微数。

周教授善用此方治疗焦虑症、抑郁症、失眠、更年期综合征属于心肝血虚之症者。

周教授在应用甘麦大枣汤时的立法为清心除烦、安神定志。病位主要应在心、肝。此病多因思虑悲哀过度所致。《灵枢·本神》篇说："心怵惕思虑则伤神"；又说"心藏脉，脉舍神，心气虚则悲"，"肝悲哀动中则伤魂"。今思虑忧伤过度，心阴暗耗，阴血不足，神魂不安，则见心中烦乱、入睡困难、易醒、心悸、健忘；或肝气郁滞，五志化火，上扰心神，则见急躁易怒；气血衰少，则神失所养而不宁，神不宁则悲，故见情绪低落、易哭、易动感情；阴虚阳亢，上扰清空，则见头昏；心气不足，脾气亏虚，则见气短、胸闷、纳差。由此可见，周教授应用甘麦大枣汤，治疗思虑悲哀过度，心肝失养，脏阴不足之神魂不安证。其舌红、苔薄黄，脉细亦为阴虚有热的表现。

甘麦大枣汤原载于《金贵要略·妇人杂病脉证并治》。自张仲景创制本方治疗脏躁以来，后世医家沿用至今。方中小麦，味甘性凉，归心肝经，《灵枢·五味》篇："心病者，宜食麦"，《名医别录》卷二谓其"养肝气"，《本草再新》言其能"养心，益肾，和血，健脾"，故本方重用，养心补肝，安神除烦，为君药。甘草甘平性缓，"补益五脏"（《药性论》），"安魂定魄，补五劳七伤，一切虚损，惊悸，烦闷，健忘。通九窍，利百脉，益精养气"（《日华子本草》卷五），故用之可补养心气，和中缓急，资助化源。大枣甘平质润而性缓，补脾益气，补血调营，养心安神，既可协助甘草缓急柔肝，调和阴阳；又助甘草补中益气，裕生化之源，共为臣药。全方甘润平补，养心缓肝，和中安神。又因方中三药均有补脾益气之功，且火为土母，心得所养，则火能生土，乃"虚则补母"之法。故此方又有补脾气的作用。这一点又体现出"见肝之病，知肝传脾，当是先实脾"（《金匮要略》）的理论。

周教授在应用甘麦大枣汤时，经常合用逍遥散。逍遥散始见于《太平惠民和剂局方》，为调和肝脾的名方，主治肝郁血虚脾弱之证，但重在肝气郁滞。立法为疏肝解郁、养血健脾。方中以柴胡为君，功在疏肝解郁；当归、白芍为臣，两药皆入肝经，均能补血，共治血虚。既养肝体助肝用，又防柴胡劫肝阴。白术、茯苓、甘草健脾益气，非但扶土以抑木，且使营血生化有源，以增归、芍养血之功，共为佐药。加薄荷少许，疏散透达肝经之郁滞；生姜降逆和中，且能辛散达郁，亦为佐药。

甘麦大枣汤与逍遥散的适应证有共同的病理基础，二者均为血虚肝郁兼有脾虚。甘麦大枣汤重在补心养肝，逍遥散重在疏肝。因此，当患者因情志郁怒发病或表现有较明显的肝郁气滞症状，如：情志抑郁易怒、胸闷喜太息、两胁胀痛、妇女两乳胀痛等时，周教授常将二方合用，既可补心血养肝阴益脾气，又可疏肝郁，达到标本兼治的效果。

[加减化裁] 对于有热者加炒栀子以清三焦热；加灯心草清心火；加五味子养心阴；加远志、合欢皮以安神定志。

现代研究亦证明甘麦大枣汤具有镇静、催眠及抗惊厥作用。

【病案举例】

患者张某，女，50 岁。2004 年 4 月 15 日就诊。失眠 2 月，头晕、手麻 1 日。

患者于 2004 年 4 月 14 日晨起感头晕，转头时加重，无视物旋转，无耳鸣，无恶心，卧床休息后减轻，伴小腿外侧麻木，按摩后头晕缓解，4 月 15 日出现双手麻木。平素失眠，易醒，心烦，委屈。舌暗尖红，体胖有瘀点，苔黄厚，脉沉细无力。既往颈椎病史 8 年，糖尿病史 6 年，高血压病史 2 年。

患者中年女性，劳心思虑，伤津耗气，致心肝两虚，气血不足，心失所养故见失眠易醒，心烦委屈，阴血亏虚，虚阳上浮而致头晕；血虚生风，脉络失养而致肢体麻木；其舌脉象为气虚血瘀兼有内热之征。西医诊断：神经症。中医诊断：郁证。证属：心肝血虚。治疗法拟：养心柔肝，安神解郁。方用：甘麦大枣汤加味。

炙甘草 6g	大枣 6 枚	浮小麦 30g	党参 10g
炒白术 15g	茯苓 30g	当归 12g	炒远志 6g
炒枣仁 30g	制香附 10g	北柴胡 10g	炒栀子 10g
葛根 30g	羌活 10g	川牛膝 15g	赤芍 10g

二诊：2004 年 4 月 22 日。头晕，心烦有所缓解，仍诉有失眠易醒，双手麻木。舌暗，尖红，体胖有瘀点，苔黄厚，脉沉细无力。上方加郁金 10g，木香 10g 增强理气解郁作用，柏子仁 10g 养心安神。

5. 天王补心丹（《校注妇人良方》）

[**组成**] 人参、茯苓、玄参、丹参、桔梗、远志、当归、五味子、麦门冬、天门冬、柏子仁、酸枣仁、生地黄。

[**功用**] 滋阴清热，养血安神。

[**主治**] 阴虚血少，神志不安之证。症见心悸怔忡，虚烦失眠，神疲健忘，或梦遗，手足心热，口舌生疮，大便干结，舌红少苔，脉细数等症。

周教授常用此方治疗失眠、抑郁症、焦虑症、精神分裂症等属于心肾阴虚血少者。

周教授在应用天王补心丹时的立法为滋阴清热、养血安神。病位主要应在心。《素问·灵兰秘典论》说："心者，君主之官，神明出焉。"《灵枢·邪客》说："心者，五脏六腑之大主也，精神之所舍也。"故心神不宁之疾患，主要在心。若素体阴虚或思虑劳心过度，耗伤心经阴血，心失所养，不能藏神，故心悸失眠；心主血脉，气血充盛，心神得养，则智力敏捷，精力充沛，若劳心过度，伤及心血，心血不足，故见神疲；阴血不足，虚热内生，扰心则虚烦；扰动精室则梦遗；炎上则口舌生疮；舌为心之苗，心阴不足，故舌红少苔；脉细而数，亦为阴亏血少，虚热内扰之表现。

天王补心丹出自《校注妇人良方》卷六，书中称其具有"宁心保神，益血固精，壮力强志，令人不忘；清三焦，化痰涎，祛烦热，除惊悸，疗咽干，育养心神"的作用。此方从《备急千金要方》卷十四治健忘方（天冬、远志、茯苓、地黄）、《千金翼方》卷十五定志补心汤（远志、菖蒲、人参、茯苓）及《太平圣惠方》卷三及茯神散（茯苓、柏子仁、酸枣仁、黄芪、人参、地黄、远志、五味子）三方衍化而来。后世多部医书载其同名方剂，但各有差异。

方中重用甘寒之生地黄，入心能养血，入肾能滋阴，故能滋阴养血，壮水以制虚火，为君药。天冬、麦冬、玄参皆甘寒多液之品，以之助君药养阴清热，共为臣药。酸枣仁、柏子仁养心安神，当归补血润燥，茯苓、远志养心安神；人参补气以生血，并能安神益智；五味子之酸以敛心气，安心神；丹参清心活血，合补血药使补而不滞，则心血易生。以上诸药，共为佐药。桔梗为舟楣，载药上行以使药力缓留于上部心经，为使药。本方配伍，滋阴补血以治本，养心安神以治标，标本兼治，心肾两顾，但以补心治本为主，共奏滋阴养血、补心安神之功。

周教授在应用天王补心丹时常合用甘麦大枣汤，二方均以养心安神立法，均可用于阴血不足之失眠、心悸、健忘等症。相比较而言，天王补心丹以补心安神为主，甘麦大枣汤用小麦为君，补心养肝。故心血虚兼肝阴不足，临床症见头晕、耳鸣、两目干涩、胁肋灼痛者多将二方合用以增其效。

周教授在应用此方时随症加减，失眠重或恐惧、紧张者，可酌加龙齿、紫石英以重镇安神；心悸怔忡甚者，可酌加龙眼肉、夜交藤以增强养心安神之功；心烦急躁者加黄芩、莲子心以清心除烦；心烦不得眠加合欢皮、灯心草以宁心安神。

【病案举例】

患者孟某，女，67岁。2008年12月9日初诊。失眠40余年，加重伴头痛2个月。

患者年轻时失眠，入睡困难，后症状逐渐加重，近2个月来因生气出现情绪急躁，恐惧感，濒死感，自觉患有不治之症，伴心慌，心前区憋闷，头晕、头痛，时有大便带血，肛门坠涨感。经外院治疗，服用黛力新1片bid，佐匹克隆7.5mg qn，未见明显改善。目前症见：自觉全身不适，噎隔感，打嗝，心情低落，强迫计数，有自杀想法，不欲与旁人交往，口干、食欲减退，怕冷，便溏，入睡困难，便后鲜血。舌红绛，少苔，脉结代细。既往史：2002年患腰椎间盘突出症，高血压病史十余年，硬皮病、干燥综合征。

患者平素性情急躁，心火亢胜，耗伤心阴，心气不足，故心情低落、恐惧；心胆气虚，胆主决断，胆气虚故不欲与旁人交往，心阴不足，心火独亢，故入睡困难；热迫血行于脉外，故便后鲜血。舌红绛、少苔，脉结代、细为心阴不足，心火亢胜之象。西医诊断：焦虑状态。中医诊断：郁证。证属：心阴亏虚。治疗法拟：补益心阴，安神定志。方用：天王补心丹加减。

柏子仁 10g	天麦冬各 12g	黑玄参 10g	紫丹参 30g
太子参 12g	五味子 6g	黄精 30g	丹皮 10g
炒枣仁 30g	炒远志 6g	合欢皮 30g	白茅根 30g
侧柏炭 10g	生石膏先煎 30g	车前子包 10g	

二诊：2008 年 12 月 23 日。神色紧张，小便量较前消失，噎隔感明显好转，无明显强迫，无明显自杀倾向，未诉怕冷，诉背部沉重，将要入睡时咽喉堵闷感，易惊醒，胆小恐惧，干燥明显，咽痛，口干，五心烦热，大便稀，无便后鲜血。舌红绛，少苔，脉右弦滑，左细。

患者心阴亏耗，不能制约心火，心火亢胜，热扰心神，故咽痛、口干；阳不入阴，故入睡困难，易惊醒；阴虚内热，故五心烦热；舌红绛、少苔，脉弦滑、细为心阴不足，气滞血瘀之象。仍用天王补心丹加减，以滋阴清热，行气活血。

柏子仁 10g	天麦冬^各12g	牡丹皮 10g	黑丹参 10g
北沙参 12g	银柴胡 10g	醋龟板^{先煎}30g	制香附 10g
荷梗 10g	凌霄花 10g	玫瑰花 10g	玳玳花 10g
苦桔梗 10g	炒枣仁 30g	合欢皮 30g	焦三仙 30g
灯心草 3g			

本例郁证患者为本虚标实之证，其中心阴亏虚为本，内热亢胜为标，其中初诊以情绪急躁、口干烦热、多梦易惊、大便带血，脉结代为主要辨证要点。故初诊治以补益心阴，用天王补心丹加减。复诊患者阴虚症状有所好转，但虚热症状明显，同时伴有气血瘀滞表现，其中以咽痛、口干、五心烦热、舌红绛、少苔、脉弦细为辨证要点，故加用银柴胡、龟板加强清虚热力量；加用凌霄花、玳玳花、玫瑰花等血中气药，活血行滞解郁。

6. 四七汤 (《易简方》)

[组成] 半夏、厚朴、茯苓、苏叶、生姜、大枣。

[功用] 行气散结，降逆化痰。

[主治] 梅核气。咽中如有物阻，咯吐不出，吞咽不下，胸脯满闷，或咳或呕，舌苔白润或白滑，脉弦缓或弦滑。

梅核气以咽中有异物感，梗阻不适，咯之不出，咽之不下，但饮食吞咽并无妨碍为特征。在《易简方》中指出："喜、怒、悲、思、忧、恐、惊之气，结成痰涎，状如破絮，或如梅核，在咽喉之间，咯不出，咽不下，此七气所为也。"其兼症有"或中脘痞满，气不舒快，或痰涎壅盛，上气喘急，或因痰饮中积，呕逆恶心。"明、清以后，梅核气被列入郁证的范畴。

梅核气多由七情郁结，痰气凝滞而致。肝主疏泄而喜条达，脾胃主运化转输水津，肺主宣降，司通调水道之职。若情志不遂，肝气郁结，肺胃宣降失司，津液不得正常输布，聚而成痰，痰气相搏，阻于咽喉，则咽中如有物阻，吐之不出，吞之不下；气机郁滞，故胸脯满闷；痰气上逆，肺失宣降，则见咳嗽，胃失和降，则见呕吐；苔白润或白滑，脉弦缓或弦滑，均为气滞痰凝之征。

梅核气的病机主要为痰气互结咽喉，痰阻可加重气滞，气滞会促使痰凝，此时气不行则郁难开，痰不化则结难散，治当行气与化痰兼顾。方中半夏、厚朴均为苦辛温燥之品，前者属祛痰药，功擅化痰散结，降逆和胃；后者属理气药，长于行气开郁，下气除满。半夏之散结降逆，有助于厚朴理气；厚朴理气燥湿，有助于半夏化痰，两者相配，痰气并治，共为君药。臣以茯苓渗湿健脾，使脾运湿去，则痰无由生，从而增强半夏化痰之力。用苏叶者，一则取其芳香行气，协厚朴开郁散结；则梅核气的病位主要在咽喉，喉为肺系，苏叶质轻入肺，除可宣肺外，尚能引药上行以达病所，是臣药又兼使药之职。佐以生姜之辛温，散郁结，降逆气，消痰涎，助半夏化痰散结，和胃止呕，并解半夏之毒。加入大枣则可增强和胃之功。上述诸药以辛、苦者居多，辛可行气散结，苦能燥湿降逆，合而成方，散结行滞，降逆化痰，故为治疗痰气互结之梅核气的良剂。

周教授应用四七汤时，将苏叶换用苏子，取其降气化痰的特点，《药品化义》云："苏子主降，味辛气香主散，故专利郁痰。"加用柴胡、香附、郁金以增强行气解郁之功；加用桔梗行气利咽；加用当归以养血活血以助气运；倦怠乏力者加用党参以益气健脾；胁肋疼痛者加川楝子、延胡索疏肝止痛；加沉香末降气化痰；心烦者加栀子、黄连、灯心草以清热除烦。

【病案举例】

患者杨某，女，53岁。2003年2月25日就诊。失眠心烦8年，加重1个月。

患者1995年患乳腺增生，因怀疑患乳腺癌而引起失眠，心烦，急躁，情绪低落。服用罗拉后症状好转。一直未犯。1个月前因生气引起再次发病。目前症见：失眠，心烦，着急，急躁，情绪低落，胆小恐惧，左上肢麻痛，胸闷，咽中痰堵不易咯出。无多疑。舌淡红，苔白，脉弦。西医诊断：焦虑状态。中医诊断：郁证。证属：痰凝气滞。治疗法拟：解郁除烦，佐以安神定志。方用：四七汤加减。

　　　　北柴胡10g　　　　制香附10g　　　　紫苏子10g　　　　清半夏10g

广郁金 10g	川厚朴 10g	全当归 12g	云茯苓 30g
炒远志 10g	石菖蒲 10g	杭白芍 12g	西秦艽 10g
海桐皮 10g	炙甘草 10g	生龙齿^{先煎}30g	

7. 柴胡舒肝散（《景岳全书》）

［组成］柴胡、川芎、香附、枳壳、芍药、甘草。

［功用］疏肝解郁，行气止痛。

［主治］肝气郁滞证。症见胁肋疼痛，或寒热往来，嗳气太息，脘腹胀满，脉弦。

周教授常用此方治疗抑郁症、焦虑症、失眠、肋间神经痛等属于肝郁气滞者。本方为疏肝解郁常用方剂。

该方以柴胡升散疏达，调肝解郁为主药。陈皮理气开胃，枳壳宽中消胀，香附行气舒肝，三药理气为辅药。白芍养血柔肝，川芎行血散郁，二药理血为佐药，甘草缓急，调和百药为使药。

周教授在应用此方时注重加减，如心烦焦虑明显则加用栀子、灯心草以清热除烦；如心烦不得眠则加用合欢皮、夜交藤以宁心安神；若疼痛甚者，酌加当归、郁金、乌药等以增强其行气活血之力；肝郁化火者，可酌加山栀、黄芩以清热泻火。

【病案举例】

患者阮某，女，29岁。2006年4月25日就诊。情绪低落1年。

患者于2005年4月开始出现情绪低落，倦怠乏力，精神不振，急躁，睡眠好，记忆力好，无胸闷，月经正常，无腹胀，食纳可。舌淡，有齿痕，苔薄白，脉弦。

患者肝郁气滞，木克脾土，而见疲倦乏力，精神不振，情绪低落，肝郁化火而见急躁，舌淡苔白脉弦为肝郁气滞之象。西医诊断：抑郁状态。中医诊断：郁证。证属：肝气郁结。治疗法拟：疏肝理气。方用：柴胡疏肝散加减。

柴胡 10g	香附 10g	当归 12g	白芍 10g
炒白术 12g	党参 12g	苏子 10g	茯苓 30g
薄荷^{后下}3g	郁金 10g	法半夏 10g	肉苁蓉 12g
火麻仁 10g	炙甘草 10g	生龙齿^{先煎}30g	远志 10g

8. 逍遥散 （《太平惠民和剂局方》）

[组成] 柴胡、当归、白术、白芍、茯苓、炙甘草、生姜、薄荷。

[功用] 疏肝解郁，养血健脾。

[主治] 肝郁血虚脾弱证。两胁作痛，头痛目眩，口燥咽干，神疲食少，或往来寒热，或月经不调，乳房胀痛，舌质淡红，脉弦而虚者。

肝主疏泄，性喜条达恶抑郁。若情志不畅，则肝气郁滞，肝阳易亢，常伤阴血以致血虚。肝失疏泄，木郁克土，脾失健运，血之化源不足，则血虚益甚。而血虚不能养肝，则肝郁更重。由此可见，本方证之肝郁血虚脾弱之间相互影响，互为因果。

本方主治肝郁血虚脾弱之证，但重在肝气郁滞，故治宜疏肝解郁，配合养血健脾之法。方中首选柴胡为君，目的在于疏肝解郁，致使肝气条达。当归、白芍为臣，两药皆入肝经，均可补血，两药相得益彰，共治血虚。既养肝体助肝用，又防柴胡劫肝阴。另外白芍又能养阴缓急以柔肝，当归还能活血以助柴胡疏肝郁。木郁则土衰，肝病易于传脾。故以白术、茯苓、甘草健脾益气，非但扶土以抑木，且使营血生化有源，以增归、芍养血之功，共为佐药。加薄荷少许，疏散透达肝经之郁滞。烧生姜降逆和中，且能辛散达郁，亦为佐药。柴胡为肝经引经药，甘草调和药性，又兼使药之用。

周教授应用此方疏肝理气，健脾和中。治疗抑郁、焦虑等症。此方疏中寓养，气血兼顾，肝脾同调。服后可使肝气条达，郁结消解，气血调和，神情怡悦。

【病案举例】

患者杨某，女，27 岁。2008 年 10 月 28 日就诊。情绪低落，失眠 6 年。

患者于 6 年前生孩子后出现失眠，情绪低落，高兴不起来，想哭，甚至想自杀，曾服用阿普唑仑、多虑平、舍曲林等药物，症状时重时轻。目前症见：情绪低落，焦虑，失眠，心烦，胡思乱想，委屈想哭。既往史无。孕 1 产 1，月经正常。舌红，苔薄黄，脉细。

患者因产后，气血两伤，肝血虚，肝气不舒，而致情绪低落、多虑、心烦等症。西医诊断：产后抑郁症。中医诊断：郁证。证属：肝郁气滞。治疗法拟：疏肝理气，养心安神。方用：逍遥散合生脉饮加减。

　　　　　北柴胡10g　　　　全当归12g　　　　杭白芍12g　　　　云茯神30g

苏薄荷^{后下}3g	制香附 10g	广郁金 10g	莲子心 5g
五味子 6g	麦门冬 12g	潞党参 12g	炒栀子 10g
甜百合 30g	姜半夏 10g	荷梗 10g	生龙齿^{先煎}g
酸仁 30g	合欢皮 30g		

21 剂，水煎服。

二诊：2008 年 11 月 18 日。情绪低落较前明显改善，目前已停用舍曲林、多塞平。睡眠转佳。目前胃部不适，胃胀满，喜叹息。舌红，苔薄白，脉沉细，尺脉弱。患者肝气郁结，肝胃不和而致胃部不适，胀满、返流等症。证属：肝气郁结，肝胃不和。治宜疏肝解郁，制酸和胃。方用：逍遥散合生脉饮加减。

北柴胡 10g	全当归 12g	杭白芍 12g	云茯神 30g
苏薄荷^{后下}3g	制香附 10g	广郁金 10g	莲子心 5g
五味子 6g	麦门冬 12g	潞党参 12g	炒栀子 10g
甜百合 30g	荷梗 10g	生龙齿^{先煎}g	酸仁 30g
合欢皮 30g	蔓荆子 10g	乌贼骨 30g	焦三仙 30g

9. 黄连阿胶汤（《伤寒论》）

[组成] 黄连、黄芩、芍药、鸡子黄、阿胶。

[功用] 滋阴降火，除烦安神。

[主治] 少阴病，得之二三日以上，心中烦，不得卧。症见心中烦，不得卧，咽干口燥，舌红少苔，脉细数。

周教授经过临床多年经验应用此方治疗神经衰弱，顽固性失眠症取得较好疗效。

方中黄连泻心火，阿胶益肾水，黄芩佐黄连，则清火力大；芍药佐阿胶，则益水力强。妙在鸡子黄，乃滋肾阴，养心血而安神，数药合用，则肾水可旺，心火可清，心肾交通，水火既济，诸证悉平。

周教授应用此方时常与交泰丸合用，意以滋肾阴清心火，达到交通心肾之功效。酌加炒枣仁、夜交藤等药以增强安神定志的作用。

周教授还应用此方治疗久泻久痢，慢性肠炎等，导致久病伤阴之证。

【病案举例】

患者杜某，男，58 岁。2003 年 6 月 27 日初诊。失眠 1 个月。

患者于 2003 年 5 月 27 日开始出现失眠，不能入睡，服用安定后能睡 2 小时，有耳鸣，焦虑，急躁，口苦，睡不好时心慌，恐惧，二便正常。舌胖有齿痕，苔薄白，右脉弦。西医诊断：失眠。中医诊断：不寐。证属：心肾阴虚，心肾不交。治疗法拟：滋阴清热，交通心肾。方用：黄连阿胶汤合交泰丸加减。

| 黄连6g | 阿胶珠[烊化]10g | 白芍12g | 黄芩10g |
| 炒枣仁30g | 炒远志10g | 合欢皮30g | 肉桂5g |